U0268643

腹腔镜胰腺外科手术学

Laparoscopic Pancreatic Surgery

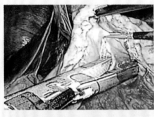

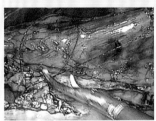

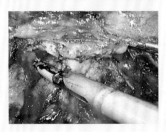

主　审　曾　勇

主　编　彭　兵

副主编　蔡云强　王　昕

主编助理　曾建强　张　曼

视频编辑　高　攀

人民卫生出版社

图书在版编目（CIP）数据

腹腔镜胰腺外科手术学/彭兵主编.—北京：人民卫生出版社，2017

ISBN 978-7-117-25446-5

Ⅰ.①腹…　Ⅱ.①彭…　Ⅲ.①胰腺疾病-腹腔镜检-外科手术　Ⅳ.①R657.5

中国版本图书馆 CIP 数据核字（2017）第 258705 号

| 人卫智网 | www.ipmph.com | 医学教育、学术、考试、健康，购书智慧智能综合服务平台 |
| 人卫官网 | www.pmph.com | 人卫官方资讯发布平台 |

腹腔镜胰腺外科手术学

主　　编：彭　兵
出版发行：人民卫生出版社（中继线 010-59780011）
地　　址：北京市朝阳区潘家园南里 19 号
邮　　编：100021
E - mail：pmph @ pmph.com
购书热线：010-59787592　010-59787584　010-65264830
印　　刷：北京顶佳世纪印刷有限公司
经　　销：新华书店
开　　本：787×1092　1/16　印张：14
字　　数：341 千字
版　　次：2017 年 11 月第 1 版　2019 年 4 月 第 1 版第 3 次印刷
标准书号：ISBN 978-7-117-25446-5/R · 25447
定　　价：138.00 元
打击盗版举报电话：010-59787491　E-mail：WQ @ pmph.com
（凡属印装质量问题请与本社市场营销中心联系退换）

编　委

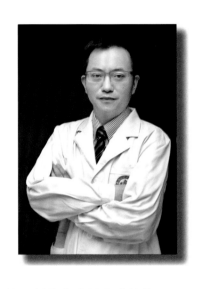

　　彭兵，医学博士，主任医师，教授。四川大学华西医院上锦分院肝胆胰微创中心主任。1989 年 7 月毕业于苏州大学医学院获临床医学学士学位，1996 年 7 月获华西医科大学外科学博士学位。师从著名肝胆胰外科专家吴言涛教授和吴和光教授。曾赴德国法兰克福大学医学院研修学习。美国外科学院会员（Fellow of American College of Surgeons）、国际外科、消化和肿瘤科医师协会（IASGO）会员、IASGO 微创外科中国分会委员、中华医学会外科学分会腹腔镜与内镜外科学组委员、中国医师协会外科分会微创专业委员会委员、中国医疗保健国际交流促进会胰腺疾病微创治疗学组副组长、中国抗癌协会胰腺癌专委会微创诊治学组副组长、中国医药教育协会腹部肿瘤专业委员会副主任委员和中国医师协会内镜医师分会委员会委员等。

　　一直致力于肝胆胰脾微创外科的基础和临床工作。在国内较早开展了高难度的全腹腔镜下胰十二指肠切除术并成为该手术在国内形成第二次浪潮的先行者和推动者，率先在国内开展了联合肠系膜上（门）静脉血管切除重建、自体血管移植及人造血管置换的腹腔镜胰十二指肠切除术。在国内和国外（俄罗斯）多次受邀演示腹腔镜胰十二指肠切除术并获好评。

　　兼任 *World Journal of Hepatology*，*World Journal of Gastroenterology*，以及《中华外科杂志》《中华腔镜外科杂志》《中国普外基础与临床》与《腹腔镜外科杂志》编委或审稿专家。主持或参加国家和省部科研课题 6 项，作为第一作者或通讯作者在国内外学术期刊发表论文 60 余篇，其中 30 余篇被 SCI 收录。

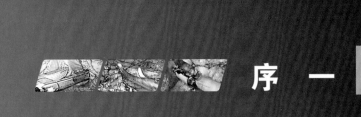

序 一

　　在过去的十余年中，现代外科理念与技术逐渐向精准化、微创化发展。其中，腹腔镜技术不仅具有手术切口小、术后疼痛轻、恢复快等优点，同时在部分消化系统肿瘤的根治性上也达到了与开腹手术相似的效果，因此腹腔镜技术在胃肠外科、肝脏外科、胆道外科中得到了迅速发展。然而，由于胰腺解剖位置深在，周围与腹腔大血管毗邻，同时兼具有内外分泌功能，导致胰腺手术学习曲线长，操作难度大，术后并发症多。因此，腹腔镜技术在胰腺外科仍旧处于缓步前行的状态。

　　据统计，从2001—2011年，全美仅有5%的胰腺手术是在腹腔镜操作下完成的，而在我国，这一比例只会更低，大量基层医院甚至三甲医院均未开展腹腔镜胰腺手术。而另一方面，目前在国内几家大型的胰腺外科中心的努力下，腹腔镜胰腺手术数量如雨后春笋般直线上升，其相关临床数据也在各类国际会议或国际刊物上报道，得到国外同行的一致认可，多种腹腔镜胰腺手术逐渐成为这些胰腺外科中心的常规术式。由此可见，腹腔镜胰腺手术在我国的发展呈现极度不均衡的状态。

　　鉴于此，彭兵教授主编了这本《腹腔镜胰腺外科手术学》，并邀请国内多家大型胰腺外科中心的专家共同参与编写。因此，该书集合了胰腺微创外科领域众多知名专家的临床经验，并参考国内外最新文献与专著，以文字结合手术视频和图片的形式编写。全书共21章，其中包括腹腔镜胰十二指肠切除术，腹腔镜全胰切除术，腹腔镜保留十二指肠的胰头切除术，腹腔镜胰体尾切除术等，系统地阐述了各类腹腔镜胰腺手术的关键技巧与操作难点，为广大基层医生开展腹腔镜胰腺手术提供了理论支持与技术指导。

　　《腹腔镜胰腺外科手术学》是一本难得的好书，我乐于为这本书作序，并推荐给广大外科医生，特别是肝胆胰微创外科的各级医师。我深信这本书必将获得同行的认可，并深信这本书将促进我国腹腔镜胰腺手术向规范化、标准化、常规化发展。

北京协和医院院长

中国科学院院士

中国科学技术协会副主席

中华医学会常务副会长、外科学分会主任委员

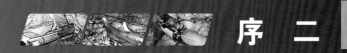

近日拜读了四川华西医院外科彭兵教授主编的《腹腔镜胰腺外科手术学》，并欣然接受邀请作序。众所周知腹腔镜胰腺手术是普外科里难度最大的手术之一，特别是胰十二指肠切除术，不仅对手术技术要求高，同时其解剖复杂、手术并发症多，因此成为微创手术在普外科里发展的瓶颈手术之一。虽然 Gagner 早在 20 世纪 90 年代初就已报道了少量的胰腺手术的病例，但他也认为腹腔镜胰十二指肠切除技术上可行但存在技术瓶颈，没有显示出微创的优势，当时可行的手术是腹腔镜胰体尾切除术及坏死性胰腺炎坏死组织清除等手术，但也有 90 年代中后期印度的 Palanivelu 及法国的 Duluc 等展示了少于 5 个小时的腹腔镜胰十二指肠切除术。但总体由于切除重建的难度、手术设备与器械的限制及并发症，使得腹腔镜胰腺手术发展缓慢。进入 21 世纪后，由于腹腔镜胃肠手术的迅猛发展与普及，加之设备与器械的改进，胃癌手术与右半结肠癌根治术中的淋巴清扫技术及术中缝合技术的突破，使得胰十二指肠切除术又重回人们的视野，我国也于 2004 年开始了腹腔镜胰十二指肠切除术，特别是在达芬奇机器人引入中国后在胰腺手术方面有了更广泛的应用。近来随着学科的不断发展与专科化的趋势，腹腔镜胰腺手术有了突飞猛进的进步与发展，使得微创手术在高难度手术方面得到了极大的提升，在我国微创与胰腺外科同道的共同努力下，我国腹腔镜胰腺手术进入国际先进水平行列。该书的编辑出版是我国近年来在腹腔镜胰腺手术方面的经验与成果的展示，内容非常全面与详实，图片精美，体现了作者的手术技术水平与临床研究的造诣，是我们微创外科医生学习手术的良师益友，此书的出版既是我国微创胰腺手术学的一个总结，也是开创未来微创胰腺手术的新路径与新起点，必将在我国的微创胰腺外科发展史上留下浓重的一笔。

上海交通大学医学院附属瑞金医院胃肠外科主任
中华医学会外科学分会常委
中华医学会外科学分会腹腔镜与内镜外科学组组长
中国医师协会微创外科分会副主任委员

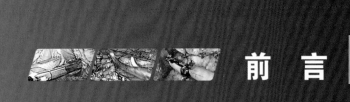

自法国 Mouret 1987 年成功开展了世界首例腹腔镜胆囊切除术以来，微创外科的理念逐渐被外科医生接受。微创外科技术由于其在疾病诊断和治疗的明显优势，已经成为 21 世纪外科学的主要发展方向。近年来，以腹腔镜为代表的微创技术在外科各个领域得到广泛和深入开展。由于其切口小无需离断肌肉、视野清晰、术中出血少、术后疼痛轻以及恢复快等微创优势，得到了广大外科医生和患者的首选。事实也是如此，在近代外科手术所取得的进展中，几乎没有一种技术像腹腔镜一样在全球范围内取得如此深远和广泛的影响。它已经渗透到外科的各个领域，同时也为腹部外科带来前所未有的变化。外科微创化，微创外科专业化成为当今外科发展的主流。

由于现代技术的进步与发展，目前腹腔镜手术逐渐成为许多腹部外科疾病首选的外科治疗方式。然而对于复杂的肝胆胰手术而言，腹壁创伤的大小相对于整个手术，其意义并不像胆囊切除术那样明显。起初，腹腔镜技术在这类手术中的作用难以评估。后来，随着对腹腔镜技术的深入研究尤其在肿瘤外科的应用，外科医生发现除了切口创伤小，术后恢复快以外，腹腔镜还拥有其他一些优势：①腹腔镜手术可以减轻术后炎症反应，对患者的免疫抑制更小，且更加遵循肿瘤手术的 no-touch 原则，使肿瘤患者获益。②术中解剖更精细和准确。腹腔镜放大作用有利于精细结构的显露，更易于清晰地裸化血管，在清扫淋巴结和周围结缔组织及减少术中出血等方面常更胜于开腹手术。总之，微创手术能够被接受并持续发展是因为患者最终获益。与开腹手术相比，腹腔镜手术的目标不仅仅是术后更快的康复，同时也是对一种更好手术方式的探索和追求。

近三十年，尽管腹腔镜技术不断发展和进步，然而在胰腺外科中的发展非常缓慢。其原因有如下几个方面：首先，胰腺位于腹膜后，位置深，周围毗邻多个大血管；其次，胰管细小，消化道重建时吻合难度高，多数外科医生在开放胰腺术后或多或少都遇到过严重并发症，因此对腔镜胰腺手术怀有畏惧的心理。此外，有关研究和相关数据难以评估微创手术为胰腺外科手术患者所带来的益处等。因此，腹腔镜胰腺手术是普外科最具挑战性的手术。

纵观腹腔镜胰腺手术的发展历史，仍然可见几代腔镜人付出的艰辛和汗水。1992 年 Gagner 和 Pomp 为慢性胰腺炎患者实施了全世界首例腹腔镜胰十二指肠切除术（laparoscopic pancreaticoduodenectomy，LPD），手术历时 10 小时，术后患者出现空肠袢溃疡及胃排空障碍，术后胃肠减压持续 20 天。1994 年美国的 Soper 报道了腹腔镜胰体尾切除术和胰十二指肠切除术的动物实验。同年英国的 Cuschieri 报道了腹腔镜胰体尾切除术的临床研究，由于该手术不需要消化道重建，手术难度及风险相对较低，技术上容易掌握，因而容易推广。在随后的十余年，随着一些大样本的腹腔镜胰体尾切除术的相继报道，也

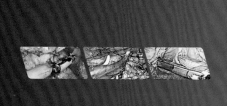

进一步证实腹腔镜胰体尾切除术与开腹手术相比，具有显著的优势。

此后，Gagner 等在 1997 年，总结了 11 例腹腔镜胰十二指肠切除术，指出 LPD 是可行的，同时不会增加围术期的死亡率，但并未降低术后并发症，甚至延长了住院时间。此后相当长一段时间，也只有 LPD 的零星报道。因此，LPD 虽然可行但常规发展仍然处于基本停滞的状态。在这期间，腹腔镜更多用于对胰腺癌的分期以及壶腹周围癌的姑息性手术中。

LPD 在此后 14 年（1997—2011 年）的时间里，全球范围内共有 14 篇英文文献，它们报道了 341 例 LPD。在这个时期，LPD 被认为是难度极大风险极高的手术，术者需要有丰富的开腹胰十二指肠切除术的经验及扎实的腔镜基础，尤其是腔镜下能熟练地进行缝合，并且对病例筛选有严格的指征。经过 14 年的发展，在 2012 年以后 LPD 进入一个快速发展的阶段。2012—2016 年，短短 5 年之间，在国际期刊上有来自各大中心超过 100 篇关于 LPD 的报道。并且出现了多篇大样本的 LPD 与开放胰十二指肠切除术（open pancreaticoduodenectomy，OPD）的对比研究，同时也出现多个中心有关腹腔镜下联合血管切除重建 LPD 的报道。

另外，腹腔镜胰腺中段切除术和全胰切除术的开展远远落后于其他腹腔镜胰腺手术，其原因除了复杂的消化道重建外，与其手术适应证有限也不无关系。但随着 LPD 的迅猛发展，对于有着熟练腔镜技术的外科医生，实施这两种手术是安全可行，并已取得很好的短期和长期效果。

虽然腹腔镜胰腺手术报道首见于 20 世纪 90 年代，然而与其他腹部手术相比，腹腔镜胰腺手术不管在可行性研究、大样本病例序列研究以及对照研究中均远远滞后，其主要原因还是胰腺手术操作的复杂性。由于腹腔镜手术的种种优势、手术技术和手术器械的快速发展，与此同时，影像技术的进步使得我们在术前就可以准确判断胰腺肿瘤位置、大小以及是否侵犯周围血管或器官。这就大大坚定了胰腺外科医生在微创这条路上进一步探索的信心。

一个好的胰腺外科医生，不但要追求胰腺术后的快速康复，同时更要追求患者术后生活质量、器官功能保护和总体生存率。也就是说以获得更好的临床治疗效果（更少的并发症，更长的生存时间）为目标。而不仅仅纠结于切口大小或住院时间的细微变化。

时至今日，腹腔镜胰体尾切除术可以作为胰体尾肿瘤首选的术式。尽管腹腔镜胰十二指肠切除术是可行的，但是否优于开腹手术，特别是针对恶性肿瘤的根治术仍存争议，仍需要进一步研究。世界著名的胰腺外科专家 Mayo 中心的 Asbun 认为对于有经验的外科医

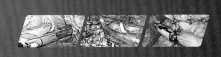

生来说，LPD 优于 OPD。

同时，掌握 LPD 无疑需要较长的学习周期，学习曲线的长短能够很好地评价一项新技术的难度。对于外科医生来讲，要掌握 LPD，需要进行大量的模拟训练，分步训练，从简单操作逐步开始，以便在最短时间内由 LPD 初始学习期过渡到 LPD 技术胜任期，因此外科医生不应该在未经培训的情况下学习或开展该术式。

同时，Asbun 也认为推广和应用腹腔镜胰腺手术的另一个重要目的是发展一项更好的手术方式，而不仅仅满足于获得与开腹手术相同的效果。因为腹腔镜手术中所获得的特有入路、视角以及放大作用后的相关精细解剖，如果应用到开腹手术中，使其能够完成更加高效，精准和微创的手术，从另一方面讲也推动着开腹手术的发展和进步。

目前国内尚缺乏一本系统介绍腹腔镜胰腺手术学方面的专著，能够开展高难度腹腔镜胰十二指肠切除术的单位不多。或者即使能够完成一些腹腔镜胰腺手术，但不够规范。所以我们顺应胰腺外科发展需求，邀请了国内众多活跃在临床一线的知名胰腺微创外科专家，精心准备，认真编写，着重阐述腹腔镜胰腺手术操作的重点、难点以及自己的心得体会，同时还奉上精彩的手术视频，图文并茂，历时两年反复修改，这本书凝聚着大家的辛勤汗水和智慧。

在这部书出版之际，衷心感谢各位专家在百忙之中抽出时间，几易其稿，仔细撰写，以及出版过程中提供帮助的各位同道，国内著名的微创外科专家。也要特别感谢我的恩师吴言涛教授，腹腔镜技术的启蒙老师周总光教授，华西医院李为民院长，曾勇副院长及万学红副院长对我们工作的关心，支持，帮助和鼓励。

由于本人经验知识、水平和技术有限，本书难免存在一些问题和不足之处，敬请各位同道批评指正。我们也希望本书的出版与传播，能为我国腹腔镜胰腺手术的发展尽微薄之力。

2017 年 5 月于成都

目 录

网络增值服务

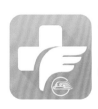

人卫临床助手
中国临床决策辅助系统
Chinese Clinical Decision Assistant System

扫描二维码，
免费下载

第一章

胰腺腹腔镜手术的临床应用解剖

第一节　胰腺的大体解剖

　　胰腺是上腹部腹膜后间隙一条柔韧、狭长的分叶状腺体,具有内外分泌功能,为人体内仅次于肝脏的第二大消化腺,也是重要的内分泌腺体。胰腺长 10~20cm,宽 3~5cm,厚 1.5~2.5cm,重 75~125g,位于第 1~2 腰椎椎体前方[1]。胰腺分为胰头、胰颈、胰体、胰尾 4 部分,各部无明显界限。胰头膨大,嵌入十二指肠环内。其下份向左突出并包绕至肠系膜上动、静脉后方,称为钩突。胰颈位于肠系膜上静脉前方。胰颈和胰尾之间为胰体,占胰的大部分,其后紧贴腰椎。胰尾是胰左端的狭细部分,向左上方走行抵达脾门。胰体尾部没有明确的分界线,临床上通常将体尾部看成一个解剖单位。除胰尾被脾肾韧带的两层腹膜包绕外,其余部分均借疏松脂肪组织附着于腹后壁,该脂肪层称胰后间隙[1]。

　　胰腺前面与胃后壁相贴,后面为腹主动脉、下腔静脉、右肾静脉和左肾静脉,左侧胰腺后面还有左肾上腺和左肾上极。肠系膜上静脉(superior mesenteric vein,SMV)与脾静脉(splenic vein,SV)在胰颈后面汇合,形成门静脉(portal vein,PV)进入肝十二指肠韧带,SV 在左侧胰腺后走行,常大部分被包绕在胰腺实质内。胰腺上缘有腹腔动脉、肝总动脉和脾动脉走行。胆总管在胰头上缘进入胰腺后壁,穿行胰腺进入十二指肠降部。胰颈下缘有肠系膜上血管自胰腺后方穿出行向下腹部。胰腺包绕 SMV,包绕转折处为胰切迹。横结肠系膜覆盖胰头前面和胰颈、胰体尾的前下方。因此,上腹部诸多重要脏器,如胃、十二指肠、肝脏、胆道、脾脏、肾脏和横结肠等均包绕在胰腺周围,并与之紧密相邻。

第二节　胰腺的血供

一、动脉血供

胰腺血供来源于肝总动脉、肠系膜上动脉（superior mesenteric artery，SMA）及脾动脉（图 1-1）。

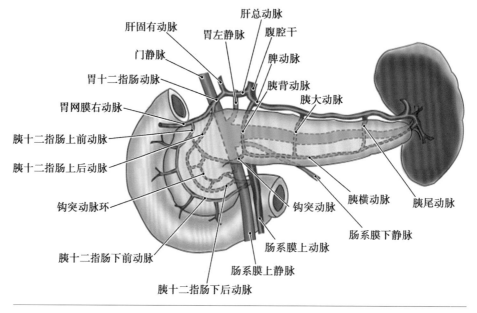

图 1-1　胰腺的血供

（一）胰头血供

1. 胰十二指肠动脉弓　胰头主要由胰十二指肠上动脉（superior pancreaticoduodenal artery，SPDA）与胰十二指肠下动脉（inferior pancreaticoduodenal artery，IPDA）供血。两者在胰头的前后面分别形成动脉弓。SPDA 的临床出现概率只有 5.33%～9.1%[2]。更多情况下，胰十二指肠上前动脉（anterior superior pancreaticoduodenal artery，ASPDA）与胰十二指肠上后动脉（posterior superior pancreaticoduodenal artery，PSPDA）分别独立发出供血。ASPDA 通常于距胃十二指肠动脉（gastroduodenal artery，GDA）起始部 2～6cm 处发出，管径 1～3mm，沿十二指肠降部内侧下行至十二指肠水平部与胰十二指肠下前动脉（anterior inferior pancreaticoduodenal artery，AIPDA）吻合成前动脉弓[2]。ASPDA 的起源恒定（93%～96.6%），是胰头部最重要的供血动脉，其他罕见来源有 SPDA、胰横动脉、肝总动脉、替代右肝动脉等[2]。PSPDA 通常于距 GDA 起始部 1～2cm 处发出，是 GDA 的第一个分支，管径 1～3mm，先走行于胰头和胆总管后方，后跨过胆总管，沿其右上方下降，在十二指肠乳头水平与胰十二指肠下后动脉（posterior inferior pancreaticoduodenal artery，PIPDA）吻合为后动脉弓[3]。PSPDA 起源恒定（96%），其他罕见来源有 SPDA、肝动脉、肠系膜上动脉、胰背动脉、脾动脉等[3]。另约有 54% 的病例 PSPDA 会发出胆管支为胆总管供血。IPDA 出现概率为 60%~70%[4,5]。其来源主要有两种类型：其一，作为 SMA 的第一个分支，由距 SMA 起点 2~5cm 处发出，且其发出点常紧邻第一空肠动脉 2~3mm。其二，与第一空肠动脉以共干形式自 SMA 后侧或左侧壁发出，该共干被称为胰十二指肠空肠干（pancreaticoduodenojejunal trunk，PDJ 干）。不同文献报道 PDJ 干出现概率为 20%~64.7%。IPDA 的其他罕见来源还有替代右肝动脉、与胰背动脉共干从 SMA 发出、与第二空肠动脉共干[4]。IPDA 在行程中很少有侧支血管发出，少数可有第一空肠动脉或胃网膜右动脉发出，到达胰头下缘处分为 AIPDA 与 PIPDA 两支[4]。AIPDA 是 IPDA 较为固定的前分支，出现概率 98%，走行于胰腺下缘，沿途很少发出侧支血管，长度 1~5cm 不等，最终与 ASPDA 形成前动脉弓[5]。PIPDA 是 IPDA 较为固定的后分支，出现率 90%~100%，管径较 AIPDA 粗大，是胰头的主要供血动脉[5]。PIPDA 的走行与 AIPDA 大致平行，行程中同样很少发出侧支血管，最终与 PSPDA 形成后动脉弓[5]。由于 IPDA 及其前后分支的起源及走行与第一空肠动脉关系密切，因此在处理钩突离断 IPDA 时，应尤其重视保护第一空肠动脉，避免误伤致空肠缺血。

2. 胰头钩突供血　胰头钩突部除由胰十二指肠前后动脉弓供血外，胰背动脉右侧支（钩突动脉）也是重要的供血动脉（图 1-2）。胰背动脉最常见发源于脾动脉近端约 2cm 处，是脾动脉的第一分支[6]。其他发源还包括 SMA、腹腔干、肝总动脉等。胰背动脉发出后于胰颈体交界处沿 PV 左侧垂直胰腺长轴走行，至 SV-SMV 夹角处分为左右两支，形成"倒 T"形结构[6]。左支即胰横动脉供应胰体尾部，右支即钩突动脉负责供应胰头钩突，因此胰背动脉是唯一同时供应胰头和胰体尾血供的动脉。

钩突动脉在右行过程中可从前方跨越 SMV 或分前后两支骑跨 SMV[7]。进入钩突后，其可再分成数支分支与胰十二指肠动脉弓吻合，并在钩突内形成动脉环状结构[7]。由于胰头钩突部受到胰十二指肠动脉弓与钩突动脉环的双重供血，因此在动脉先行的胰十二指肠切除术中仅仅离断 GDA 与 IPDA，并不能完全阻断胰头部位出血。此外，由于胰背动脉位于胰颈体背侧的走行位置恰好是胰十二指肠手术中离断胰腺部位，因此横断胰腺时要注意避免误伤胰背动脉主干。胰腺残端应常规予以缝扎止血，防止术后胰背动脉右支发生迟发性出血。另外，胰背动脉左支是胰体尾部最主要的供血动脉，误伤胰背动脉主干或左支可能引起胰体尾供血不足，因此胰十二指肠切除术时胰颈切断线建议在不要超过腹主动脉左侧。

3. 变异肝动脉　肝动脉变异是胰头十二指肠区域手术中最常见的动脉变异类型。其可分为替代肝动脉与副肝动脉两种类型。前者指变异肝动脉完全替代正常同名肝动脉，后者指正常肝动脉存在，变异肝动脉只参与正常同名肝动脉分布区域内一部分血供。1966 年 Michels[8] 根据肝动脉分布将其分为十型，其中经典解剖学教科书上所描述的肝动脉分布类型被归为 Ⅰ 型，仅占 55%。1994 年 Hiatt[9] 分析了 1000 例肝移植患者的肝动脉来源后，根据起源于胃左动脉或 SMA 将 Michels 分型简化为 6 型：①正常，占 75.7%；②替代或副肝左动脉，占 9.7%；③替代或副肝右动脉，占 10.6%；④替代或副肝右动脉+替代或副肝左动脉，占 2.3%；⑤肝总动脉来源于肠系膜上动脉，占 1.5%；⑥肝总动脉来源于腹主动脉，占 0.2%。

极高的变异率使手术中误伤肝动脉的概率增加。尤以来源于 SMA 与胃左动脉的变异

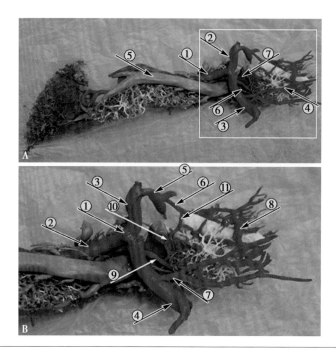

图 1-2　胰腺动静脉及胰管联合铸型标本

A. 胰腺动静脉及胰管联合铸型：①脾动脉；②肝总动脉；③肠系膜上动脉；④胰十二指肠后动脉弓；⑤脾静脉；⑥肠系膜上静脉；⑦门静脉

B. 胰头钩突区域动脉分布铸型放大图：①腹腔干；②脾动脉；③肝总动脉；④肠系膜上动脉；⑤胃十二指肠动脉；⑥胰十二指肠上动脉；⑦胰十二指肠下动脉；⑧胰十二指肠后动脉弓；⑨胰背动脉右侧支（钩突动脉）；⑩胰背动脉右侧支的上下分支相互吻合形成的"钩突动脉环"；⑪"钩突动脉环"与胰十二指肠动脉弓间的吻合支

最为常见，损伤率也较高。一旦在胰十二指肠手术中误伤替代肝动脉，就有可能造成肝脏的缺血坏死及脓肿形成，胆肠吻合口也较易发生吻合口漏或狭窄。因此在行胰十二指肠切除术前应常规行 CT 血管造影，对肝动脉变异的诊断准确率可达 98.5%。由于替代右肝动脉常走行于胰头或门静脉后方，替代左肝动脉走行于肝胃韧带内。一旦在术中发现肝左或肝右动脉缺如，即要考虑存在变异可能，此时应在肝胃韧带内探寻左肝动脉或肝十二指肠韧带背侧探寻右肝动脉。

（二）胰体尾的动脉血供

胰体尾由胰背动脉、胰大动脉、胰横动脉、胰尾动脉和脾动脉胰支供应。胰背动脉是脾动脉的第一分支，其左支血管，又称胰横动脉或胰下动脉，是胰体尾最主要的供血动脉，包埋于胰腺实质中沿胰体下缘向左走行，与胰大、胰尾动脉形成吻合[1]。胰背动脉缺如的情况下，胰横动脉可由 ASPDA 的左侧分支延续而来。胰横动脉与胰大动脉及胰尾动脉形成吻合支。胰大动脉多从脾动脉中 1/3 发出，在近体尾交界处分为左右两支，右支与胰背动脉吻合，左支与胰尾动脉和脾动脉胰支形成吻合[1]。胰尾动脉是脾动脉的终末支血管。进入胰尾后与胰大动脉、脾动脉胰支形成吻合。

二、胰腺的静脉回流

胰腺的静脉汇入 SMV-PV 系统（图 1-3）。

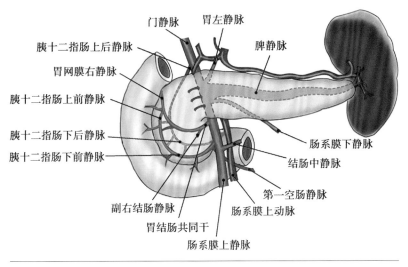

图 1-3　胰腺静脉回流

（一）胰头的静脉回流

胰头部静脉回流主要依赖胰十二指肠上前（anterior superior pancreaticoduodenal vein，ASPDV）、上后（posterior superior pancreaticoduodenal vein，PSPDV）、下前（anterior inferior pancreaticoduodenal vein，AIPDV）及下后静脉（posterior inferior pancreaticoduodenal vein，PIPDV）形成的胰头前、后静脉弓，最终汇集到 SMV-PV 系统[10]。ASPDV 是胰头恒定出现负责汇集胰头十二指肠腹侧血液的回流静脉，直径 0.5~2.5mm，伴同名动脉走行至胰头中上 1/3 处，与胃网膜右静脉及来自结肠的静脉合流后形成胃结肠静脉干，于钩突水平注入 SMV 右侧壁[10]。胃结肠静脉干由 Henle 于 1868 年提出，常走行于胰头前方并于 SV-PV 汇合处下方约 3cm 处汇入 SMV 总干或其右主干，开口部位多位于 SMV 右外侧或右前方[11]。据统计，胃结肠静脉干以胃胰结肠干形式出现最为多见，属支构成复杂，以右结肠静脉、胃网膜右静脉及 ASPDV 三支合干为主[10,11]。胃结肠共同干缺失的病人，其 ASPDV 可直接汇入胃网膜右静脉。术中可见胃网膜右静脉较粗大，并可发现右结肠静脉单独注入 SMV[11]。在行腹腔镜胰十二指肠切除术时，可于钩突表面发现胃结肠共同干，其主干短小且壁薄，需结扎切断其主干或胃网膜右和 ASPDV 两属支。操作要轻柔，避免静脉壁撕裂出血。

PSPDV 是胰头最大的回流静脉，直径 0.5~3mm，负责汇集胰头十二指肠背侧血液，伴同名动脉于胆总管与十二指肠降部间上行，于 SV-SMV 汇合处上方 1.5~3.0cm 处汇入门静脉右后侧壁。PSPDV 扩张超过 8mm，常表明肿瘤已侵犯压迫其他胰头回流静脉或 PV-SMV 系统[12]。

PIPDV 与 AIPDV 分别沿胰头下缘前后走行，收集胰头下 1/3、钩突及邻近十二指肠壁的血液。两者可共干形成胰十二指肠下静脉（inferior pancreaticoduodenal vein，IPDV）

汇入 SMV，或分别汇入 SMV 或第一空肠静脉[10]。胰十二指肠切除手术处理钩突时，助手向左侧牵拉翻转 SMV 时常导致第一空肠静脉被翻转到右侧，因此在离断 IPDV 时，应注意保护第一空肠静脉。另当术中发现 IPDV 扩张时，常提示肿瘤已侵犯 SMV-第一空肠静脉平面以上部分；若 IPDV 受累，而胃结肠共同干、ASPDV 及 PSPDV 静脉扩张，则提示肠系膜根部 SMA 受肿瘤侵犯[12]。钩突静脉出现概率约 30%，直径 1~2.5mm，沿胰头中线背侧上行汇入门静脉后壁，沿途收集十二指肠第二、三段、钩突及胰头回流[10]。

胃左静脉主要负责收集胃的血液回流。由于其细小隐匿，且直接汇入门脉系统主干，一旦术中误伤常导致致命的出血。Sakaguchi[13] 通过三维 CT 重建观察胃左静脉分布，发现胃左静脉的出现率为 93.1%，其中 46.3% 的胃左静脉汇入脾静脉，39% 汇入门静脉，14.7% 汇入脾-门静脉汇合处。在汇入门静脉的类型中，绝大多数胃左静脉沿肝总动脉的背侧走行汇入门静脉左侧壁。胰十二指肠手术中解剖清扫肝十二指肠韧带时要尤其重视该类隐藏于肝总动脉后方的胃左静脉，一旦术中误伤胃左静脉，由于肝总动脉的遮挡，止血困难，常常被迫中转开腹。

（二）胰体尾的静脉回流

胰腺体尾部的静脉回流主要依赖胰下静脉与胰背静脉[14]。胰下静脉沿胰体下缘走行，沿途收集多支胰体尾下缘小分支，最终汇入 SMV 或肠系膜下静脉[14]。胰背静脉是走行于胰颈背侧的一支短小静脉，汇入 SV 或 SMV[1]。另外，在胰体尾部还存在 3~6 支平均直径 0.9mm 的小静脉直接汇入 SV。

第三节　胰腺的淋巴回流

胰腺内有丰富的毛细淋巴管网形成淋巴管丛，发出集合淋巴管到达胰腺表面，汇入局部淋巴结，最终均汇入腹腔淋巴主干[1]。胰腺各部位淋巴回流途径有所不同，通常胰腺的淋巴回流基本按部位多方向就近回流[15]。

1. 胰头前表面　胰头前表面淋巴结称为胰十二指肠前淋巴结，其淋巴回流有上下两条途径，向上沿着 GDA 回流到肝固有动脉周围，再注入腹腔干淋巴结，向下注入肠系膜动静脉周围淋巴结。除以上两条途径外，胰头前表面中部的淋巴在汇合了幽门下淋巴结的淋巴管后沿着胃结肠干可到达 SMV 前表面淋巴结。

2. 胰头后表面　胰头后表面淋巴结称为胰十二指肠后淋巴结，来自胰头后表面的淋巴管向左走行注入腹腔干、SMA 根部周围淋巴结，少数可直接注入腹主动脉与下腔静脉间淋巴结。

3. 钩突　钩突前后表面的淋巴经 SMA 及其根部周围到达腹主动脉与下腔静脉间淋巴结。少数情况下，钩突后表面的淋巴管可直接注入腹主动脉与下腔静脉间淋巴结。

4. 胰颈　从胰颈和部分胰体上半部发出的淋巴管注入肝固有动脉、胃左动脉及脾动脉起始部周围淋巴，下半部则注入 SMA 周围淋巴结。

5. 胰体尾　胰体尾淋巴回流途径有两条：一条沿着脾动静脉周围淋巴结流向腹腔干周围，另一条沿着胰体尾下缘、胰横动脉周围淋巴结到达肠系膜动静脉周围，该处的淋巴结可与结肠中动脉、结肠系膜淋巴结相联系。

第四节　胰腺的神经分布

胰腺癌有沿神经束膜侵袭扩散的特性，胰周神经丛的解剖学分类对胰腺癌根治手术有指导意义。胰周神经丛包括：

（1）胰头神经丛，从右腹腔神经节到胰腺钩突部分和从 SMA 到胰腺钩突部分。

（2）腹腔神经丛。

（3）肠系膜上动脉神经丛。

（4）肝十二指肠韧带内神经丛。

（5）肝总动脉神经丛。

（6）脾丛。

在胰头癌根治术中，应将胰周神经丛和胰周腹膜后软组织整块清扫[1]。

第五节　腹腔镜胰腺手术的关键解剖

一、腹腔镜手术进入胰腺平面的通道

腹腔镜胰腺手术需首先打开胃结肠韧带。在胃窦大弯侧、胃网膜血管外侧的胃结肠韧带无血管区切开，向左离断韧带直到胃网膜左血管和胃短血管，即可显露胰腺体尾部。向右侧分离，沿横结肠系膜前叶进入胰头前疏松横结肠系膜根部。

二、胰后间隙

沿胰腺体尾部下缘，切开被覆浆膜，向深面分离，可进入胰后间隙，此间隙与肾前筋膜间隙相通，为无血管间隙，在胰体尾后的胰后间隙向头侧分离，在胰腺横断面后方的上 1/3 处可发现 SV 走行于胰腺实质内，解剖上，SV 可呈现完全被胰腺实质包绕、部分被包绕和 SV 完全游离在胰腺实质外的各种形态，行保留脾血管的保脾胰体尾切除术，脾血管越游离，越有利于手术的成功实施。越过 SV，进入胰腺上缘的网膜后间隙。胰后间隙在胰尾侧，为脾门后间隙，此间隙的后壁即为肾前筋膜，覆盖在左侧肾上腺、左肾血管和左肾上极前方。在胰颈下缘的胰后间隙，可发现 SMV。SMV 上行，在胰颈的后面与 SV 汇合成 PV。胰颈后面与 PV-SMV 之间无小静脉汇入，是无血管区。因此，无论开放手术还是腹腔镜手术，均可沿此间隙贯通胰腺上下缘。腔镜手术中，可沿胰腺下缘的胰后间隙向右侧胰颈方向去寻找 SMV，也可以沿中结肠静脉寻找 SMV。在 SV 和 SMV 的夹角处，可发现肠系膜下静脉汇入。在胰头后方的胰后间隙，深面是下腔静脉、右肾静脉和生殖血管。在左、右侧胰后间隙沟通时会遇到 SMA 自腹主动脉发出，在其头侧 1cm 处，有腹腔动脉自腹主动脉发出。

三、胰腺上缘

胰腺上缘有上腹部最重要的动脉血管走行。于胰体上缘和肝脏面之间，紧贴胰体上缘切开肝胰襞进入胰体上后方的胰后间隙，能定位和发现肝总动脉，这可作为肝总动脉的定位标志。在胰腺上缘，胰后间隙和网膜囊后间隙相通。沿肝总动脉解剖，向右显露 GDA 和肝固有动脉，结扎切断 GDA 后，于其深面显露的是胰后间隙内的 PV，此处正位于胰颈上缘深面，可在此贯通胰颈后方。也可以在胃窦胰头间隙寻找到 GDA，沿此动脉上行，可发现肝总动脉，这是胰腺上缘的另一个解剖路径。沿肝总动脉向左，可显露腹腔干、脾动脉和胃左动脉。脾动脉自腹腔动脉发出后，沿胰腺上缘蜿蜒走向脾脏。脾动脉多数走行在胰腺实质之外，在保脾的腹腔镜胰体尾切除术中，脾动脉可以率先分离，而在胰体尾癌的根治手术中，手术开始就有必要在胰体上缘寻找脾动脉先行结扎。在胰体上缘的隆起处解剖胰腺被膜进入胰体尾上缘的胰后间隙，也能定位腹腔干及其主要分支肝总动脉和脾动脉。

四、胰腺钩突系膜

胰腺钩突系膜的处理是腹腔镜胰十二指肠切除术中最关键的步骤之一，由于紧邻PV-SMV 和 SMA，系膜内包含有上述血管发出的胰头和钩突营养血管，故在处理钩突系膜时易发生难以控制的大出血，导致手术失败。因此，对胰腺钩突部及其系膜的解剖学结构的熟知和了解，是安全开展腹腔镜胰十二指肠切除术的重要保障，同时这也是腹腔镜胰十二指肠切除术与腹腔镜胃癌根治术和右半结肠癌根治术最本质区别的技术环节。

2007 年，Gockel 等[16]首次提出"胰腺系膜"的概念：认为胰头部存在类似于直肠系膜样的结构，位于胰头后方即腹膜后、肠系膜上动脉右侧、腹主动脉及腔静脉前方，内含淋巴、神经及纤维结缔组织。但由于胰腺与后腹膜结构中并无类似直肠系膜纤维鞘样结构，不符合"系膜"的基本内涵，因此对"胰腺系膜"的概念始终存在争议。2012 年法国学者 Adham[17]以临床影像学及解剖学为基础，将胰腺系膜的解剖部位细化为"胰腺系膜三角"。该三角前界为 SMV 及 PV 后壁，内界为 SMA 及腹腔干右缘，后界为主动脉表面。临床上，常将上述胰腺系膜称为胰腺钩突系膜。

PV-SMV 是钩突系膜部位的重要解剖边界，该段长度约 5.57cm，在钩突系膜内汇入 SMV 的属支由下往上主要有胃结肠共同干、IPDV 及 PSPDV，另在系膜中部还有多支小静脉自钩突组织汇入 SMV 右侧壁。SMA 一般距腹腔干下方约 1.12cm 处发出，主干长约 3.97cm，是钩突系膜内界标记。IPDA 作为 SMA 的第一分支走行于钩突系膜下缘。在钩突系膜中部，另有钩突动脉（胰背动脉的右侧分支）穿越肠系膜上血管进入胰腺钩突。

在腔镜胰十二指肠切除术中，处理钩突系膜时，建议按照腹腔镜"由下至上"的操作原则，由足侧开始，向上逐步处理。采取动脉优先入路的方法，使钩突系膜薄层化进行游离：腔镜下做扩大 Kocher 切口至 SMV 右侧十二指肠水平段，游离十二指肠、胰头及周围淋巴脂肪组织后，将标本向左侧牵拉，显露下腔静脉、腹主动脉及左肾静脉。在左肾静脉与下腔静脉左上夹角内找到 SMA 起始部，自 SMA 根部，沿 SMA 右侧缘用超声刀骨骼化 SMA 约 3cm，使包绕肠系膜血管的钩突系膜薄膜化，仅包含胰十二指肠下血管及其 SMV 部分细小分支。再将标本牵向右侧，将 SMV 向左侧牵拉，自下向上完整游离钩突，并沿路结扎胰十二指肠下血管及 PSPDV，切除标本。该方法不仅能降低钩突处理时的出血风险，并且能保证 SMA 右侧的系膜组织得到彻底清除，保证手术的根治性。

（王　巍　姜翀弋）

参考文献

1. 徐恩多，杨凌洪. 胰的临床应用解剖. 中国实用外科杂志，1995，15（4）：220-223.

2. Bertelli E, Di Gregorio F, Bertelli L, et al. The arterial blood supply of the pancreas：areview. I. The superior pancreaticoduodenal and the anterior superior pancreaticoduodenalarteries. An anatomical and radiological study. Surg Radiol Anat，1995，17（2）：97-106.

3. Bertelli E, Di Gregorio F, Bertelli L, et al. The arterial blood supply of the pancreas：areview. II. The posterior superior pancreaticoduodenalartery. An anatomical and radiological study. Surg Radiol Anat，1996，18（1）：1-9.

4. Bertelli E, Di Gregorio F, Bertelli L, et al. The arterial blood supply of the pancreas：areview. III. The inferior pancreaticoduodenalartery. An anatomical review and a radiological study. Surg Radiol Anat，1996，18（2）：67-74.

5. Bertelli E, Di Gregorio F, Bertelli L, et al. The arterial blood supply of the pancreas：areview. IV. The anterior inferior and posterior pancreaticoduodenalaa and minor sources of blood supply for the head of the pancreas. An anatomical review and radiologic study. Surg Radiol Anat，1997，19（4）：203-212.

6. Bertelli E, Di Gregorio F, Mosca S, et al. The arterial blood supply of the pancreas：areview. V. The dorsal pancreatic artery. An anatomic review and a radiologic study. Surg Radiol Anat，1998，20（6）：445-452.

7. 王巍，姜翀弋，陈寅涛，等. 腹腔镜胰十二指肠切除术钩突部位动脉处理的应用解剖研究. 中国实用外科杂志，2016，36（2）：206-209.

8. Michels NA. Newer anatomy of the liver and its variant blood supply and collateral circulation. Am J Surg，1966，112（3）：337-347.

9. Hiatt JR, Gabbay J, Busuttil RW. Surgical anatomy of the hepatic arteries in 1000 cases. Ann Surg，1994，220（1）：50-52.

10. Ibukuro K. Vascular anatomy of the pancreas and clinical applications. Int J Gastrointest Cancer，2001，30（1-2）：87-104.

11. 赵丽瑛，张策，李国新. 胃结肠静脉干解剖学研究的系统评价及其临床意义. 中国实用外科杂志，2012，32（9）：753-757.

12. Yamada Y, Mori H, Kiyosue H, et al. CT assessment of the inferior peripancreatic veins：clinical significance. Am J Roentgenol，2000，174（3）：677-684.

13. Sakaguchi T, Suzuki S, Morita Y, et al. Analysis of anatomic variants of mesenteric veins by 3-dimensional portography using multidetector-row computed tomography. Am J Surg，2010，200（1）：15-22.

14. Hongo N, Mori H, Matsumoto S, et al. Anatomical variations of peripancreatic veins and their intrapancreatictributaries：multidetector-row CT scanning. Abdom Imaging，2010，35（2）：143-153.

15. 傅德良，许文彦. 胰腺癌淋巴结转移特性与淋巴结清扫. 外科理论与实践，2009，14（5）：488-493.

16. Gockel I，Domeyer M，Wolloscheck T，et al. Resection of the mesopancreas（RMP）：a new surgical classification of a known anatomical space. World J Surg Oncol，2007，5：44.

17. Adham M，Singhirunnusorn J. Surgical technique and results of total mesopancreas excision（TMpE）in pancreatic tumors. Eur J Surg Oncol，2012，38（4）：340-345.

第二章

腹腔镜胰腺手术围术期处理

胰腺是腹膜后位的器官，由于其特殊的解剖学位置及组织学特征，使得胰腺手术是腹部外科中最具挑战的手术，围术期并发症发生率及死亡率较高[1,2]。近年来随着医学技术进步及手术器械不断改进，腹腔镜胰腺手术在临床逐渐兴起[3,4]；在大型医学中心围术期并发症发生率及死亡率在逐渐降低，这归结于手术的进步和优化的围术期处理[5]。本章将着重于腹腔镜胰腺外科手术的围术期处理及快速康复理念的实施，目的是使患者获得最大的受益。

一、手术前宣教

手术是一项有创的治疗方式，势必给患者带来生理和心理的应激和创伤，因此患者和（或）家属在术前应该能够获得来自于医疗专业人员关于疾病、治疗、预后的相关知识和建议，包括口头讲述和提供文字材料。措施包括：告知患者麻醉和手术过程，这有助于降低患者对麻醉和手术的紧张和焦虑的情绪，同时告知患者术后早期进食，术后早期活动，疼痛控制，出院标准和术后复查，随访及再入院后续治疗等，提高患者的依从性，同时也加速患者术后康复[6]。

二、术前胆道引流

目前对于合并梗阻性黄疸需要实施胰十二指肠切除术的患者，术前胆道引流能否在降低围术期并发症发生率及死亡率方面存在争议[7-9]。目前的循证医学证据不建议常规行胆道引流[7]；推荐在合并有以下情况的梗阻性黄疸患者中进行术前胆道引流：①需要行术前营养支持；②合并胆道感染；③需要行新辅助治疗。根据技术条件可选择经内镜下鼻胆管引流（endoscopic nasobiliary drainage，ENBD）、内镜下经十二指肠乳头支架置入或经皮经肝胆道引流（percutaneous transhepatic cholangial drainage，PTCD），短期支架植入建议选择塑料支架。但内镜下支架植入和 ENBD 有发生急性胰腺炎和胆道感染的风险；PTCD 有发生出血，胆漏及感染的风险，建议都应该在经验丰富的大规模医学中心完成上述检查[10]。

三、影像学评估

腹部 CT 是对疑有胰腺肿瘤患者的首选影像学检查方法[11,12]。针对胰腺肿瘤应设置特别参数，包括薄层（<3mm）、平扫、动脉期、门静脉期及三维重建等，以准确描述肿瘤大小、部位、有无淋巴结转移，肝脏转移等，特别是与周围血管的结构关系用于评估肿瘤分期及可切除性。术前上腹部血管三维重建增强扫描可评估有无血管变异，特别是肝动脉，肠系膜血管及腹腔干的解剖变异和管腔狭窄，可防止术中血管损伤导致脏器功能缺血性损伤，甚至严重并发症。而增强 MRI 在评估肝转移灶方面，灵敏度和特异度高于 CT 检查。

内镜超声（endoscopic ultrasonography，EUS）是内镜技术和超声技术的结合，可以实时评估胰腺病变并准确地描述有无毗邻血管受侵和淋巴结转移，特别是在评估门静脉及肠系膜上静脉是否受累方面敏感性较高；EUS 可通过针吸活检获得组织学标本，常用于 CT 或 MRI 诊断不明确的患者。同时增强 EUS 也是判断胰腺导管内黏液性肿瘤（intraductal papillary-mucinous neoplasm，IPMN）附壁结节危险度的首选影像学检测方法。但该技术受操作者技术及经验影响大，建议到较大规模且经验丰富的医学中心进行检查[11]。

PET/CT（positron emission tomography，PET）作为 CT 或 MRI 的补充，在判断疾病复发及远处转移方面具有优势，特别是原发病灶比较大并怀疑有区域淋巴结转移可使用[11,12]。

四、术前营养支持

胰腺疾病患者往往存在黄疸、糖尿病或营养不良的特点，术前严重营养不良增加术后并发症的发生率，但现有的临床证据不推荐在所有患者中常规开展术前营养支持[18]。建议在下列患者中开展术前营养支持：①6 个月内体重下降>10%；②患者进食量低于推荐摄入量的 60% 长达 10 天以上；③体质指数（body mass index，BMI）<18.5kg/m^2；④白蛋白<30g/L（无肝肾功能障碍）。因前白蛋白的半衰期约 2 天，营养状态改善的评估推荐使用血清前白蛋白等能够快速反映机体营养状况改变的指标。术前营养支持的方式以经口营养或者肠内营养优先，根据患者个体情况设定每日营养目标[13]。

五、术前肠道准备

既往认为机械性肠道准备可以降低肠道细菌载量和减少术中肠液溢出，从而降低术后感染及肠瘘的风险，在结直肠外科曾广泛使用，然而循证医学证据表明机械性肠道准备并不能够给患者带来获益，反而会导致脱水、内环境紊乱和增加患者不适等不良反应，不推荐术前常规机械性肠道准备[14]；同时 Lavu[15]等学者证实机械性肠道准备的胰十二指肠切除术患者术后尿路感染的并发症增加。对于术前存在便秘的患者，可以考虑使用缓泻剂进行肠道准备；对于计划联合结肠切除的患者，则可以考虑术前联合口服抗生素和机械性肠道准备，但术前需要补充水和电解质[15]。

六、术前禁食、禁饮

成人从术前 12 小时开始禁食，4 小时禁止饮水曾广泛运用于临床，以防止因麻醉或手术过程中的呕吐而窒息或吸入性肺炎；但目前临床实践表明长时间禁食会增加胰岛素抵抗及腹部手术后不适感，欧洲和美国麻醉协会指南不推荐患者自术前午夜开始禁食、禁饮。建议麻醉诱导前 6 小时禁食固体食物，2 小时前进食一定量的清流质，包括葡萄糖水、不含果肉的果汁、碳酸饮料、茶水等，糖尿病患者可选择清水，不会增加胃潴留风险，并能够帮助患者减少饥渴感、减轻焦虑并降低术后胰岛素抵抗[16]。

七、围术期预防性抗血栓治疗

1865 年 Armand Trousseau 首次报道胃癌患者易患静脉血栓，之后一个多世纪里，大量文献阐述了恶性肿瘤和静脉血栓之间的关系。在西方国家恶性肿瘤患者静脉血栓的年发病率为 2%，是正常人群的 4 倍[17]。临床实践建议对患者进行静脉血栓栓塞（venous throm-boembolism，VTE）风险评估，根据风险高低采取相应的措施预防 VTE 发生。低分子肝素（low molecular weight heparin，LMWH）能够降低 VTE 发生的风险，在 VTE 高危患者中，推荐使用 LMWH 进行预防性抗血栓治疗[18]。围术期推荐采用 Caprini 风险评价量表（表 2-1）进行 VTE 风险评估[18]。针对不同风险患者采取不同的预防策略。对于：

表 2-1　VTE 高危评分（基于 Caprini 模型）

高危评分	病史	实验室检查	手术
1 分/项	年龄 41~60（岁） 肥胖（BMI≥25kg/m^2） 异常妊娠 妊娠期或激素替代治疗 卧床的内科患者 炎症性肠病史 下肢水肿 静脉曲张 严重的肺部疾病，含肺炎（1 个月） 肺功能异常，COPD 急性心肌梗死 充血性心力衰竭（1 个月内） 败血症（1 个月内） 大手术（1 个月内） 其他高危因素		计划小手术
2 分/项	年龄 61~74 岁 石膏固定（1 个月内） 患者需要卧床 72 小时 恶性肿瘤（既往或现患）		中心静脉置管 腹腔镜手术（>45 分钟） 大手术（>45 分钟） 关节镜手术
3 分/项	年龄≥75 岁 深静脉血栓及肺栓塞史 血栓家族史 肝素引起的血小板减少 HIT 未列出的先天或后天血栓形成	抗心磷脂抗体阳性 凝血酶原 2021A 阳性 因子 Vleiden 阳性 狼疮抗凝物阳性 血清同型半胱氨酸酶升高	

续表

高危评分	病史	实验室检查	手术
5分/项	脑卒中（1个月内） 急性脊髓损伤（瘫痪1个月内）		选择性下肢关节置换术，髋关节，骨盆或下肢骨折多发性创伤（1个月内）
总分			
合计评分			

注：权衡抗凝与出血的风险后采取个体化预防，对中危伴出血患者，首选物理治疗，待出血风险降低后加用药物预防；对有争议，疑难，特殊病例请 VTE 管理委员会会诊

（一）低危（0~1分）

不予特殊的药物或器械预防性抗栓，仅早期活动。

（二）中危（2分）

给予机械预防性抗栓，以间歇充气加压装置（intermittent pneumatic compression，IPC）为佳。

（三）高危（3~4分）

1. 无出血高风险　使用 LMWH，或机械预防（IPC 为佳）。

2. 合并出血高风险或出血后果严重者　使用机械预防（IPC 为佳）。

（四）极高危（≥5分）

1. 无出血高风险　使用 LMWH，联合使用 IPC 或弹力抗栓袜；其中癌症患者需延长 LMWH 使用时间至术后 4 周。

2. 合并出血高风险或出血后果严重者　使用机械预防（IPC 为佳），出血风险降低后加用低分子肝素。

使用 LMWH 进行预防性抗栓治疗的具体方案为每日一支 LMWH 皮下注射，抗凝治疗需要开始于术前 2~12 小时，术后抗凝治疗需持续至出院（术后 30 天）。术前长期口服抗凝药物的患者，需在围术期进行 LMWH 的替代治疗，并注意原口服药物的半衰期，以避免出现出血风险。LMWH 治疗期间及结束后的 12 小时内避免行椎管内置管操作[18]。

八、术前预防性使用抗生素

预防性使用抗生素在局部组织达到有效浓度及正确的皮肤准备能够降低手术部位感染风险[19]。需要行皮肤准备的患者，于术前手术室进行皮肤准备，在切皮前 30~60 分钟内给予单次剂量的预防性抗生素，根据手术时长及药物半衰期确定术中追加预防性抗生素的时机[19]。

九、术后镇痛方案

术后疼痛是机体受到手术刺激后出现的生理、心理和行为上的一系列反应。疼痛既是患者的主观症状，也是反映伤病的客观体征。如果不在疼痛的初始阶段进行有效控制，部分可发展为难以控制的慢性疼痛，因此有效的术后镇痛变得非常重要。腹腔镜作为微创手

术，相对于开放手术的大切口，患者术后的疼痛有显著减轻，但随着人民生活水平的提高和对疼痛认识的加深，要求无痛是患者的权利，同时有效的镇痛也可以缩短住院时间，也是快速康复理念的实施体现。可选择镇痛方式包括：病人自控镇痛（patient controlled analgesia，PCA）、硬膜外镇痛、切口浸润镇痛（手术结束前切口注射局麻药浸润麻醉）、口服药物镇痛、心理安慰等[20]。我们的经验是手术结束前腹腔镜 Trocar 孔使用长效局麻药物切口浸润麻醉，术后疼痛可使用选择性 COX-2 抑制剂，严重的疼痛选择阿片类镇痛药。因为腹腔镜手术伤口小，术后疼痛轻，这样减少阿片类药物的使用，可以避免恶心，呕吐等药物的不良反应，患者早期下床活动，可以促进胃肠功能恢复等优点。

十、术后恶心呕吐的预防和处理

术后恶心呕吐是胰腺手术术后的常见并发症，严重的恶心呕吐会导致电解质丢失，内环境紊乱，延缓进食，对患者愈后产生不良影响，因此对于发生术后恶心呕吐（postoperative nausea and vomiting，PONV）的高危患者推荐采取多种药物联合使用的预防措施。对于具有以下 2 个危险因素的患者，推荐在麻醉诱导时给予地塞米松或者在手术结束时给予5-羟色胺受体拮抗剂：女性、非吸烟者、晕动症或 PONV 病史、术后使用阿片类药物。具有以上 3 个危险因素的患者，推荐使用丙泊酚及瑞芬太尼进行全身麻醉，避免使用吸入麻醉，并在麻醉诱导时给予地塞米松，在手术结束前给予 5-羟色胺受体拮抗剂。PONV 治疗推荐使用 5-羟色胺受体拮抗剂[21]。

十一、术后血糖控制

Eshuis 等人证实了胰十二指肠切除术术后早期高血糖及胰岛素抵抗与术后并发症发生相关[22]。因此积极有效的控制胰腺手术围术期高血糖，对于降低术后并发症及死亡风险具有重要的意义。血糖控制的目标需结合病房实践，避免过于激进的血糖控制策略，预防低血糖发生。应用以下加速康复外科（enhanced recovery after surgery，ERAS）措施改善患者胰岛素抵抗[6]：术前避免长时间禁食禁饮、术前避免机械性肠道准备、优化液体平衡、避免阿片类药物使用、通过充分镇痛以降低机体应激。血糖调节困难的患者，推荐在临床经验丰富的医护人员监测下使用胰岛素泵控制患者血糖水平（短效胰岛素每小时不超过 6个单位，避免快速血糖降低导致低血糖及脑水肿等并发症），但需要每小时监测血糖，待血糖降低至 13~15mmol/L 时，停止胰岛素泵的使用，必要时可皮下注射胰岛素。全胰切除术后易患 "脆弱性糖尿病"，推荐内分泌专科医师参与糖尿病患者的术后管理，通过多种胰岛素制剂的配合联合饮食控制使用可使血糖得到很好的控制[23]。

十二、术后胃管拔除

胃肠减压曾经在腹部大手术中常规使用，一度认为可以降低术后肠梗阻，呼吸系统并发症及吻合口瘘的风险，但近期的临床证据表明预防性使用胃肠减压不能够改善临床结局，并会增加肺炎、肺不张的发生，同时增加患者术后的不适感[24]。不推荐在术后常规长时间使用胃肠减压。因胰腺位于胃后方，部分患者胃胀气明显影响手术操作，腹腔镜胰腺手术中为了充分显露胰腺需要通过胃肠减压管将胃腔内容物吸出。因此，我们仅对术中胃腔胀气明显的患者行胃肠减压，术后第一天予以拔除。对于术后出现胃排空障碍的患者，则可考虑再次插入胃管。

十三、术后腹腔引流管拔除

胰腺手术后常规放置引流管，用于对胰瘘、胆漏及出血的监测和腹腔积液的引流，外科医生根据自身经验排除胰漏后拔出引流管。目前有研究认为胰腺切除术后长时间放置预防性腹腔引流管，以及不放置腹腔引流管均会引起术后并发症增加[25,26]。推荐术后常规放置腹腔引流管（放置在胆肠吻合口及胰肠吻合口，一方面是引流腹腔积液，同时也可监测引流液淀粉酶水平监测是否胰漏），并根据患者胰漏发生的风险（胰腺质地、胰管直径、吻合质量、术中出血量以及术后腹腔引流液淀粉酶水平及引流量等）综合判断个体患者的胰漏发生风险，确定引流管拔除时机。我中心术后第 1、3、5、7 天监测腹腔引流管淀粉酶水平决定拔管时间，如患者仅 A 级胰漏[27]或无胰漏，待肛门排气后，在术后第 3~5 天可早期拔管；B 级胰漏在给予患者补液，维持内环境稳定，抗感染治疗的同时，可逐渐退出引流管；C 级胰漏如经过保守治疗后患者出现腹腔积液或脓肿形成，高热等症状，则需要在超声或 CT 引导下穿刺引流（推荐使用猪尾巴管引流效果较好 10~14F），发生假性动脉瘤出血等并发症及时行介入治疗。

乳糜漏：术后腹腔引流管出现乳白色或黄白色黏稠液体时要考虑乳糜漏的可能，胰腺手术后乳糜漏的发生率约 10%，与手术清扫腹主动脉周围淋巴结损伤乳糜池有关。送检液甘油三酯浓度大于 1.2mmol/L，则可明确乳糜漏的诊断[28]。如患者出现 A 级或 B 级乳糜漏，需要限制长链脂肪酸的摄入联合全肠外营养和生长抑素的使用，并且密切观察患者腹部体征，待引流液逐渐减少后，可逐渐往外退管，如患者已拔除引流管的，需要在影像学引导下穿刺引流，该类患者住院时间延长，保守治疗可获得成功；C 级乳糜漏，如乳糜漏引流液较多，经保守治疗后无减少趋势或严重感染的腹膜炎体征，需要静脉补充丢失的水分和电解质的同时行手术探查：术中经鼻胃管注入牛奶，可找到淋巴漏的部位，采用淋巴管结扎，硬化剂注射或淋巴管栓塞等方式[28]。

十四、术后尿管拔除时间

术后长时间的尿管留置会增加尿路感染的风险，循证医学推荐使用经尿道留置导尿，并在术后及早拔除。当需要留置导尿时长大于 4 天时，耻骨上膀胱穿刺置管优于经尿道置管[29]。同时可配合使用药物改善患者拔除尿管后排尿困难及尿急等症状。

十五、关于胃排空延迟

胃排空延迟是胰腺手术后常见并发症，特别是胰十二指肠切除术，发生率为 10%~25%。胃排空延迟虽然不会增加死亡率，但可以延缓进食，延长住院时间，增加住院费用。胰十二指肠切除术后胃排空延迟与术前合并消化道梗阻、腹部并发症、手术重建方式、术后营养方式等因素相关[30]，目前尚没有充分的证据支持应用特殊手段以降低术后胃排空延迟的发生。我们前期的研究也发现，腹腔镜胰十二指肠切除术后胃排空延迟的发生率并不高于传统的开放手术[30]。我中心与中西医结合科开展多学科合作，对胃排空障碍患者行中药灌肠或管喂、针灸等对症支持治疗，可缩短胃排空障碍患者胃肠道功能恢复时间。对于发生胃排空延迟患者不需要常规放置空肠营养管及进行空肠造瘘，仅在少部分需要长时间禁食的胃排空障碍患者中应用肠内营养。

十六、术后营养支持

术后营养支持和愈合密切相关，特别是营养不良患者，术后尽快恢复经口饮食或低脂饮食。对于一般患者，在术后第一天拔除胃管后开始进食清水，胃肠道功能恢复后经口半流质饮食。患者开始进食半流质饮食后开始口服胰酶肠溶胶囊2~3粒/餐（根据患者的进食量确定）。不常规使用肠内/肠外营养支持，仅在各种原因导致的长时间无法经口进食的患者，或者存在营养不良的患者中使用肠内/肠外营养支持，并根据患者个体情况设定营养方案[6]。

十七、术后早期活动

术后早期活动在术后功能恢复中起到非常重要的作用，一方面可以避免术后早期肠梗阻的发生，降低下肢深静脉血栓发生的风险，同时可以降低术后肺部并发症的发生。积极的下床活动可以早期拔除尿管，降低术后尿路感染的概率。腹腔镜手术患者建议术后第1天在拔除胃管，尿管及心电监护仪后下床活动。并制定合理及较为明确的计划以指导患者术后早期活动锻炼，同时记录并督促患者的计划执行情况[31]。

十八、出院标准

达到如下标准的患者即可考虑予以出院[6,31]：

1. 无发热、腹痛、血象升高等感染征象。
2. 口服止痛药可达到较理想的疼痛控制。
3. 耐受进食固体食物，每日经口摄入>1000kcal。
4. 自主排便。
5. 能够达到一定的活动量（每日下床活动>4小时）。
6. 切口愈合良好。

（李永彬　彭　兵）

参考文献

1. McPhee JT, Hill JS, Whalen GF, et al. Perioperative mortality for pancreatectomy：a national perspective. Ann Surg, 2007, 246（2）：246-253.

2. Alsfasser G, Leicht H, Gunster C, et al. Volume-outcome relationship in pancreatic surgery. Br J Surg, 2016, 103（1）：136-143.

3. Venkat R, Edil BH, Schulick RD, et al. Laparoscopic distal pancreatectomy is associated with significantly less overall morbidity compared to the open technique：a systematic review and meta-analysis. Ann Surg, 2012, 255（6）：1048-1059.

4. Stauffer JA, Asbun HJ. Minimally invasive pancreatic surgery. Semin Oncol, 2015, 42（1）：123-133.

5. Salvia R, Malleo G, Butturini G, et al. Perioperative management of patients undergoing pancreatic resection：implementation of a care plan in a tertiary-care center. J Surg Oncol, 2013, 107（1）：51-57.

6. Lassen K, Coolsen MM, Slim K, et al. Guidelines for perioperative care for pancreaticoduodenectomy：En-

hanced Recovery After Surgery（ERAS（R））Society recommendations. Clin Nutr, 2012, 31（6）: 817-830.

7. Scheufele F, Schorn S, Demir IE, et al. Preoperative biliary stenting versus operation first in jaundiced patients due to malignant lesions in the pancreatic head: A meta-analysis of current literature. Surgery, 2017, 161（4）: 939-950.

8. Sauvanet A, Boher JM, Paye F, et al. Severe jaundice increases early severe morbidity and decreases long-term survival after pancreaticoduodenectomy for pancreatic adenocarcinoma. J Am Coll Surg, 2015, 221（2）: 380-389.

9. van der Gaag NA, Rauws EA, van Eijck CH, et al. Preoperative biliary drainage for cancer of the head of the pancreas. N Engl J Med, 2010, 362（2）: 129-137.

10. Lai EC, Lau SH, Lau WY. The current status of preoperative biliary drainage for patients who receive pancreaticoduodenectomy for periampullary carcinoma: a comprehensive review. Surgeon, 2014, 12（5）: 290-296.

11. Balachandran A, Bhosale PR, Charnsangavej C, et al. Imaging of pancreatic neoplasms. Surg Oncol Clin N Am, 2014, 23（4）: 751-788.

12. 中华医学会外科学分会胰腺外科学组. 胰腺癌诊治指南. 中华外科杂志, 2014, 52（12）: 881-887.

13. Probst P, Haller S, Dorr-Harim C, et al. Nutritional Risk in Major Abdominal Surgery: Protocol of a Prospective Observational Trial to Evaluate the Prognostic Value of Different Nutritional Scores in Pancreatic Surgery. JMIR Res Protoc, 2015, 4（4）: 132-158.

14. Contant CM, Hop WC, van't Sant HP, et al. Mechanical bowel preparation for elective colorectal surgery: a multicentre randomised trial. Lancet, 2007, 370（9605）: 2112-2117.

15. Lavu H, Kennedy EP, Mazo R, et al. Preoperative mechanical bowel preparation does not offer a benefit for patients who undergo pancreaticoduodenectomy. Surgery, 2010, 148（2）: 278-284.

16. Smith I, Kranke P, Murat I, et al. Perioperative fasting in adults and children: guidelines from the European Society of Anaesthesiology. Eur J Anaesthesiol, 2011, 28（8）: 556-569.

17. Osborne NH, Wakefield TW, Henke PK. Venous thromboembolism in cancer patients undergoing major surgery. Ann Surg Oncol, 2008, 15（12）: 3567-3578.

18. Bahl V, Hu HM, Henke PK, et al. A validation study of a retrospective venous thromboembolism risk scoring method. Ann Surg, 2010, 251（2）: 344-350.

19. Bratzler DW, Houck PM. Antimicrobial prophylaxis for surgery: an advisory statement from the National Surgical Infection Prevention Project. Am J Surg, 2005, 189（4）: 395-404.

20. 冷希圣, 韦军民, 刘连新, 等. 普通外科围手术期疼痛处理专家共识. 中华普通外科杂志, 2015, 30（2）: 166-173.

21. Kovac AL. Comparative Pharmacology and Guide to the Use of the Serotonin 5-HT3 Receptor Antagonists for Postoperative Nausea and Vomiting. Drugs, 2016, 76（18）: 1719-1735.

22. Eshuis WJ, Hermanides J, van Dalen JW, et al. Early postoperative hyperglycemia is associated with postoperative complications after pancreatoduodenectomy. Ann Surg. 2011, 253（4）: 739-744.

23. Jamil LH, Chindris AM, Gill KR, et al. Glycemic control after total pancreatectomy for intraductal papillary mucinous neoplasm: an exploratory study. HPB Surg, 2012, 38（1）: 328-336.

24. Nelson R, Tse B, Edwards S. Systematic review of prophylactic nasogastric decompression after abdominal operations. Br J Surg, 2005, 92（6）: 673-680.

25. Van Buren G, Bloomston M, Hughes SJ, et al. A randomized prospective multicenter trial of pancreaticoduodenectomy with and without routine intraperitoneal drainage. Ann Surg, 2014, 259（4）: 605-612.

26. Ven Fong Z，Correa-Gallego C，Ferrone CR，et al. Early Drain Removal--The Middle Ground Between the Drain Versus No Drain Debate in Patients Undergoing Pancreaticoduodenectomy：A Prospective Validation Study. Ann Surg，2015，262（2）：378-383.

27. Bassi C，Dervenis C，Butturini G，et al. Postoperative pancreatic fistula：an international study group（ISG-PF）definition. Surgery，2005，138（1）：8-13.

28. Besselink MG，van Rijssen LB，Bassi C，et al. Definition and classification of chyle leak after pancreatic operation：A consensus statement by the International Study Group on Pancreatic Surgery. Surgery，2017，161（2）：365-372.

29. McPhail MJ，Abu-Hilal M，Johnson CD. A meta-analysis comparing suprapubic and transurethral catheterization for bladder drainage after abdominal surgery. Br J Surg，2006，93（9）：1038-1044.

30. 李永彬，王昕，王明俊，等. 腹腔镜与开腹手术影响胰十二指肠切除术后胃排空延迟的对比研究. 中华外科杂志，2013，51（4）：304-307.

31. Wang M，Zhang H，Wu Z，et al. Laparoscopic pancreaticoduodenectomy：single-surgeon experience. Surg Endosc，2015，29（12）：3783-3794.

第三章

腹腔镜模拟训练

第一节 背 景

外科是一个积极且开放的学科，外科的进步紧随着时代和科技的发展，每一个理念和技术的革新都会得到外科医生们的热情响应。21世纪以来，微创外科技术的进步是外科界最大的发展之一，甚至改变了传统手术的理念和方式。腹腔镜手术就是其中的典型代表，腹腔镜手术以其伤口小、美容效果好、对患者生理干扰小、疼痛反应轻、恢复快而成为外科医生和患者的青睐对象。

但是腹腔镜手术相比于传统手术而言，学习难度较大，学习曲线较长，不利于新手快速安全进入良性开展阶段。腹腔镜手术开展早期，部分外科大夫在经过短期培训之后就仓促投身到腹腔镜手术工作当中，导致了第一批腹腔镜胆囊切除术后的胆道损伤和其他并发症发生率增高的后果[1]。其原因在于：①腹腔镜手术将传统开腹手术的三维视野变成二维视野，需要术者重新培养空间定位能力（近年出现的3D腹腔镜视野相对直视仍然需要时间去适应）；②操作方式由开腹手术的正向移动变成以穿刺鞘为支点的反向移动；③操作器械均为长度约40cm的长杆器械，稳定性比传统手术较差，特别是需要面对如血管吻合等高精细度的操作时尤为困难；④操作角度单一，需要改变手术思路和习惯来适应固定操作角度，以完成传统手术中几乎可以选择任意角度去完成的工作；⑤腹腔镜手术主刀几乎完成所有操作，助手手术"戏份"少，不利于低级别医生磨练手术技术；⑥术中助手无法同时观看屏幕外的术者手部动作和屏幕中的器械动作，学习困难程度增加。更加现实的一个问题是随着国内医疗大环境的改变，外科新手们越来越难以在临床上获得实际操作机会。以上的情况使得我们必须找到一个临床前的安全、快速有效并且可行的培训办法，以保证腹腔镜手术能够顺利开展。腹腔镜模拟训练就是在这个形势下应运而生的。

在航空领域的实践表明，累计2小时的模拟飞行时间可以让飞行员获得1小时实际驾驶的相似经验。有研究让第一年和第二年的住院医师在模拟器上经过指导训练2.5小时，再完成个人操练5小时后，可以达到第三年和第四年住院医师的水平，而在模拟器上7.5

个小时训练后获得的技能相当于住院医师培训 1 年或者 2 年所学的技能[2]。早在 20 世纪 90 年代，美国胃肠道及内镜外科医师学会（Society of American Gastrointestinal and Endoscopic Surgeons，SAGES）为了能够将腹腔镜技术安全的推行到临床上去，集合了行政人员、教师和外科医生，共同开发了腹腔镜手术基础科目（fundamentals of laparoscopic surgery，FLS）。FLS 不仅是一个成功有效的教学工具，还成了参与美国外科委员会（American Board of Surgery，ABS）考试的前提条件。SAGES 还提出了外科医生必须完成理论学习、腹腔镜器械操作原理、模拟训练箱、动物实验之后，才能够取得腹腔镜从业资格。同时，一大批的实验也证实了腹腔镜模拟训练对于腹腔镜新手来说作用明显，能够显著缩短学习曲线，提高临床实际操作能力，保证手术安全[3]。国内也有越来越多的医院和学校开展了腹腔镜模拟训练项目，腹腔镜外科技术已被纳入全国高等医学院校《外科学》教学中，但是目前国内腹腔镜模拟训练尚无统一的规范化培训、评估与考核标准。

腹腔镜模拟训练按照训练的形式可以分为简易箱体训练、带摄像设备的腹腔镜模拟训练箱、虚拟现实模拟器、增强现实模拟器、动物模拟训练甚至尸体训练，使用较多的还是带摄像设备的腹腔镜模拟训练箱和虚拟现实模拟器。按照训练的内容和阶段可以分为基础技能训练、团队配合训练、器械训练、高阶技能训练或者称为专科手术训练。

腹腔镜胰腺手术特别是腹腔镜胰十二指肠切除手术操作步骤多，时间长，区域广，三个消化道重建要求高，是腹腔内操作最为复杂的手术，几乎涵盖了所有腹腔镜下的操作技能。因此腹腔镜胰腺手术对于进入手术室之前的模拟训练要求是最高的。模拟训练不仅可以帮助胰腺外科医生锻炼基本的腹腔镜操作技能、构建和熟练腹腔镜胰腺手术操作流程、帮助理解胰腺周围的解剖结构、培养团队配合，还能让外科医生进行临床新技术和新器械的试验。

本章节将就腹腔镜胰腺手术相关模拟培训进行阐述。

第二节　理 论 培 训

腹腔镜手术有别于传统手术，它依赖于一个由光学设备、成像设备、机械设备和电设备组成的复杂操作系统。在新的外科医生进行腹腔镜手术模拟训练之前有必要对其进行相应理论培训。学习内容包括：腹腔镜手术的历史沿革与应用概况、腹腔镜成像原理、二氧化碳气腹的工作原理及对人体生理影响、腹腔镜手术器械的种类和适用范围、腹腔镜手术技能的特点和模拟培训目标，以及腹腔镜手术适应证、并发症和围术期处理。理论教学不应该停留在纸面上，将学员们带到腹腔镜手术现场，让他们有感性认识，不仅能够提高学习效率，更能让新学员们在直观认识的基础上增强他们对腹腔镜手术的兴趣和热情。

胰腺手术因为其牵涉脏器和膜结构繁多，解剖复杂，就算是传统开腹手术之前的理论教学都需要重新复习局部解剖。腹腔镜手术和传统手术在解剖结构认知方面有一定的区别：腹腔镜手术观察角度是从足侧往头侧，有别于传统手术的从腹侧往背侧，所以有必要在进行胰腺手术之前和学员们分享腹腔镜观察角度下的手术野局部解剖。此外，放大效应是腹腔镜手术的一大优势，对更清晰的认知解剖结构很有帮助，可以充分利用这一优势，将现实的腹腔镜胰腺手术录像和传统解剖示意图结合，进行腹腔镜胰腺手术的解剖和流程理论教学。

　　需要注意的是，理论学习和实际模拟训练，甚至实际操作是一个相互印证、相互促进的过程。比如：理论学习阶段可以教给学员戳孔布置的原则：①主、副操作孔和操作点成等边三角形；②主、副操作孔距离>5cm；③操作点距离穿刺点为操作杆的一半距离；④监视器在主、副操作孔之间；⑤大部分操作工作保持在肩关节外展<30°、30°<肘关节屈曲度<130°、腕关节尺侧外展、桡侧外展、背曲和掌曲<15°。但是在实际的腹腔镜胰腺手术中，很难满足以上的原则，所以只能在常规的腹腔镜训练基础上，加练一些和实际手术类似的操作环节，比方说把两个操作孔均放在摄像头的一侧进行相应模拟。

第三节　模拟训练硬件

　　所有的腹腔镜模拟训练都需要一个载体，载体需要考虑的问题首先是拟真度，这关系到能否将模拟训练成果有效地转化为临床技能。其次是经济投入问题，因为腹腔镜模拟培训的需求极大，如何进行经济和实效的综合考量也是摆在教学者面前的问题。

　　本文将模拟训练硬件分为两种，一种是机械模拟，一种是电子模拟，前者包括简易模拟箱和腹腔镜模拟训练箱等非生物性的箱式模拟训练或动物模拟训练；后者主要是虚拟现实模拟器。

一、腹腔镜模拟训练箱

　　这是目前应用最为广泛的腹腔镜模拟训练工具，由箱体、光源、摄像机、显示器、腹腔镜手术器械和模具组成。

　　腹腔镜模拟训练箱可以实现大多数腹腔镜模拟训练，包括所有的基本技能训练、复杂腹腔镜技能训练、部分离体脏器专科训练，但是无法实现一些高级别的电设备处理效果和具体手术操作流程。在基本技能训练方面，虽然存在一些相反的研究结论[4,5]，但我们可以认为腹腔镜模拟训练箱和虚拟现实模拟器相比不存在训练效果的差异。模拟训练箱的优势在于简易、经济、便于携带，以及使用真实的手术操作器械有利手术感觉的培养。在我国教育投入较为匮乏的时代，经济实用的腹腔镜模拟训练箱解决了大量的腹腔镜岗前培训问题。很多单位和个人自制简易模拟训练箱，最为简便的莫过于不需要摄像设备和光源的透明训练箱，操作者可以直接看到手部和器械的动作。折叠式的模拟训练箱可以将所有的训练设备囊括在一个可以随身携带的背包中，方便学习者随处训练。网络时代让单位和个人都能够很方便和经济地获得适合自己使用的模拟设备，在国内主流的网络购物平台上可以搜索到大量的不同型号不同价格的腹腔镜模拟箱。虽然这类模拟设备操作感觉真实，但是大多数粗糙的成像系统将让操作者的训练体验大打折扣，也影响操作者的训练兴趣，而且对于精细操作如缝合来说，模糊的影像直接影响训练效果。不过这类模拟箱的开放式设计给操作者巨大的改装机会，升级影像系统对于想要获得更好训练效果的人员来说是实际可行的。

　　根据模拟箱体的形态不同可以将目前主流的模拟设备分为立方体模拟箱、表面弧形模拟箱、表面球形模拟箱和拟真腹壁模拟箱。立方体模拟箱简单易制，可以进行基本训练，表面弧形和球形模拟箱简单地模拟了人体腹壁充气之后的形态，而拟真腹壁模拟箱更接近真实人体腹壁形态。对于腹腔镜胰腺手术而言，大部分的操作不会处于训练状态下的最理想操作角度（如大部分时间摄像角度不会位于主刀两操作孔之间，主副操作孔夹角大部分时候小于60°），因此在拟真人体腹壁的带弧度的操作箱上训练将更有利于腹腔镜胰腺手术的开展。值得一提的是，选择箱体上可以自由设置戳孔的设备，更便于模拟腹腔镜胰腺手术的操作动作。

模拟训练箱使用的是真实的腹腔镜操作器械和耗材，相对于虚拟现实模拟操作而言，能够获得更真实的操作感受。虽然腹腔镜操作器械价格不菲，但是大多数模拟训练中心和医院是同在一个单位内，获得临床上淘汰的器械并不困难。目前国内尚缺乏标准的训练模块，大部分沿袭国外的训练方式和设备，因此在训练模块和耗材的选择方面，特别是高级别的训练方面，出现了很多自创的训练方式，如使用葡萄等水果进行分离训练，使用猪小肠进行缝合训练。腹腔镜胰腺手术普及时间较短，加上手术的复杂性让模拟训练暂时难以跟上手术的进步，模拟训练还需要更多创新性的工作，如胰腺实质的模拟物品选择就是一个待解决的问题。其中 Mayo 中心的 Farley 教授使用香肠模拟胰腺实质是一个可供参考的选择。

二、虚拟现实模拟器

虚拟现实（virtual reality simulator，VR）模拟器是基于电子虚拟现实基础上的场景模拟与反馈，所有使用的设备和器具都是模拟物品。相对于机械模拟箱而言，虚拟现实模拟器能够模拟更为真实的整体手术环境，可以模拟真实手术操作全过程而不是单一操作步骤，可以更加标准化模拟课程，所有的操作可以实时记录和分析便于提高训练效果和考核[6,7]。虚拟现实模拟器可以进行腹腔镜扶镜手的培训，可以模拟机械模拟箱因为价格原因无法实现的所有电设备作用效果。虚拟现实模拟器的电子属性可以让它的扩展空间非常大，比方说根据不同级别的训练医生设定模拟训练的难度，理论上来说，可以根据用户需求来自定义模拟训练的项目和流程。目前暂时没有成熟的腹腔镜胰十二指肠切除手术模拟训练课程。

虚拟现实模拟器的缺点在于价格昂贵，起码在国内教学环境中，就算是大的教学中心也常常无法保证其作为常规教具使用。此外缺少真实的力反馈也是它的另一个缺点，但是从另一个角度来说，机器人手术也是通过电子传输模拟人的手部运动，而且得到的也是电子模拟的力反馈，这和虚拟现实模拟手术是非常相似的。

第四节　动物模拟训练

不同于其他的动物手术，动物模拟腹腔镜训练要求实验动物的腹部起码在大小形体上和人的腹部比较相近。这也就决定了动物模拟训练所使用的只能是中大型动物，目前使用最多的还是猪。

动物模拟训练可以模拟真实腹腔镜手术的整个过程，包括麻醉、护理和团队配合。在模拟操作方面获得的感受是最真切的，也可以用作手术演示、新技术试验、新器械试验及腹腔镜手术相关的动物科研。但是其缺点在于价格昂贵，无法常规化开展，用作基础腹腔镜技能训练显得太过于浪费，用作高级专科训练又因为组织脏器和人体存在区别而难以达到满意效果。而且在某些地区还可能因为伦理的问题无法实施。

第五节　模拟训练课程（视频 1，视频 2）

视频 1　腹腔镜调针心得　　　　视频 2　腹腔镜模拟训练

　　和其他所有教学工作一样，腹腔镜模拟训练的核心也是课程设置。如何根据腹腔镜手术的特点设置训练项目、如何在有限的时间内分配不同训练项目的时间、训练项目难度如何选择、如何保证训练项目能够按照设计者思路实施，以及最终如何考核都是腹腔镜模拟训练课程设置的要点。腹腔镜胰腺手术包含了几乎所有腹腔镜下手术操作技能，需要使用到目前主流的几乎所有腹腔镜下器械，而且因其自身手术的复杂性和消化道重建的多样性决定了其对腹腔镜模拟训练有更高的要求。腹腔镜模拟训练课程的目的是为了培训合格的腹腔镜外科医生、强化专项技能。根据腹腔镜手术中的操作类型不同分为基本技能训练（定位、眼手协调、夹持传递、分离剪切、缝合打结）、器械训练（单极电凝、双极电凝、超声刀、结扎设备包括钛夹钳和结扎钉、切割闭合器等）、专科手术训练（胆囊切除、阑尾切除、胃大部分切除、肠切除肠吻合等）。

一、基本技能训练

（一）定位训练

　　定位训练包括扶镜手的定位训练和手术者的定位训练。不同于国外有专门的手术助手（扶镜手），国内手术者通常都是由扶镜手起步的，而且充当扶镜手有利于更好理解术者意图和熟悉手术流程。所以可以把扶镜手的定位训练和术者定位训练放在一个部分进行训练。在一些研究中常常为眼手协调专门设置训练项目，但是笔者认为几乎所有的基础训练项目都培训了眼手协调能力，而最基本的眼手协调能力（确切地说应该是眼手脚协调能力，因为腹腔镜操作经常需要涉及脚踏板的踩放）更多在定位训练中实现。

　　扶镜手的定位训练通常在虚拟现实模拟器上进行，包括 0°角镜和 30°角镜寻找移动目标。目前临床使用较多的是 30°镜，因此用 30°镜进行手术目标定位特别是转动镜头前端角度以获得最佳操作视野和避开操作器械也应该作为训练项目。术者的定位包括用器械触摸目标物体，用电钩进行手术目标的电凝以及吸引器的使用。

（二）夹持传递

主要培训钳夹、定位、双手配合能力。训练的方式多种多样，包括夹黄豆并在两个盘间传递、套圈训练、流水管道操作、钉板任务等。器械训练中的钛夹和结扎钉施放也是夹持训练的一个实际应用。目前使用较多的培训和竞赛方式是夹持黄豆并在两盘间传递，通常放置 60~100 颗黄豆在其中的一个盘中，用一手钳夹起黄豆，在空中传递给另一个钳子然后再放置在另一个盘中，检验单位时间（1~3 分钟）内传递成功的黄豆数来进行评分。夹持传递的训练次数通常认为重复 26~80 次为宜[8]。

（三）分离剪切

模拟钳子的分离动作和剪刀的剪切动作，目前使用最多的项目是剪切出一个绘制在纸或者橡胶手套上的图形，这个项目的练习和实际手术当中一样，可以应用在众多的场合，所以衍生出来的训练项目繁多，如进行洋葱皮的分层剥离、葡萄皮的剥离、葱根的分次剪裁等。在器械训练中的以超声刀为代表的钳夹式离断电设备均是分离剪切的升级版本。较为标准的训练和竞赛项目是在纸上绘制两个直径分别为 2cm 和 2.5cm 的同心圆，然后使用钳子和剪刀在腹腔镜下进行内圆的裁剪，要求不能剪到两个圆的任意一条圆线。最终对剪裁的速度、流畅性、剪纸的完整性进行评分。本项目要求重复 4~31 次为宜[8]。

（四）缝合打结

缝合打结是腹腔镜所有基本操作中最为艰难的训练项目，也是腹腔镜胰腺手术模拟训练中最重要的项目。腹腔镜胰十二指肠切除术中应用缝合技术 50~100 次，如果需要进行血管重建，缝合次数和缝合要求将会更高。缝合打结模拟训练不仅仅可以节省手术时间，更重要的是提高缝合精度和打结可靠性可以减少胰腺手术之后灾难性的吻合相关并发症。

基本的缝合操作主要在特制的硅胶板上进行，为了节约开支也可以在纱布、棉布、橡胶手套上进行，专科缝合训练比如肠肠吻合往往会使用猪小肠来进行，如前所述，胰腺的缝合可以用香肠来替代。

一个缝合打结的全过程可以分解为夹针、缝合和打结三个步骤。缝合的基本原则是持针器应该与缝合边缘尽量平行，因此夹针的原则也是将针调至与持针器垂直。但是腹腔镜胰腺手术当中的缝除了活动度很大的胃肠道可以调整胃肠道本身的角度来适应针持外，其他诸如胰腺空肠吻合、胆管空肠吻合均无法调整固定的胰腺和胆管来适应针持方向，加上连续、U 型、八字等多种缝合方式的存在，让腹腔镜胰腺手术中夹针和缝合变得更加复杂。所以除了调整有限的戳孔位置以利于缝合之外，只能加强缝合训练来提高腹腔镜下胰腺手术中的复杂缝合水平。

夹针是缝合的起点，大量国内外医生均在这方面做了很多有益的尝试，总结了各种不同的夹针方式，笔者在综合美日两国夹针特点基础上总结了腹腔镜下持针心得，将腹腔镜下调针方式分类为单手调针、双手调针、靠物调针和自由调针等多种方式，新的外科医生和熟练的外科医生均可以借鉴和加强练习。

因为腹腔镜胰腺手术中缝合部位和角度的多样性，要求夹针角度也不尽相同，缝合时的进针角度和旋转角度也不一样。这些体会无法在目前的模拟训练中完全领悟，希望有专注于腹腔镜胰腺手术的专科缝合模拟训练来完善。基本缝合训练和竞赛目前最常用的是在硅胶板上的两个平行凸起条上进行八字缝合，然后成一个外科结加一个方结。用整个过程的完成速度、流畅性和缝合质量进行评分。基本训练推荐重复数十次，但是想要获得实际手术中的流畅和精准，应该不间断训练。

二、器 械 训 练

因为腹腔镜特殊器械通常价格昂贵，大多数中心无法将新的设备直接用于模拟训练。所以器械训练通常是在虚拟现实设备上进行。包括吸引器、单极电凝、双极电凝、超声刀、钛夹、结扎钉、切割闭合器等器械的训练。器械模拟训练本身的操作技术相当于基本技能训练的升阶版本，训练的本质应该是让学员了解其工作原理、适用范围、施行方法以及并发症处理。

所以相对于简单的操作训练环节，学员们更应该注重学习各种器械的理论知识、参加器械培训课程、观察手术当中的实际使用情况、总结使用经验。

三、专科手术训练

这是建立在基础技能训练完成之后的整套具体手术流程的全过程模拟。这个训练过程通常是在虚拟现实模拟器和动物身上进行，模拟器上通常会提供众多的腹腔镜现有手术模块进行练习，如腹腔镜阑尾切除、腹腔镜胆囊切除、腹腔镜胃旁路手术、腹腔镜肝叶切除等。学员可以在这个训练过程中熟悉某个固定术式的操作流程，熟练各种腹腔镜操作器械的应用条件，进一步熟练各种基本技能操作的搭配使用。可惜的是，目前的文献当中没有见到腹腔镜胰腺手术的虚拟现实模拟模块，原因在于腹腔镜胰腺手术发展较晚。尚需更多腹腔镜胰腺外科的专家进行相关模拟训练课程的开发。

解决这个问题的另一个思路是将腹腔镜胰腺手术的不同步骤分解到其他的手术项目当中进行训练。因为腹腔镜胰腺手术本身就是一个耗时较长、步骤繁多的手术过程，进行完整的一个腹腔镜胰十二指肠切除往往需要耗费4~8个小时手术时间，在模拟训练器上进行这么长时间的操作将让学习者疲劳而达不到训练目的。而且外科医生在临床上的工作次序也是从简单手术开始，再到复杂手术。所以可以尝试让学习者先进行比如胃大部分切除来训练胃肠重建，进行胆总管囊肿切除来训练胆肠吻合。

四、模拟训练考核

作为腹腔镜手术的岗前培训，人们对模拟训练的期望是能够提高术者熟练程度，保证手术安全。因此有必要对模拟训练效果进行监督、评估与考核。目的在于评价训练方法的科学性和有效性，评价学员是否能够达到进入临床的标准，监督训练课程顺利有效的开展。在美国，作为参加美国外科委员会考试前提条件的FLS课程设定有专门的练习项目及其达标标准。而在国内暂时缺乏相应的较为正规和官方的腹腔镜模拟训练考核标准。

目前，对于各项腹腔镜模拟训练项目的评估分为主观评分和客观评分两个方面。客观评分为完成的时间和完成的准确度，主观评分为有经验的外科医生给予的表现综合评分。一般而言，客观评分和主观评分在最后的总得分中分别占比为80%和20%。

五、如何激发模拟训练兴趣

任何一项教育措施都有可能让学习者感觉乏味，不愿意主动学习，难以保证满意的教学效果，模拟训练同样需要多种措施来培养学员兴趣。

枯燥的腹腔镜基本技能训练如果能够加入一些活泼的元素会让训练者更加容易集中注意力。比如将训练模具由冷冰冰的硅胶换成颜色鲜艳的蔬菜和水果，并且能够让学习者在完成某项训练之后享受完工奖励。在日本，腹腔镜外科医生们会用腹腔镜下折千纸鹤的方法来训练眼手协调和双手配合，并且将各自的手术视频上传网站进行竞赛，根据完成的时间和质量评选出不同的等级。全公开的网站上会实时更新全日本这项活动的排名，排名榜上会列出作者名字和单位、完成时间、训练过多少次，以及折纸的全录像。

另一个让学习者无法进行充分练习的原因是无法便利的获得模拟训练机会。年轻的外科医生们只要空闲下来就能从口袋里掏出一根手术中留下的线，在任何地方练习打结，其原因就在于这种训练机会非常容易获得。因此，免费开放训练场所，甚至在医生办公室和病房活动区域设置简易腹腔镜训练装置，可以为学习者提供更多的训练时间。

除了强制性的考核以外，在外科医生群体中举办各种"腹腔镜模拟操作奥林匹克"竞赛也会对提高学习者的兴趣起到有益的帮助。

此外，值得注意的是，在模拟训练过程中需要注意避免学习者疲劳，每节模拟训练1~1.5个小时为宜，每天进行两节训练为宜，过多的训练将导致学习者疲惫而影响学习效果。

第六节 小 结

传统医学的外科技术磨练方法是基于 Halsted 的学徒模式："看到、做到、教到"的师带徒手把手模式，新的外科大夫通过细致的观察手术，积极参与手术从而学到手术的流程、方式及器械选择。但是随着外科的发展尤其是腹腔镜技术的进步，特别是腹腔镜手术中仅术者一人能够获得完整的腔镜内三维空间器械感觉并完成几乎全部手术操作，助手很少有锻炼机会，Halsted 的教学模式在腹腔镜手术教学中存在局限性。为了安全顺利地开展腹腔镜手术，外科医师必须经过理论学习、技术训练、临床实践和临床决断训练四个阶段的系统训练。

采用腹腔镜模拟训练能够加深理论学习效果，完成技术训练，帮助学员快速进入临床实践，培养初步决断能力，且不触犯医学伦理，已经被证明是腹腔镜手术教学的有力工具。腹腔镜模拟训练方式和教学课程较多，暂时缺乏规范的训练考核标准。开展腹腔镜胰腺手术之前进行腹腔镜理论学习，腹腔镜基本技能训练，熟悉腹腔镜器械的使用，进行相关的专科手术培训并设定一定的考核标准是必要有效的。

（尹新民 成 伟）

参考文献

1. Strasberg SM，Hertl M，Soper NJ. An analysis of the problem of biliary injury during laparoscopic cholecystectomy. J Am Coll Surg，1995，180（1）：101-125.
2. McCluney AL，Vassiliou MC，Kaneva PA，et al. FSL simulator performance predicts intraoperative laparoscopic skill. Surg Endosc，2007，21（11）：1991-1995.

3. Thomaier L, Orlando M, Abernethy M, et al. Laparoscopic and robotic skills are transferable in a simulation setting: a randomized controlled trial. Surg Endosc, 2016, 128: 47.

4. Tan SC, Marlow N, Field J, et al. A randomized crossover trial examining low- versus high-fidelity simulation in basic laparoscopic skills training. Surg Endosc, 2012, 26 (11): 3207-3214.

5. Youngblood PL, Srivastava S, Curet M, et al. Comparison of training on two laparoscopic simulators and assessment ofskills transfer to surgical performance. J Am Coll Surg, 2005, 200 (4): 546-551.

6. Neal E, Anthony G, Sanziana A, et al. Virtual reality training improves operating room performance. Annals Surg, 2002, 236 (4): 458- 464.

7. Rachel R, Walter A, Christian H, et al. The future of patient safety: Surgical trainees accept virtual reality as a new training tool. Patient Safety Surg, 2008, 2 (1): 16-19.

8. Fundamentals of Laparoscopic Surgery (FLS) program. Society of American Gastrointestinal and Endoscopic Surgeons, 2007.

第四章

胰腺炎的微创外科治疗

外科手术在急性胰腺炎、慢性胰腺炎及其并发症的治疗中占有重要地位。近二十年来，随着微创外科理念及技术的兴起与发展，胰腺炎的手术治疗方式发生了重大的变化，以腹腔镜为代表的微创外科技术在胰腺炎的治疗中发挥着越来越重要的作用，不仅提高了治愈率、降低了死亡率，还改善了病人的术后恢复过程。

第一节　微创胰腺坏死清除术

一、背　　景

急性胰腺炎（acute pancreatitis，AP）是临床常见急腹症之一，其发病率存在很大的地区差异，介于（5~80）/10万之间，而且近年来在世界范围内有逐渐上升的趋势[1]。AP的临床结局从根本上取决于胰腺病变的严重程度、是否伴随胰腺周围组织及远隔器官的病变和其严重程度[2]。AP的总病死率约为5%（2%~9%），其中轻型胰腺炎（mild acute pancreatitis，MAP）约为3%（1%~7%），而重症胰腺炎（severe acute pancreatitis，SAP）为17%（8%~39%），感染坏死性SAP则高达30%（14%~62%）[3]。随着对AP病理生理机制认识的不断加深，以及多学科协作治疗模式的兴起，目前已形成了包括重症监护、液体复苏、营养支持、器官功能维护、中医药、内镜、介入及外科干预的综合治疗体系，显著降低了AP的病死率[4,5]。

外科手术仍是AP治疗的重要措施之一。对于MAP，手术主要在于处理导致AP的原发疾病，如有胆道结石梗阻的病人需要经内镜或手术及时解除梗阻，有胆囊结石的病人应在病情控制后尽早行胆囊切除术。然而，对于SAP，在病程早期由于机体受到各种理化、感染等因素的损伤，出现全身炎症反应综合征（systemic inflammatory response syndrome，SIRS），胰外组织器官损害的严重性及其在临床治疗中的重要性远远超出胰腺病变本身，此时手术反而会加重全身炎症反应和加大对机体的打击，增加病死率。因此，对SAP外科处理的认识经历了"早期手术→保守治疗→扩大手术→缩小手术→以微创治疗为先导的综合治疗"的转变，自 20 世纪 80~90 年代以来逐渐确立了延迟手术（发病 4 周以后）的原则，改善了 SAP 的手术疗效。目前，外科治疗主要针对坏死性胰腺炎（necrotizing pancreatitis，NP）并发症、继发感染或产生压迫症状，如消化道梗阻、胆道梗阻等，以及胰瘘、消化道瘘、假性动脉瘤破裂出血等其他并发症。

近年来，随着微创理念及微创技术的快速兴起与长足发展，以腹腔镜技术为代表的各种微创外科技术广泛应用于 SAP 的治疗，使其病死率及术后并发症发病率有了明显下降。在此主要介绍腹腔镜腹膜后坏死清除术及视频辅助腹膜后坏死清除术。

二、适应证

（一）感染性 NP[6,7]

1. 临床怀疑或证实为感染性坏死性胰腺炎，伴临床病情恶化，尤其当坏死灶已形成包裹。

2. 缺乏感染性坏死的证据，但急性胰腺炎发病后器官功能衰竭持续数周，尤其当坏死灶已形成包裹。有小部分患者虽然证实有感染性坏死，但临床病情平稳，可以仅通过抗生素治疗而不需行经皮穿刺置管引流或坏死组织清除。

（二）无菌性 NP[6]

1. 包裹性坏死灶导致胃肠道或胆道持续梗阻（一般在急性胰腺炎发病 4~8 周以后）。

2. 无感染征象的包裹性坏死灶引起持续症状（如：疼痛、长期不适；一般在急性胰腺炎发病 8 周以后）。

3. 胰管中断综合征（如：胰腺坏死致胰管完全中断）伴持续性有症状（如：疼痛、梗阻）的液体积聚，伴坏死灶但无感染征象（一般在急性胰腺炎发病 8 周以后）。

三、术前评估

（一）一般评估

术前常规实验室检查包括血常规、凝血功能、肝肾功能、电解质、血清淀粉酶、脂肪酶和尿、粪常规。

（二）重要器官功能评估

良好的心、肺、肝、肾及凝血功能是手术顺利实施和术后康复的保障，然而 NP 患者均存在不同程度的器官功能损害及衰竭，尤其是合并感染时更是如此，因此，重要器官功能的监测与评估应该贯穿治疗的全过程。器官功能衰竭的诊断标准依据改良 Marshall 评分系统，任何器官评分≥2 分可定义存在器官功能衰竭[8]。然而，因为感染坏死的存在往往使得非手术治疗难以奏效，而手术治疗本身也是改善重要器官功能的重要手段，所以在手术时机的选择上不应过度考虑重要器官功能的损害而延误手术治疗。

（三）手术适应证评估

对大多数患者而言，临床征象（如：持续发热、炎症反应标记物增高）和影像学征象（如：CT 发现胰周存在气液平面是感染性坏死的证据，而不论气体来自胃肠道或产气细菌）能够准确诊断感染性坏死。不建议对胰周积液常规行经皮细针穿刺细菌学检查，因为尽管细针穿刺（fine needle aspiration，FNA）能够证实感染，但有 12%~25% 的感染性 NP 病人 FNA 结果为假阴性；而当坏死性胰腺炎患者发病数周后临床病情仍无改善，同时缺乏明确的临床及影像学证据提示感染，此时可行 FNA。

四、手术步骤

（一）腹腔镜腹膜后坏死清除术（laparoscopic retroperitoneal debridement，LRD）

1. **病人体位及 Trocar 位置**（图 4-1）　病人右侧卧位，腰部垫高，于左腰部取 3 个 Trocar 穿刺点：第 1 个穿刺孔（12mm 主操作孔）在第 12 肋下缘 2cm 腋后线交界处，横行切开 1.5~2.0cm，在腰背筋膜下与腹膜后脂肪间用手指尖分出一个腔隙，放入扩张的气囊，充气 300~500ml 以建立后腹膜腔；手指引导下于腋前线与肋弓下 2cm 交界处插入第 2 个 Trocar（5mm）作为辅助操作通道；第 3 个穿刺孔在腋中线与髂嵴上缘 2.0~3.0cm 交界处，手指引导下插入第 3 个 Trocar（10mm）作为腹腔镜观察通道。

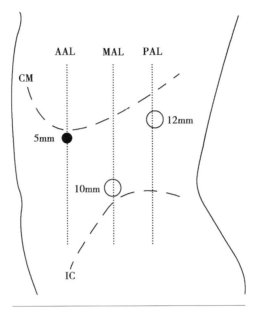

图 4-1　LRD 病人体位及 Trocar 位置
AAL：腋前线，MAL：腋中线，PAL：腋后线，CM：肋缘，IC：髂嵴

2. 首先游离肾旁脂肪组织，于腹膜返折外侧打开侧锥筋膜和肾周筋膜，打开并扩展肾周间隙，根据术前影像学提供的脓腔位置或利用术中超声定位，打开肾前筋膜，进入胰腺组织所在的肾旁前间隙，分开脓腔间隔以充分引流，尽量清除坏死组织（图 4-2），并采用温盐水冲洗脓腔。

3. 于胰周及腹膜后间隙置入 2 根 28~32F 双套管引流管，分别自两操作孔切口引出，充分持续灌洗引流。

（二）视频辅助腹膜后坏死清除术（video-assisted retroperitoneal debridement，VARD）

VARD 术通常用于介入引导下经皮穿刺置管引流（percutaneous catheter drainage，PCD）后需"升阶梯"（step-up）行坏死清除术的患者。

1. 切开引流管口皮肤 3~4cm，在引流管引导下逐层切开进入胰腺坏死腔（图 4-3、图 4-4）。

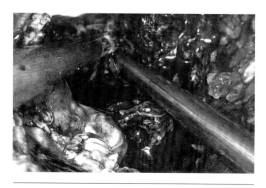

图 4-2 清除坏死组织

引自刘荣，赵国栋，马鑫，等. 后腹腔镜技术在一例重症急性胰腺炎外科治疗中的应用. 中华腔镜外科杂志（电子版），2010，3（4）：309-312.

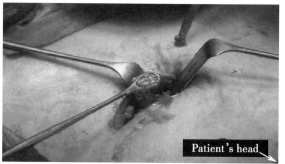

图 4-3 在腹腔镜视频辅助下使用卵圆钳等手术器械清除胰腺坏死组织

引自 Van Santvoort HC，Besselink MG，Horvath KD，et al. Videoscopic assisted retroperitoneal debridement in infected necrotizing pancreatitis. HPB，2007，9：156-159.

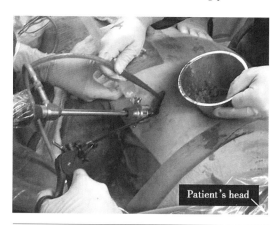

图 4-4 在腹腔镜视频辅助下进一步清除胰腺坏死组织

引自 Van Santvoort HC，Besselink MG，Horvath KD，et al. Videoscopic assisted retroperitoneal debridement in infected necrotizing pancreatitis. HPB，2007，9：156-159.

2. 清除完毕后，置入 2 根引流管充分持续灌洗引流。

五、围术期管理

病人术后一般于重症监护病房治疗，对主要脏器功能及血流动力学进行严密监测，并及时处理心肺肝肾等功能不全，维持内环境稳态及循环稳定，根据细菌培养及药敏结果调整使用抗生素，给予肠外及肠内营养支持，持续双套管灌洗引流，适时安排复查 CT，如发现需要再次手术的指征，则根据具体情况安排相应处理措施。

术后主要并发症包括出血、肠瘘、胰瘘、胰腺脓肿及胰腺假性囊肿等[9-11]。出血是术后常见而严重的并发症，病死率较高，可达 30%~40%，多由于坏死组织侵蚀或手术操作时"过度"清除坏死组织累及胰周血管，因此术中对血管周围坏死组织不必过于追求彻底清除，一旦发生大出血可进行选择性动脉造影明确出血部位，进而施行选择性动脉栓塞止血，也可施行手术缝扎止血和填塞压迫止血。肠瘘的发生率亦较高，文献报告的发生率为10%~49%，以结肠瘘最为常见，其处理原则基本遵循一般肠瘘的处理。术后胰瘘在积极保守治疗、引流和感染控制后，多可自行闭合，经久不愈（半年以上）需考虑手术治疗。胰腺坏死进展，感染加重，形成胰腺脓肿或感染性胰腺假性囊肿，除加强抗感染治疗外，还需及时行引流处理。

六、讨　　论

（一）NP 的手术时机——早期 vs 延迟

1997 年 Mier 等首次采用随机对照试验证明，延迟手术（发病至少 12 天）比早期手术（发病 48~72 小时之内）对降低病死率有优势，从而基本明确手术干预时机[12]。一项纳入 11 篇文献、1136 例患者的系统评价指出，早期行开放坏死组织清除术会导致预后不良，手术越早病死率越高[13]。最近的一篇文献报道在伴有器官衰竭的 NP 患者中早期手术（≤30 天）比晚期手术（>30 天）有更高的再手术率及死亡率[14]。因此，IAP/APA 指南推荐：对于怀疑或证实有感染性坏死的胰腺炎患者，侵袭性操作（包括经皮穿刺置管引流、内镜下经胃穿刺置管引流或坏死组织清除、微创或开放式坏死组织清除术）应当尽量延迟到发病至少 4 周以后，以利于积液形成包裹。在部分患者，其外科操作无法延迟到 4 周以后进行，即使早期进行了经皮穿刺置管引流，也应等待积液形成包裹后再行坏死组织清除。而再次外科操作（包括再次经皮穿刺置管引流、内镜下坏死组织清除或中转开放手术）的时机应基于临床和影像学指标，建议在行外科操作前，举行专家组会诊。

（二）NP 的手术方式——开放手术 vs 微创手术

目前微创外科手术在 NP 坏死组织清除术中的作用得到广泛的认可。目前最重要的研究是由荷兰胰腺炎研究组完成的一项纳入 88 例 NP 患者的多中心随机对照试验[15]，该研究显示"升阶梯式操作（step-up approach，SUA）"（首先行经皮腹腔/腹膜后穿刺置管引流，如需要接着行微创坏死组织清除）较之传统开放式坏死组织清除术能减少主要的短期并发症（如新发多器官衰竭）及长期并发症（如内分泌功能不全）发生率，减少花费。随后一项纳入 4 篇文献、336 例患者的系统评价及 meta 分析[11]显示：微创坏死组织清除术较开放手术显著降低多器官衰竭（21% vs 49%）、切口疝（7% vs 24%）、新发糖尿病（16% vs 38%）及胰酶使用（7% vs 33%）等的发生率；而尽管死亡率（17.2% vs 29.8%）、多系统并发症率（0% vs 2.2%）、再次手术坏死组织清除术率（63.7% vs 96.7%）、腹腔出血（13% vs 16.5%）、消化道瘘与穿孔（11.7% vs 21.4%）、胰瘘（9.7% vs 18.7%）及因术后并发症再次手术（27.6% vs 43.3%）也有降低，但差异无统计学意义。关于腹腔镜腹膜后坏死清除术的文献则相对较少[16]，一项回顾性的临床对照研究显示：腹腔镜手术较开放手术降低死亡率（5.6% vs 12.5%）及并发症率（27.8% vs 43.8%），尤其是胰瘘（22.2% vs 34.4%）及切口感染（0% vs 28.1%）的发生率。基于现有证据，微创坏死组织清除术较之开放手术能够减少并发症及死亡风险，因此美国胃肠病学会（American College of Gastroenterology，ACG）及国际胰腺病学会/美国胰腺病学会的急性胰腺炎治疗指南均把微创手术推荐为首选治疗方法。而国内有专家则认为微创治疗选择病例时对坏死物的范围、液化状态要充分予以考虑，主要适用于：①局限于胰周及小网膜囊的坏死病变与积液；②腹膜后单腔坏死且范围不大；③坏死液化充分或合并感染的腹膜后脓肿[17,18]。

第二节　腹腔镜胰管空肠侧侧吻合术（Partington 术）

一、背　　景

慢性胰腺炎（chronic pancreatitis，CP）是由多种因素引起的慢性进行性胰腺炎症、纤维化及不可逆的胰腺损害，从而导致胰腺内、外分泌功能破坏。CP 的病因复杂，包括毒性代谢产物（如酒精、烟草）、先天性、遗传性、自身免疫性、复发性急性胰腺炎、重症胰腺炎及梗阻等多种因素[19]。CP 的病理表现主要表现为胰腺体积萎缩，胰管扩张，瘢痕形成而引起的小叶结构消失，以及胰管结石。CP 的病情迁延，主要表现为反复的上腹和背部疼痛、消瘦、脂肪泻、血糖增高，同时伴有多种急慢性并发症，如胆道梗阻、十二指肠梗阻、胰腺假性囊肿、胰源性门脉高压及胰源性胸腹水等。CP 的诊断主要依据临床表现和影像学检查（CT、MRI/MRCP、超声内镜等），胰腺内外分泌功能检测可以作为诊断的补充，而胰腺活检病理学诊断是 CP 诊断的金标准。

CP 的基本治疗原则包括去除病因、控制症状、纠正改善胰腺内外分泌功能不全及防治并发症。基础治疗措施包括戒烟戒酒、饮食结构调整和必要的营养支持，如避免高脂饮食、补充脂溶性维生素、微量元素及肠内或肠外营养支持。患者出现脂肪泻、体重下降及营养不良等胰腺外分泌功能不全的表现时，需要外源性消化酶替代治疗改善消化吸收功能障碍，首选含高活性脂肪酶的微粒胰酶胶囊。患者出现胰腺内分泌功能不全时，一般首选二甲双胍控制血糖，必要时加用促胰岛素分泌药物，对于症状性高血糖、口服降糖药物疗效不佳者选择胰岛素治疗。疼痛治疗主要依靠镇痛药物，药物选择应遵循"三阶梯止痛原则"。体外冲击波碎石（extracorporeal shock wave lithotripsy，ESWL）、胰管支架等内镜治疗或介入下腹腔神经丛阻滞可以短期缓解疼痛，如存在胰头肿块、胰管梗阻等因素，应选择手术治疗。

CP 的手术方式大体可分为神经切断手术、胰管引流手术（如胰管空肠侧侧吻合术）、胰腺切除手术（胰十二指肠切除术）和联合手术（胰腺切除+引流术）四大类。术式的选择应遵循个体化治疗原则，根据病因、胰腺及胰周脏器病变特点（炎性肿块，胰管扩张或结石，胆管或十二指肠梗阻）和手术者经验等因素，选择制定合适的手术方案。内脏神经切断术仅对拟交感神经引起的疼痛有效，且远期止痛效果不理想，目前应用较少；而各种胰腺切除术在本书其他章节均有详尽描述，因此，此处仅介绍腹腔镜胰管空肠侧侧吻合术（Partington 术）。

二、适　应　证

Partington 术的手术指征包括[20-22]：①保守治疗不能缓解的顽固性疼痛；②胰管狭窄、胰管结石伴主胰管扩张（直径>7mm）；③无胰头病变。而合并胆道梗阻、十二指肠梗阻、胰源性门脉高压、胰源性胸腹水、假性囊肿及不能排除胰腺癌等情况的患者则不适宜行该术式。

三、术前评估

(一) 一般评估

术前常规实验室检查包括血常规、凝血功能、肝肾功能、电解质和尿、粪常规，行心电图、肺功能、胸片检查评估心肺等重要脏器功能。

(二) 血清淀粉酶和血清脂肪酶

病人可能因为胰管梗阻而出现轻度的血清淀粉酶和血清脂肪酶升高，并不影响手术；但若明显升高，则可能提示急性发作，宜先行内科治疗，待症状、体征改善后再行手术。

(三) 营养风险筛查与评估

CP 病人因摄入减少、消化不良、吸收障碍及代谢紊乱等因素，多数患者均存在不同程度的营养风险及营养不良，术前可采用欧洲肠外肠内营养学会推荐的营养风险筛查 (nutritional risk screening 2002，NRS2002) 进行营养风险评估，该方法简便易行，且经过大量临床研究验证[23]。对于存在明显营养风险及营养不良的患者应当根据实际情况给予肠内肠外营养支持。

(四) 血糖评估

病人可能因为胰腺内分泌功能损害而出现糖尿病，应特别注意监测血糖，调整胰岛素用量控制空腹血糖在 8~10mmol/L 以下。

(五) 手术适应证评估

术前根据临床表现，结合腹部彩超、超声内镜、CT、磁共振胰胆管成像 (magnetic resonance cholangiopancreatography，MRCP) 及经内镜逆行胰胆管造影 (endoscopic retrograde cholangiopancreatography，ERCP) 等检查，明确疾病诊断，重点评估主胰管直径，决定治疗适应证，并排除手术禁忌证。

四、手术步骤

1. 病人体位及 Trocar 位置 (图 4-5)　患者全身麻醉，平卧位，主刀站于患者右侧。脐下 10mm 弧形切口，气腹针穿刺建立气腹至 15mmHg，置入 30°腹腔镜探查。直视下于右侧腹直肌外缘脐上 2cm 水平置 12mm Trocar 为主操作孔，其左侧对应位置放 5mm Trocar 作辅助操作孔；左、右腋前线肋缘下 2cm 处分别置 5mm Trocar 作辅助操作孔，5 个穿刺孔呈 V 形分布。

2. 探查　先探查腹腔，注意探查是否有胆总管扩张，如发现胆总管扩张者则不适宜行本手术，应改行胰头切除术。

3. 显露胰腺及确认主胰管　用超声刀打开胃结肠韧带，进入小网膜囊，显露胰腺，切开胰腺包膜，剥除胰腺周围粘连脂肪组织，显露胰腺表面；在胰腺上缘游离显露肝总动脉、脾动脉及胃左动脉；在胰头部打开胰头及十二指肠降段前方的胰腺外科被膜，解剖出胃网膜右静脉、副右结肠静脉及胃结肠静脉等胰头前方血管，并结扎切断。完全显露胰腺，检查胰腺大小，有无包块、囊肿等；器械轻触或行术中腔镜下超声探查主胰管位置 (图 4-6)，检查主胰管内有无结石及扩张情况，可用穿刺针抽取胰液进一步确认。

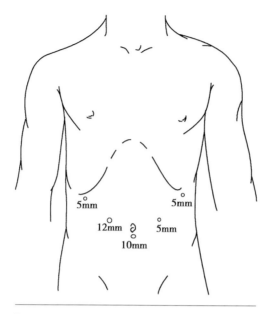

图 4-5 Partington 术病人体位及 Trocar 位置

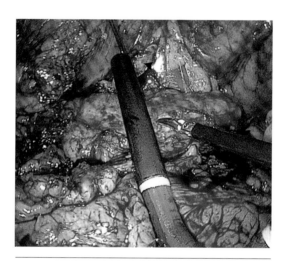

图 4-6 器械轻触或行术中腔镜下超声探查主胰管位置

引自 Kim EY，Hong TH. Laparoscopic Longitudinal Pancreaticojejunostomy Using Barbed Sutures：an Efficient and Secure Solution for Pancreatic Duct Obstructions in Patients with Chronic Pancreatitis. J Gastrointest Surg，2016，20（4）：861-866.

4. 胰管切开取石 于穿刺处用电刀及超声刀切开胰腺实质，显露扩张的胰管，沿主胰管走行方向纵向切开胰管，一般为 6~8cm，取尽胰管内结石（图 4-7）。

5. 胰管空肠侧侧吻合 距屈氏韧带 15cm 处切割闭合器离断空肠，远端空肠经横结肠前上提至左上腹部，行胰管空肠侧侧吻合术（3-0 可吸收缝线全层间断或倒刺线连续缝合）（图 4-8）。距胰管空肠吻合口约 45cm 处用直线切割闭合器行空肠输入、输出襻间的侧侧吻合，残端小口以 3-0 可吸收线间断缝合关闭，间断缝合关闭空肠系膜孔。

6. 放置引流管　冲洗腹腔，彻底止血后，于胰管空肠吻合口上下方各置引流管 1 根，分别经左、右侧腹壁引出，缝合切口。

五、围术期管理

手术主要相关并发症及处理对策：

因为不少病人合并糖尿病和营养不良，因此术后应特别注意定时监测病人血糖，根据血糖水平给予适量胰岛素，血糖波动大的病人，可用微量泵输注胰岛素；同时应尽早给予肠外营养，据胃肠道功能恢复情况，尽早恢复肠内营养，并及时补充外源性消化酶改善消化吸收功能。

术后并发症主要有胰肠瘘、出血、切口感染及胰腺炎。CP 患者由于胰腺纤维化和外分泌功能受损，因此术后胰肠瘘的发生率较低，术后注意腹腔引流的性质和量，监测引流液淀粉酶，诊断并不困难，确诊后以保守治疗为主。出血可发生于吻合口、胰腺切缘或胃肠道应激性溃疡，经保守治疗无效者可考虑行内镜或介入操作，明确出血部位后施行内镜或介入下止血治疗，必要时需行再次手术止血。

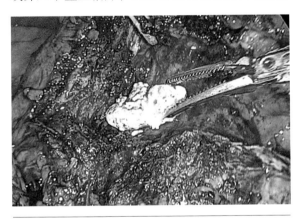

图 4-7　取胰管内结石

引自 Kim EY，Hong TH. Laparoscopic Longitudinal Pancreaticojejunostomy Using Barbed Sutures：an Efficient and Secure Solution for Pancreatic Duct Obstructions in Patients with Chronic Pancreatitis. J Gastrointest Surg，2016，20（4）：861-866.

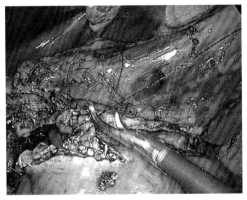

图 4-8　胰管空肠侧侧吻合术

引自 Kim EY，Hong TH. Laparoscopic Longitudinal Pancreaticojejunostomy Using Barbed Sutures：an Efficient and Secure Solution for Pancreatic Duct Obstructions in Patients with Chronic Pancreatitis. J Gastrointest Surg，2016，20（4）：861-866.

六、讨　　论

（一）Partington 术的价值

目前认为造成 CP 病人疼痛的主要原因是胰腺神经周围炎症和胰管梗阻导致的胰管扩张及胰管内压力升高，基于此手术方式分为切除手术和减压手术。其中减压术可分为单纯减压术和扩大减压术，前者以 1960 年提出的 Partington 术为代表，目前在美国仍是最常采用的术式[24,25]；而后者则是以20世纪80年代兴起的Beger术和Frey术为代表，在欧洲被广泛采用[26]。Partington术最显著的优势是简单、安全、有效且能最大限度地保留胰腺内、外分泌功能，其缓解疼痛的平均有效率为82%（66%~91%），平均手术并发症率为20%、死亡率为2%（0%~4.2%）。但是，应当特别注意的是Partington术通常适用于胃十二指肠动脉左侧的胰腺炎性病变者，而不适用于胰头部病变者，后者应当施行扩大减压术。因此，Partington术仍可以作为胰管扩张而无胰头病变的CP病人的首选术式。

（二）腹腔镜Partington术的现状

因为Partington术简单易行，因此可以作为腹腔镜手术的良好指征。目前国外仅有数篇个案及小样本病例序列报道[27]，而国内仅见1篇个案报道[28]，其中有6篇文献病例数达到5个以上，共计62例患者[29-34]，术前CT或MRCP评估平均胰管直径（mean pancreatic duct diameter，MPDD）8~14.8mm，平均手术时间178.5~277.5分钟，平均术后住院时间5.0~6.5天；术中中转率8.1%（0%~23.5%），中转原因包括出血2例，无法游离胰管3例；手术死亡率0%；术后并发症率9.7%（0%~20%），包括胰瘘1例、切口感染2例、内疝1例、胰腺出血1例及轻型胰腺炎1例。与传统开放手术相比，腹腔镜Partington术对疼痛的控制效果相当，并不增加手术死亡率和并发症率，甚至更低，而显著缩短术后住院时间[27,31]。

（三）腹腔镜Partington术的技术关键

尽管腹腔镜Partington术具有明显的微创优势，但其技术要求较高，因此并未得到广泛开展。第一，术前对主胰管直径的评估是决定手术成功与否及难易的基础，因此术前应当采用多种影像学手段（包括彩超、超声内镜、CT、MRCP等）测量胰管直径、探测胰管结石情况，一般认为平均胰管直径在10mm以上则能明显降低手术难度，而胰管直径小于8mm则不适宜行该术式。第二，术中胰管的准确定位是安全切开主胰管的基础，多数病人胰腺萎缩、表面凹凸不平且伴胰管结石及明显扩张，在器械的帮助下能大致了解到主胰管的位置，若有困难则可借助于腹腔镜下超声[32]，而穿刺针抽取胰液可进一步明确主胰管的位置。第三，如果常规的腹腔镜器械在胰管切开取石时较困难，则可行术中胆道镜，进入胰头、胰尾部，再借助ERCP取石篮取尽结石[33]。第四，因胰管直径小且要求吻合后空肠能够在吻合侧包裹胰管，因此腹腔镜下胰管空肠吻合的难度较大，对术者的技术及助手的配合要求较高，而倒刺线的应用可以在一定程度上降低手术的难度，提高吻合的安全性[32]。

第三节　腹腔镜胰腺假性囊肿内引流术

一、背　景

胰腺假性囊肿（pancreatic pseudocyst，PPC）是继发于急性、慢性胰腺炎或胰腺创伤后的并发症，是最常见的胰腺囊性损害，占胰腺囊肿的一半以上[35]。不同病因导致的PPC，其发生率存在很大不同，急性胰腺炎PPC发生率约为6%~18.5%，慢性胰腺炎则明显更易发生PPC，其发生率可高达20%~40%[36]。急性PPC常由急性坏死性胰腺炎或胰腺外伤后胰液外渗致胰腺本身及胰周组织坏死、液化以及胰液在胰周潴留形成。慢性PPC常发生在慢性胰腺炎的基础上，胰腺实质逐渐形成局限性或弥漫性纤维化以及坏死性改变，造成胰管阻塞，胰液排泄不畅。囊壁为炎症刺激周围器官的脏层腹膜和大网膜引起的炎性纤维组织增生，无胰腺上皮细胞覆盖，无真正意义上的包膜，故称假性囊肿。

PPC 可以自然消退，文献报告的自然吸收率差异很大，从 8%～70% 不等，造成如此悬殊差异的因素很多，包括囊肿大小、数目、持续时间、病因、囊壁厚度等。胰腺创伤所致的 PPC 自然消退的可能性大；而囊肿直径>6cm、病程>6周、慢性胰腺炎所致、胰腺钙化、多发囊肿、位于胰尾部、囊壁厚度>1cm 则自然消退的可能性较小[37]。

目前尚无确切的内科治疗方案可以使 PPC 消退。保守治疗措施包括低脂饮食、止吐、镇痛、营养支持等对症支持治疗。生长抑素类似物奥曲肽可以抑制胰液分泌，可能有助于囊肿自然消退，但其作用并未经严格的临床试验验证。经保守治疗无效或出现明显并发症时则需手术治疗。

二、适　应　证

腹腔镜手术治疗 PPC 的适应证与传统外科手术基本一致[37-39]，主要包括：①发生局部并发症，如感染、出血、破裂；②影响邻近器官，如胃肠道梗阻、胆道梗阻、门静脉系统回流障碍等；③有症状的囊肿，如腹胀、恶心、呕吐、疼痛、消化道出血等；④囊肿直径>5cm，大小及形态无变化>6 周；⑤进行性增大的囊肿；⑥合并慢性胰腺炎及胰管狭窄；⑦厚壁囊肿（囊壁厚>5mm）。

三、术前评估

1. 一般评估　术前常规实验室检查及心肺等重要脏器功能评估及相应准备，营养状态评估及支持，血糖监测、调控。

2. 血清淀粉酶和血清脂肪酶　通常稳定的 PPC 病人血清淀粉酶和血清脂肪酶正常或轻度升高，但与胰管相通的张力性 PPC 或并发出血、破裂时可致血清淀粉酶和血清脂肪酶明显升高，应积极准备尽快手术。

3. 营养风险筛查与评估　PPC 病人因原发疾病及并发感染、消化道梗阻等原因存在不同程度的营养不良，术前采用 NRS2002 进行营养风险筛查[23]，对于存在明显营养风险及营养不良的患者应当根据实际情况给予肠内肠外营养支持。

4. 手术适应证及术式评估　根据病史、查体，结合多种辅助检查如腹部彩超、CT、MRCP 及 ERCP 等检查，明确囊肿数目、大小、位置及与胰管的关系，必要时行上消化道造影检查（明确消化系有无梗阻及有无静脉曲张等），根据病史查体及上述检查评价治疗适应证及决定治疗方法。

四、手术步骤

1. 患者取仰卧低腿截石位，术者站于患者右侧，第一助手站于患者左侧，持镜者站于患者两腿之间。脐部下缘 1cm 切口为观察孔，建立二氧化碳气腹，气腹压力为15mmHg，插入相应大小的 Trocar，置入腹腔镜探查腹腔、盆腔及病变部位，其他 Trocar的具体位置根据囊肿的大小及部位选择。

2. 用超声刀打开胃结肠韧带，分离可能存在的粘连，充分显露胰腺囊肿，在其最低位处用腹腔镜下穿刺针穿刺，吸尽囊肿内液体，之后切取小块囊壁送快速冰冻病理检查，病理确认为假性囊肿。

3. 若行囊肿胃吻合术，用超声刀打开与囊肿切开处邻近胃后壁约0.5cm，应用腹腔镜下直线切割闭合器做囊肿壁及胃后壁吻合（图4-9），吻合口直径约5cm，此时可经吻合口前壁在腔镜直视下清除囊腔内坏死组织，再用血管滑线连续缝合吻合口前壁，缝合完毕之后可行间断加固及止血；亦可延长囊壁切口至4~5cm，清除囊内坏死组织，将与囊肿切开处对应的胃后壁切开4~5cm，使用可吸收缝线行囊肿胃壁吻合术。

4. 若行囊肿空肠吻合术，距屈氏韧带15cm处切割闭合器离断空肠，远端空肠经横结肠前上提至囊肿最低处，超声刀在距空肠断端5~6cm处打开对系膜缘约0.5cm，应用直线切割闭合器做囊肿壁及空肠吻合，吻合口直径约5cm，再用Prolene线连续缝合吻合口前壁；亦可延长囊壁切口至4~5cm，清除囊内坏死组织，将与囊肿切开处对应的空肠壁切开4~5cm，使用可吸收缝线行囊肿空肠吻合术（图4-10）。距囊肿空肠吻合口约45cm处行空肠输入、输出祥间的侧侧吻合，残端小口以3-0可吸收线间断缝合关闭，间断缝合关闭空肠系膜孔。

5. 冲洗腹腔，在囊肿吻合旁放置引流管，关闭气腹，缝合各切口。

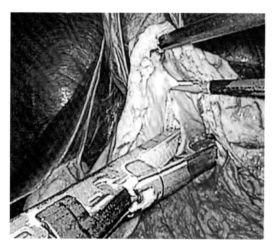

图4-9　腹腔镜下直线切割闭合器行囊肿壁及胃后壁吻合

引自俞泽元，武赞凯，韩继祥，等. 后入路腹腔镜胰腺假性囊肿胃吻合术. 中南大学学报（医学版），2014，39（10）：1035-1038.

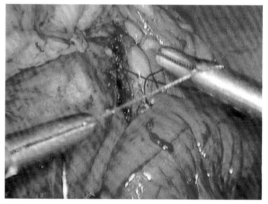

图4-10　囊肿空肠吻合术

引自Sun YM，Cai HH，Bai JF，et al. Totally laparoscopic Roux-en-Y cystojejunostomy as a sole treatment option for pancreatic pseudocysts：a report of four cases. Chin Med J（Engl），2010，123（15）：2142-2144.

五、围术期管理

手术主要相关并发症及处理对策：

腹腔镜胰腺假性囊肿内引流术是一种安全有效的术式，手术成功率高（大于95%），而并发症率低（小于5%），其可能的主要并发症包括出血、吻合口并发症（出血、瘘或狭窄等）、感染并发症（囊肿感染、腹腔感染、腹腔脓肿等）及囊肿复发[40-43]。囊肿内壁满布血管，吸除囊肿液体时负压不能太高，清理囊内坏死物时应避免诱发出血。超声刀、腔镜下切割闭合器等器械的进步和广泛使用不仅使手术更简便，缩短手术时间，而且有效降低了吻合口并发症的发生率，但吻合口出血仍时有发生。术中尽量选择囊肿无血管区进行吻合操作，在使用切割闭合器吻合之后可在腹腔镜直视下仔细检查囊内及吻合口有无出血，对于吻合口的出血点及不确切处可间断缝合加固，可有效防止吻合口出血；若出现术后出血，则可经内镜或介入放射学定位出血来源，并进行内镜下或血管介入栓塞止血治疗。囊肿的开口需在术野的最低位，同时切开长度应足够大（大于4cm），并尽可能切除囊壁，若使用线性切割缝合器进行吻合则要求吻合口直径>5cm，以保证囊肿的充分引流，避免囊肿引流后囊壁萎缩，致吻合口狭窄，造成囊肿继发感染或复发。在行囊肿空肠吻合时，游离引流空肠袢至少40cm，尽量避免逆行性感染的发生。此外，应注意囊肿是否为多房性，有无分隔，需要时应予以打开。

六、讨　　论

（一）PPC 内引流术术式的选择

根据与囊肿吻合的器官分为囊肿胃吻合术、囊肿空肠 Roux-en-Y 吻合术及囊肿十二指肠吻合术，主要根据囊肿与周围组织的关系选择不同的术式：

1. 囊肿胃吻合术[42,44-45]　操作简便，最常使用，主要适用于：囊肿位于胰体，囊肿较大、囊肿壁完整、纤维壁较厚，囊肿主要向胃腔突出，囊肿与胃后壁紧密粘连形成共壁；囊肿周围粘连严重，解剖不清，囊壁无法游离、无法显露出足够大的区域以供其他术式的吻合之用。

2. 囊肿空肠 Roux-en-Y 吻合术[41]　该术式吻合口的位置选择相对灵活，引流效果满意，同时能有效地减少感染，主要适用于：囊肿与胃、十二指肠粘连不紧密，且囊壁可部分游离、显露，并较为坚韧，易与肠管作严密缝合。

3. 囊肿十二指肠吻合术　因其术后并发症难以控制，尤其是出现十二指肠瘘后病死率高，因此临床上应用较少，主要适用于：囊肿位于胰头处，与十二指肠紧密粘连，并向十二指肠内突出或压迫十二指肠者。

（二）腹腔镜 PPC 内引流术的优点

腹腔镜 PPC 内引流术具有手术成功率高、创伤小、复发率低、并发症少的优点。一项纳入19篇病例系列文献、涉及118例腹腔镜胰腺假性囊肿内引流术的系统评价[40]显示：囊肿直径平均为13cm（6~25cm），手术时间平均为152分钟（60~305分钟），估计失血量89ml（30~250ml），中转率6%，PPC 消除成功率为98.3%，并发症率4.2%（1例腹腔内血肿及1例囊肿感染行再次开放手术；3例术后出血，需输血治疗），死亡率0%，术后平均住院时间5.7天（2~32天），平均随访13个月（1~59个月），复发率2.5%。最近一项非随机临床对照研究比较了腹腔镜、内镜及开放囊肿胃吻合术[43]，结果显示腹腔镜组的首次成功率及总成功率均高于开放组及内镜组，而并发症率并无差异。尽管现有的证据级别较低，但腹腔镜胰腺假性囊肿手术的可行性、安全性及有效性均得到了初步证实，可以作为 PPC 外科治疗的术式，同时应该开展一些多中心协作的高质量、大样本的临床研究。

（陈小东　彭　兵）

参考文献

1. Sekimoto M，Takada T，Kawarada Y，et al. JPN Guidelines for the management of acute pancreatitis：epidemiology，etiology，natural history，and outcome predictors in acute pancreatitis. Hepatobiliary Pancreat Surg，2006，13（1）：10-24.

2. Bradley EL. Aclinicallybasedclassification system for acute pancreatitis. Summary of the International Symposium on Acute Pancreatitis，Atlanta，Ga，september 11 through 13，1992. Arch Surg，1993，128（5）：586-590.

3. Banks PA，Freeman ML. Practice guidelines in acute pancreatitis. Am J Gastroenterol，2006，101（10）：2379-2400.

4. Freeman ML，Werner J，van Santvoort HC，et al. International Multidisciplinary Panel of Speakers and Moderators. Interventions for necrotizing pancreatitis：summary of a multidisciplinary consensus conference. Pancreas，2012，41（8）：1176-1194.

5. 中国医师协会胰腺病学专业委员会. 中国急性胰腺炎多学科诊治（MDT）共识意见（草案）. 中华胰腺病杂志，2015，15（4）：217-224.

6. Working Group IAP/APA Acute Pancreatitis Guidelines. IAP/APA evidence-based guidelines for the management of acute pancreatitis. Pancreatology，2013，13（4）：e1-e15.

7. 中华医学会外科学分会胰腺外科学组. 急性胰腺炎诊治指南（2014）. 中华外科杂志，2015，53（01）：50-53.

8. Marshall JC，Cook DJ，Christou NV，et al. Multiple organ dysfunction score：a reliable descriptor of a complex clinical outcome. Crit Care Med，1995，23（10）：1638-1652.

9. Nieuwenhuijs VB，Besselink MG，van Minnen LP，et al. Surgical management of acute necrotizing pancreatitis：a 13-year experience and a systematic review. Scand J Gastroenterol Suppl，2003，239（38）：111-116.

10. Vasiliadis K，Papavasiliou C，Al Nimer A，et al. The role of open necrosectomy in the current management of acute necrotizing pancreatitis：a review article. ISRN Surg，2013，2013：579-435.

11. Cirocchi R，Trastulli S，Desiderio J，et al. Minimally invasive necrosectomy versus conventional surgery in the treatment of infected pancreatic necrosis：a systematic review and a meta-analysis of comparative studies. Surg Laparosc Endosc Percutan Tech，2013，23（1）：8-20.

12. Mier J，Luque-de León E，Castillo A，et al. Early versus late necrosectomy in severe necrotizing pancreatitis. Am J Surg，1997，173（2）：71-75.

13. Besselink MG，Verwer TJ，Schoenmaeckers EJ，et al. Timing of surgical intervention in necrotizing pancreatitis. Arch Surg，2007，142（12）：1194-1201.

14. Guo Q，Li A，Xia Q，et al. Timing of intervention in necrotizing pancreatitis. J Gastrointest Surg，2014，18（10）：1770-1776.

15. van Santvoort HC，Besselink MG，Bakker OJ，et al. Dutch Pancreatitis Study Group. A step-up approach or open necrosectomy for necrotizing pancreatitis. N Engl J Med，2010，362（16）：1491-1502.

16. Tu Y，Jiao H，Tan X，et al. Laparotomy versus retroperitoneal laparoscopy in debridement and drainage of retroperitoneal infected necrosis in severe acute pancreatitis. Surg Endosc，2013，27（11）：4217-4223.

17. 王春友，赵玉沛. 重症急性胰腺炎诊治进展及国内外指南解读. 中华外科杂志，2013，51（3）：198-200.

18. 杨明，王春友.《急性胰腺炎诊治指南》（2014）解读. 浙江医学，2015，37（11）：909-911.

19. Conwell DL，Lee LS，Yadav D，et al. American Pancreatic Association Practice Guidelines in Chronic Pancreatitis：evidence-based report on diagnostic guidelines. Pancreas，2014，43（8）：1143-1162.

20. Ito T，Ishiguro H，Ohara H，et al. Evidence-based clinical practice guidelines for chronic pancreatitis 2015. J Gastroenterol，2016，51（2）：85-92.

21. 中华医学会外科学分会胰腺外科学组. 慢性胰腺炎诊治指南（2014）. 中华外科杂志，2015，53（4）：241-246.

22. Mayerle J，Hoffmeister A，Werner J，et al. Chronic pancreatitis--definition，etiology，investigation and treatment. Dtsch Arztebl Int，2013，110（22）：387-393.

23. Kondrup J，Rasmussen HH，Hamberg O，et al. Nutritional risk screening（NRS 2002）：a new method based on an analysis of controlled clinical trials. Clin Nutr，2003，22（3）：321-336.

24. Nealon WH，Matin S. Analysis of surgical success in preventing recurrent acute exacerbations in chronic pancreatitis. Ann Surg，2001，233（6）：793-800.

25. Schnelldorfer T，Lewin DN，Adams DB. Operative management of chronic pancreatitis：longterm results in 372 Patients. J Am Coll Surg，2007，204（5）：1039-1047.

26. Isaji S. Has the Partington procedure for chronic pancreatitis become a thing of the past？A review of the evidence. J Hepatob Pancreat Sci，2010，17（6）：763-769.

27. Khaled YS，Ammori MB，Ammori BJ. Laparoscopic lateral pancreaticojejunostomy for chronic pancreatitis：a case report and review of the literature. Surg Laparosc Endosc Percutan Tech，2011，21（1）：e36-e40.

28. 金巍巍，牟一平，严加费. 腹腔镜胰管切开取石、胰管-空肠吻合术一例. 中华外科杂志，2013，51（2）：191-192.

29. Kurian MS，Gagner M. Laparoscopic side-to-side pancreati-cojejunostomy（Partington-Rochelle）for chronic pancreatitis. J Hepatobiliary Pancreat Surg，1999，6：382-386.

30. Tantia O，Jindal MK，Khanna S，et al. Laparoscopic lateral pancreaticojejunostomy：our experience of 17 cases. Surg Endosc，2004，18（7）：1054-1057.

31. Khaled YS，Ammori BJ. Laparoscopic lateral pancreaticojejunostomy and laparoscopic Berne modification of Beger procedure for the treatment of chronic pancreatitis：the first UK experience. Surg Laparosc Endosc Percutan Tech，2014，24（5）：e178-e182.

32. Kim EY，Hong TH. Laparoscopic Longitudinal Pancreaticojejunostomy Using Barbed Sutures：an Efficient and Secure Solution for Pancreatic Duct Obstructions in Patients with Chronic Pancreatitis. J Gastrointest Surg，2016，20（4）：861-866.

33. Sahoo MR，Kumar A. Laparoscopic longitudinal pancreaticojejunostomy using cystoscope and endoscopic basket for clearance of head and tail stones. Surg Endosc，2014，28（8）：2499-2503.

34. Palanivelu C，Shetty R，Jani K，et al. Laparoscopic lateral pancreaticojejunostomy：a new remedy for an old ailment. Surg Endosc，2006，20（3）：458-461.

35. 丁卫锋. 胰腺假性囊肿诊疗进展. 中国中西医结合外科杂志，2015，21（5）：537-539.

36. Khanna AK，Tiwary SK，Kumar P. Pancreatic pseudocyst：therapeutic dilemma. Int J Inflam，2012：279-476.

37. Zerem E，Hauser G，Loga-Zec S，et al. Minimally invasive treatment of pancreatic pseudocysts. World J Gastroenterol，2015，21（22）：6850-6860.

38. 徐胜，罗建强，黄顺荣. 腹腔镜胰腺假性囊肿手术的应用现状. 腹腔镜外科杂志，2009，14（12）：958-960.

39. 韩继祥，曹宏泰，张冬红，等. 胰腺假性囊肿的腹腔镜处理［J/CD］. 中华腔镜外科杂志（电子版），

2013，6（3）：219-221.

40. Aljarabah M，Ammori BJ. Laparoscopic and endoscopic approaches for drainage of pancreatic pseudocysts：a systematic review of published series. Surg Endosc，2007，21（11）：1936-1944.

41. 蔡辉华，孙跃明，白剑峰，等. 腹腔镜技术在胰腺假性囊肿空肠 Roux-en-Y 吻合术中的应用. 中华肝胆外科杂志，2011，17（4）：296-298.

42. 俞泽元，武赞凯，韩继祥，等. 后入路腹腔镜胰腺假性囊肿胃吻合术. 中南大学学报（医学版），2014，39（10）：1035-1038.

43. Melman L，Azar R，Beddow K，et al. Primary and overall success rates for clinical outcomes after laparoscopic，endoscopic，and open pancreatic cystgastrostomy for pancreatic pseudocysts. Surg Endosc，2009，23（2）：267-271.

44. 杨斌，毛根军，龚道军. 腹腔镜技术治疗胰腺假性囊肿 5 例报告. 中国医药导报，2014，11（5）：152-154.

45. 金中奎，张栋，赵昕，等. 腹腔镜下经胃囊肿-胃内引流术治疗胃后型胰腺假性囊肿的临床分析. 中华胰腺病杂志，2012，12（3）：150-152.

第五章

腹腔镜胰腺肿瘤剜除术

一、背　景

胰腺肿瘤剜除术（enucleation of pancreatic tumors），又称胰腺肿瘤摘除术或胰腺肿瘤局部切除术，因其操作简单、创伤小，对于处理良性及低度恶性胰腺囊性肿瘤，具有较大的优势，是保留器官功能的胰腺切除术的一种。由于采用局部切除术，既确保了病灶的完整切除，同时能最大限度地保留胰腺的各种内外分泌功能，简化手术过程，符合目前精准外科理念。但胰腺肿瘤剜除后的胰腺断面常常分泌少量的胰液漏入腹腔，因此胰腺剜除术后最常见及主要并发症是胰瘘[1]，Hüttner 等[2] 回顾分析了剜除术与标准切除对治疗胰腺肿瘤的外科效果发现，两组之间死亡率、总体并发症发生率、再手术率和胃排空延迟发生率没有差别，但标准切除术后胰瘘发生率较低（19.7% vs 25.5%）。然而在一些大的医疗中心，按照国际胰瘘研究小组（International Study Group on Pancreatic Fistula，ISGPF）关于胰瘘的定义，一个更敏感的临床相关的术后胰瘘（B/C 级）分析发现，两组之间临床相关的术后胰瘘（B/C 级）发生率并没有差别。综上，胰腺肿瘤剜除术在治疗胰腺良性或低度恶性疾病中不失为一种好的选择。

近年来由于微创手术的术后并发症少、恢复快及住院时间短的优势，微创理念逐渐深入人心，尤其是伴随着腹腔镜技术的进步及器械的更新，越来越多的胰腺手术在腹腔镜下完成，腹腔镜胰腺肿瘤剜除术最初由 Gagner 等[3] 1996 年报道，之后越来越多地被各大医疗中心接受，且进一步研究发现，腹腔镜胰腺肿瘤剜除术胰瘘发生率约 13%～38%[4-12]。Sa Cunha 等[12] 报道腹腔镜胰腺肿瘤剜除术与开腹手术对比有较低的胰瘘发生率（14% vs 100%），然而目前的研究表明腹腔镜胰腺肿瘤剜除术和开腹手术有着相似的胰瘘发生率（40% vs 36.4%）。我们将根据我院微创中心关于腹腔镜胰腺肿瘤剜除术的相关诊疗经验总结报道如下。

二、适　应　证

（一）胰腺囊性肿瘤

胰腺囊性肿瘤是一类起源于胰腺的囊性病变，约占胰腺肿瘤的 2.2%～15.9%[13]，根据世界卫生组织（World Health Organization，WHO）2010 年胰腺囊性肿瘤分类标准，其包括了近 20 种疾病，最主要的 4 种约占 90%，分别为导管内乳头状黏液瘤（intraductal papillary mucinous neoplasms，IPMN）、黏液性囊腺瘤（mucinous cystic neoplasms，MCN）、浆液性囊腺瘤（serous cystic neoplasms，SCN）和实性假乳头状瘤（solid pseudo-papillary neoplasms，SPN）。有资料显示：患者肿瘤大小与是否恶变有着密切关系[14]。对于肿瘤直径≤2cm，位于胰腺表面、距主胰管至少 2~3mm 且未侵犯血管及神经，可行胰腺肿瘤剜除术。也有文献报道，对于位于胰头或钩突的分支胰管型 IPMN 行肿瘤剜除术也是安全可行的[15]。

（二）胰岛素瘤和直径≤2cm 的无功能性胰腺神经内分泌肿瘤[16]。

三、禁 忌 证

胰腺肿瘤伴有主胰管扩张、重度不典型增生、疑癌、肿瘤>3cm 或靠近主胰管时，不建议选择胰腺肿瘤剜除术。

四、术前检查与准备

（一）实验室检查

术前常规检测血常规、血生化、凝血功能常规、传染性疾病筛查（包括乙肝五项、丙肝、艾滋病、梅毒）、血清肿瘤标记物（特别是糖类抗原 CA19-9），因心肺并发症是胰腺手术的危险并发症，有时甚至是致命的，因此手术前必须进行严格的心脏、肺和肾脏功能评价，术前常规检查中，对于年龄大于 60 岁，或者有吸烟史超过 10 年，我中心常规行术前肺功能全套检查，对于有心脏基础疾病或心脏疾病相关临床表现者或心电图提示心律失常者，需进一步行心脏彩超，必要时行动态心电图检查。根据患者临床表现可选择性行甲状腺功能检查，及早发现甲状腺功能亢进或减退，减少术后严重并发症发生率。因胰腺手术与患者内外分泌功能相关，因此术前常规监测血糖，有高血压病史者常规监测并调整血压，以减少术中及术后并发症风险。

（二）影像学检查

术前筛查可采用彩超，术前常规行增强 CT、MRI 或内镜超声（endoscopic ultrasonography，EUS）。

（三）术前准备

胰腺手术患者术前常规配血，预防性应用抗生素有助于降低手术的感染相关死亡率，因此我们术前半小时给予预防应用抗生素，且对于手术时间超过 3 小时者，追加使用抗生素。

五、手术步骤（视频 3）

1. 气管插管联合静脉全身麻醉，麻醉满意后，患者取仰卧位，双腿呈"大"字形分开，术区常规消毒铺巾。主刀站于患者右侧，第一助手站于患者左侧，扶镜手位于患者双腿中间。

2. 取脐下纵切口 10mm，进入 Trocar，建立气腹至 13~15mmHg，置入腹腔镜，直视下分别在左、右腋前线肋缘下，置入 12mm 和 5mm Trocar，在肚脐左、右上方约 2cm 腹直肌外侧缘处，置入 5mm 和 12mm Trocar。

3. 探查腹腔组织特别是胰腺情况，检查必须周密而有序，同时必须

视频 3 腹腔镜胰腺肿瘤剜除术

轻柔，防止术后急性胰腺炎发生，同时注意与淋巴结的鉴别。

4. 打开胃结肠韧带（图 5-1），将胃向上拉起，充分显露胰腺及胰腺肿瘤（图 5-2），确定切除范围，若不能确定范围或肿瘤难以定位时，必要时可术中再次行腔镜下超声确定肿瘤位置、大小及与主胰管距离，联合超声刀及双极电凝完整剜除胰腺肿瘤（图 5-3），术中必须注意谨防损伤胰管，胰腺肿瘤摘除后应常规送术中冰冻，初步确定肿瘤来源及良恶性。

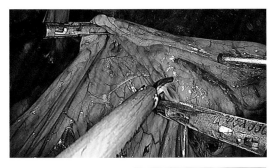

图 5-1 部分打开胃结肠韧带

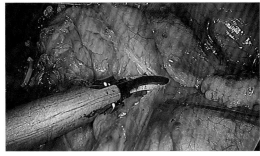

图 5-2 显露胰腺

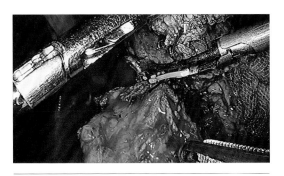

图 5-3 剜除胰腺肿瘤

T：胰腺肿瘤

5. 胰腺肿瘤摘除后，胰腺创面彻底止血，一般可用双极电凝，然后用 4-0 的血管滑线或可吸收线沿伤口两旁缝合结扎（图 5-4），以控制出血及降低术后胰瘘的发生，再行间断缝合，创面小者直接创缘对合，创面大者可填塞部分大网膜进行缝合。

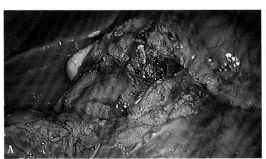
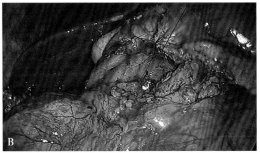

图 5-4 胰腺创面止血缝合

A：创面缝合；B：拉拢部分大网膜后缝合

6. 可从脐部切口取出标本，腹腔内胰腺创面，安置橡胶引流管 1 根（图 5-5），另外可在网膜孔放置骨科引流管 1 根，以防胰液积存于小网膜囊中，形成假性囊肿，引流不宜拔除过早，通常术后一周左右引流量逐渐减少后再拔除。

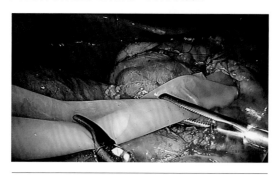

图 5-5　胰腺创面安置橡胶引流管

六、围术期管理

（一）术后胰瘘

腹腔镜胰腺肿瘤剜除术，同开腹手术一样，术后最常见及主要并发症是胰瘘[1]，文献报道该术式术后胰瘘发生率高达 18%~50%[17-18]。Choi 等[19]报道的 11 例腹腔镜胰腺肿瘤剜除术，1 例发生胰瘘。但是，按照 2005 年国际胰瘘研究小组（International Study Group on Pancreatic Fistula，ISGPF）关于胰瘘的定义，大多数胰腺肿瘤剜除术后胰瘘属于 A 级，仅需通过通畅引流，而不需要外科干预，即可自行痊愈；对于部分 B 级胰瘘，可给予生长抑素抑制胰酶分泌，部分可给予蛋白酶抑制剂；对于 C 级胰瘘形成脓肿者可行超声引导下穿刺引流，保证引流通畅，若引流不畅者，可多次少量无菌生理盐水冲洗引流管，注意操作过程中无菌意识，防止逆行感染，加重病情。若无穿刺路径，可行腹腔镜探查并放入引流管通畅引流，手术虽对病人创伤较大，但一方面腹腔镜手术本身创伤较少，另一方面由于术中可直视下清除脓肿，减少误伤概率，且放置引流位置确切，术后恢复可能更快。对于如何预防胰瘘发生，术前行 MRCP 或 ERCP 检查确定肿瘤是否与胰管相通非常重要[20,21]，术中超声检查确定肿瘤与主胰管的关系是关键，以上检查可确定胰腺肿瘤剜除可行性，且能有效预防 B/C 级胰瘘发生；胰腺残端封闭可能会降低 A 级胰瘘的发生率[22]，胰腺断面腹腔引流管的放置也十分重要[23]。术中常规于胰腺断面处留置引流，近年来较多研究证实 B/C 级胰瘘在胰腺肿瘤剜除术后非常罕见[22-25]。

（二）腹腔脓肿

胰腺切除术后腹腔脓肿的发生率为 1%~12%，若患者术后出现腹胀腹痛、发热（尤其是高热患者）等症状时，需完善腹部超声或 CT 检查，及时发现腹腔脓肿，通过调整引流管或腹腔穿刺引流等达到充分引流的目的。

（三）高血糖

腹腔镜胰腺肿瘤剜除术根据肿瘤位置不同，部分可能损伤胰腺内外分泌功能，导致胰腺内外分泌功能不足，内分泌不足主要表现为血糖升高或糖尿病，多数患者为暂时性高血糖，多于术后 3~7 天恢复正常，一般不需特殊处理。对于血糖过高的患者，可给予短效胰岛素控制血糖，部分病人度过围术期后血糖可恢复正常，但部分顽固不易控制者可于内分泌科调理血糖，通过口服降糖药或注射胰岛素最终得到控制。Faitot 等[26]报道的 126 例胰腺肿瘤剜除术，新发糖尿病发生率约为 0.8%。Crippa 等[27]的研究表明，胰腺肿瘤剜除术后糖尿病发生率约为 3.3%，且均为年龄依赖性 2 型糖尿病。目前文献报道很少有外分泌功能不足，可能与胰腺肿瘤剜除术本身创伤小且最大限度保留正常胰腺组织相关。

（四）术后出血

术后出血的定义是术后 24 小时需要输红细胞悬液超过 2 个单位或因为出血需其他治疗，术后出血多发生于术后早期，术后 24 小时内的出血主要是由于术中止血不彻底或缝线脱落。应激性溃疡出血可通过抑酸药物控制，我们术后病人常规应用质子泵抑制剂，对于可疑的消化道出血，应急诊行内镜检查排除消化道内出血，若未发现异常，应考虑到胰腺创面的出血，若经补液和对症处理不能停止者，应尽早采取腹腔镜或剖腹探查止血，以免耽误病情。

七、讨 论

（一）胰腺肿瘤的定位

术前术中胰腺肿瘤准确的定位对于肿瘤剜除非常关键，一般术前定位诊断主要依靠影像学检查主要包括增强 CT、MRI 和 EUS；术中定位主要依靠术中耐心细致的探查和术中腔镜下超声，也有关于术中胰管内超声的报道，并认为此项检查可明确肿瘤与主胰管的距离及其位置关系，避免主胰管损伤。术中探查的关键在于充分游离胰腺和仔细的触诊，常规暴露胰头及钩突部，分离胰体尾下缘游离胰腺后，依次探查胰腺表面、胰体尾、胰头钩突及胰颈部，特别注意胰尾近脾门处和钩突部，这是术中易漏诊的部位，部分确实探查困难者可行术中腔镜下超声检查。腹腔镜胰腺剜除要求尽量紧贴肿瘤完整切除，对于位置较深的肿瘤谨防损伤主胰管及血管等重要结构，术中常规行冰冻活检初步明确诊断，减少再次手术率。胰腺肿瘤剜除术必须保证剜除肿瘤的完整性，行 R0 切除，切勿残留肿瘤组织，导致肿瘤复发[28]。因行胰腺剜除术病人多为良性或低度恶性肿瘤，只要肿瘤完整切除，预后情况在几种术式间无显著差异[28]。过去的观点认为，腹腔镜胰腺肿瘤剜除术仅适用于胰颈、胰体尾，之后有文献[29]报道对于胰头该术式亦是安全可行的。

（二）扶镜手与术者之间的配合

胰腺肿瘤剜除术手术过程中，各操作器械与腹腔镜交错较多且方位多变，扶镜手应始终关注镜头与操作器械间的相对运动顺序。当两把操作器械同时在腹腔内运动，如术者拟更换牵拉位置以改变显露术野时，助手应将镜头向外适当回撤，适当调节视野方向，远望术野；当术者把持器械位置固定后，再次调整镜头深度，并适当调节镜头楔面，显露视野。该操作可在保证术野清晰显露的同时，较大程度上避免镜头与操作器械的碰撞[27]。

（三）胰腺肿瘤剜除术的优势

目前认为行胰腺肿瘤剜除术可避免过多切除正常胰腺组织、最大限度保留了胰腺内外分泌功能，同时具有手术时间短、术中出血减少、并发症发生率下降且住院时间短的优势[2]。

（四）术中安全性的保证

手术关键是应精细结扎肿瘤的营养血管，避免损伤胰腺实质和主胰管，与经典的胰腺切除术相比，保留器官功能的胰腺切除术能取得相同的治疗效果，同时可以降低手术创伤、避免器官缺失和缩短疾病疗程[2]。临床应用时需严格掌握各种保留器官功能的胰腺切除术的手术适应证，尽可能降低手术相关并发症。

八、展　望

随着越来越多胰腺肿瘤剜除术的应用伴随多中心随机对照数据的报道及支持，胰腺肿瘤剜除术可能为越来越多的医疗中心采用。另外随着腹腔镜及达芬奇（da Vinci）机器人手术的普遍开展，特别是达芬奇机器人手术系统自 2000 年获得美国食品与药品监督管理局（Food and Drug Administration，FDA）批准后，其安全性已得到肯定并达成共识[30]。达芬奇机器人辅助胰腺肿瘤局部切除术也应运而生，但其主要集中在某些大的医疗中心，并且由于达芬奇机器人辅助系统对手术者要求较高及费用昂贵等原因，目前鲜有报道。相信随着机器人及腹腔镜设备的普及、手术技术的不断进步和相关费用的降低，机器人和腹腔镜辅助胰腺肿瘤剜除术将会有更广阔的前景。

（孟令威　彭　兵）

参考文献

1. Wroński M, Cebulski W, Krasnodębski IW, et al. Parenchyma-Sparing Pancreatic Resections：With or Without a Pancreaticojejunostomy? Hepatogastroenterology，2014，61（132）：1113-1117.

2. Hüttner FJ, Koessler-Ebs J, Hackert T, et al. Meta-analysis of surgical outcome after enucleation versus standard resection for pancreatic neoplasms. Br J Surg，2015，102（9）：1026-1036.

3. Gagner M, Pomp A, Herrera MF. Early experience with laparoscopic resections of islet cell tumors. Surgery，1996，120（6）：1051-1054.

4. Ayav A, Bresler L, Brunaud L, et al. Laparoscopic approach for solitary insulinoma：a multicentre study. Langenbecks Arch Surg，2005，390（2）：134-140.

5. Mabrut JY, Fernandez-Cruz L, Azagra JS, et al. Laparoscopic pancreatic resection：results of a multicenter European study of 127 patients. Surgery，2005，137（6）：597-605.

6. Fernandez-Cruz L, Blanco L, Cosa R, et al. Is laparoscopic resection adequate in patients with neuroendocrine pancreatic tumors? World J Surg，2008，32（5）：904-917.

7. Luo Y, Liu R, Hu MG, et al. Laparoscopic surgery for pancreatic insulinomas：a single-institution experience of 29 cases. J Gastrointest Surg，2009，13（5）：945-950.

8. Rosok BI, Marangos IP, Kazaryan AM, et al. Single-centre experience of laparoscopic pancreatic surgery. Br J Surg，2010，97（6）：902-909.

9. Dedieu A, Rault A, Collet D, et al. Laparoscopic enucleation of pancreatic neoplasm. Surg Endosc，2011，25（2）：572-576.

10. Costi R, Randone B, Mal F, et al. A critical appraisal of laparoscopic pancreatic enucleations：right-sided procedures（pancreatic head，uncus）are not mini-invasive surgery. Surg Laparosc Endosc Percutan Tech，2013，23（6）：524-531.

11. Karaliotas C, Sgourakis G. Laparoscopic versus open enucleation for solitary insulinoma in the body and tail of the pancreas. J Gastrointest Surg，2009，13（10）：1869.

12. Sa Cunha A, Beau C, Rault A, et al. Laparoscopic versus open approach for solitary insulinoma. Surg En-

dosc, 2007, 21（1）: 103-108.

13. Ip IK, Mortele KJ, Prevedello LM, et al. Focal cystic pancreatic lesions: assessing variation in radiologists' management recommendations. Radiology, 2011, 259（1）: 136-141.

14. Del Chiaro M, Verbeke C, Salvia R, et al. European experts consensus statement on cystic tumours of the pancreas. Dig Liver Dis, 2013, 45（9）: 703-711.

15. Hwang HK, Park JS, Kim JK, et al. Comparison of efficacy of enucleation and pancreaticoduodenectomy for small （<3cm）branch duct type intraductal papillary mucinous neoplasm located at the head of pancreas and the uncinate process. Yonsei Med J, 2012, 53（1）: 106-110.

16. 楼文晖, 吴文铭, 赵玉沛, 等. 胰腺神经内分泌肿瘤治疗指南（2014）. 中国实用外科杂志, 2014, 34（12）: 1117-1119.

17. Falconi M, Zerbi A, Crippa S, et al. Parenchyma-preserving resections for small nonfunctioning pancreatic endocrine tumors. Ann Surg Oncol, 2010, 17（6）: 1621-1627.

18. Nikfarjam M, Warshaw AL, Axelrod L, et al. Improved contemporary surgical management of insulinomas: a 25-year experience at the Massachusetts General Hospital. Ann Surg, 2008, 247（1）: 165-172.

19. Choi KS, Chung JC, Kim HC. Feasibility and outcomes of laparoscopic enucleation for pancreatic neoplasms. Ann Surg Treat Res, 2014, 87（6）: 285-289.

20. Waters JA, Schmidt CM, Pinchot JW, et al. CT vs MRCP: optimal classification of IPMN type and extent. J Gastrointest Surg, 2008, 12（1）: 101-109.

21. Schima W, Ba Ssalamah A, Goetzinger P, et al. State of the art magnetic resonance imaging in pancreatic cancer. Top Magn Reson Imaging, 2007, 18（6）: 421-429.

22. Kiely JM, Nakeeb A, Komorowski RA, et al. Cystic pancreatic neoplasms: enucleate or resect? J Gastrointest Surg, 2003, 7（7）: 890-897.

23. Bassi C, Molinari E, Malleo G, et al. Early versus late drain removal after standard pancreatic resections: results of a prospective randomized trial. Ann Surg, 2010, 252（2）: 207-214.

24. Crippa S, Bassi C, Salvia R, et al. Enucleation of pancreatic neoplasms. Br J Surg, 2007, 94（10）: 1254-1259.

25. Pitt SC, Pitt HA, Baker MS, et al. Small pancreatic and periampullary neuroendocrine tumors: resect or enucleate? J Gastrointest Surg, 2009, 13（9）: 1692-1698.

26. Faitot F, Gaujoux S, Barbier L, et al. Reappraisal of pancreatic enucleations: A single center experience of 126 procedures. Surgery, 2015, 158（1）: 201-210.

27. Crippa S, Bassi C, Salvia R, et al. Enucleation of pancreatic neoplasms. Br J Surg, 2007, 94（10）: 1254-1259.

28. Campanile M, Nicolas A, Lebel S, et al. Frantz M of IP: Is mutilating surgery always justified in young patients? Surg Oncol, 2011, 20（2）: 121-125.

29. Zhang R, Zhou Y, Mou YP, et al. Laparoscopic versus open enucleation for pancreatic neoplasms: clinical outcomes and pancreatic function analysis. Surg Endosc, 2016, 30（7）: 2657-2665.

30. Stafford AT, Walsh RM. Robotic surgery of the pancreas: The current state of the art. J Surg Oncol, 2015, 112（3）: 289-294.

第六章

腹腔镜胰体尾癌根治术

一、背　景

胰腺癌是消化系统常见恶性肿瘤，其中约 20%～25%发生于胰体尾部。根治性切除是目前可能达到治愈的唯一方法。胰体尾联合脾切除手术是治疗胰体尾癌的标准术式，已经被外科医师广泛接受。由于传统手术方式并未充分考虑胰体尾位于腹膜后位以及胰腺淋巴引流的特点，常导致腹膜后切缘阳性和淋巴结清扫不足的问题。2003 年，美国华盛顿大学 Strasberg 教授提出了根治性顺行模块化胰体尾+脾切除术（radical antegrade modular pancreaticosplenectomy，RAMPS）[1]，该术式通过胰体尾淋巴引流途径确定淋巴结清扫范围[2]，其特点如下：

1. 首先从胰颈部切断胰腺、脾血管，以保证胰腺断端切缘阴性和对胰腺血流的控制，避免肿瘤细胞通过血液扩散。

2. 采取从右向左的切除方式，更有利于手术视野的暴露。

3. 根据胰腺肿瘤的浸润深度确定腹膜后切缘，若肿瘤未侵及胰腺后缘，切除平面为 Gerota 筋膜至左肾上腺前面，若侵犯胰腺后缘，则切除左肾上腺清扫至该平面以下，从而最大限度保证了腹膜后切缘的 R0 切除及淋巴结清扫数目。

该团队的研究结果显示 RAMPS 治疗胰体尾癌的 R0 切除率为 81%，平均淋巴结清扫数目为 18 个。Mitchem 等长期随访发现患者中位生存期为 26.6 个月，5 年生存率达 35.5%，取得了理想的效果[3]。

自 1994 年 Cuschieri 医生报道了第一例腹腔镜胰体尾脾脏切除术以来[4]，随着腔镜技术的飞速发展以及对胰腺腹膜后切缘及胰周淋巴结引流的进一步认识，腹腔镜 RAMPS 在胰腺外科得到了较广泛的应用。腹腔镜 RAMPS 作为胰体尾癌根治术在安全性、可行性及有效性等方面也得到了认可[5,6]。下面将我们团队近年来开展腹腔镜 RAMPS 的初步体会再结合现有文献，对腹腔镜 RAMPS 治疗胰体尾癌进行阐述。

二、适 应 证

（一）疾病适应证

腹腔镜胰体尾癌根治术适用于胰体尾部的恶性肿瘤，包括胰腺导管腺癌、胰腺囊腺癌和胰腺神经内分泌癌等。

（二）技术适应证

考虑到腹腔镜技术的一些局限性，腹腔镜胰体尾癌根治手术应当有选择性的实施，根据术者的腹腔镜技术熟练程度不同，开展的范围亦有差别。也有学者根据研究提出了腹腔镜胰体尾癌根治术的 Yonsei 标准[7]：

（1）肿瘤局限于胰腺内。

（2）胰体尾和左肾及肾上腺之间有完整的筋膜层。

（3）肿瘤距离腹腔干至少 1cm。

也有对于局部进展的胰体尾癌实施腹腔镜胰体尾脾切除术联合血管切除取得满意效果的文献报道[8]。我们认为，腹腔镜胰体尾癌根治术的开展应当以肿瘤的 R0 切除和手术的安全性为前提，结合自身技术水平和病人情况综合考虑。对 Ⅰ～ⅡB 期胰体尾癌患者开展腹腔镜 RAMPS 较为安全可行。

三、术 前 评 估

1. 术前应当对患者进行可切除性评估，如薄层增强 CT、MRI 等，尤其强调薄层增强 CT 及三维重建的应用，以充分评估肿瘤与邻近血管和器官之间的关系。必要时行 PET-CT 检查，除外远处转移可能。

2. 手术前应当和病人进行充分的沟通交流，交待围术期可能出现的并发症，包括术后内外分泌功能不足以及脾脏切除术后并发症，需要长期服药等情况。

四、手术步骤（视频 4）

（一）病人体位及 Trocar 位置

病人采取平卧位两腿分开，左侧略抬高。四个 Trocar 孔分别位于：脐上缘 10mm Trocar 孔作为观察孔，左侧锁骨中线与左侧肋缘下 3cm 交界处 12mm Trocar 孔为主操作孔，左侧腋前线和左侧肋缘下交界处 5mm Trocar 孔，另外在右中腹平脐锁骨中线处 5mm Trocar 孔。主刀医生位于患者两腿中间，助手位于患者左侧，扶镜手位于患者右侧。

视频 4　腹腔镜胰体尾癌根治术

（二）探查腹腔

建立气腹，探查腹腔，排除腹腔转移。

（三）游离胰腺上下缘

使用超声刀打开胃结肠韧带，游离胃后壁与胰腺粘连带，暴露胰腺。提起胰腺下缘，打开胰腺下缘腹膜，分离并离断胃网膜左血管。游离结肠脾曲，显露脾脏下缘。打开胰腺上缘，分离显露肝总动脉，游离离断冠状静脉。沿肝总动脉清扫 No.8 组淋巴结，分离肝总动脉与胰腺上缘，显露胰腺上缘门静脉（图 6-1）。

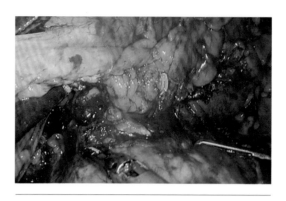

图 6-1　游离胰腺上缘，清扫 No.8 组淋巴结，离断冠状静脉

（四）游离脾脏血管（胰腺后方动脉优先入路）

于胰颈部胰腺下缘分离显露肠系膜上静脉（图 6-2），如遇有血管分支，小心游离后用 Hem-o-lok 夹钳夹后离断。分离显露肠系膜上静脉和脾静脉汇合部。继续沿门静脉走行分离胰腺后方和门静脉，扩大门静脉和胰腺后方隧道（图 6-3）。继续分离脾静脉近端约 2~3cm，离断入胰腺分支及冠状静脉。完全游离脾静脉后，用 Hem-o-lok 夹钳夹或者用血管闭合器离断脾静脉（图 6-4）。离断胰腺前于胰腺后方沿腹腔干动脉根部游离出腹腔干及其分支——肝总动脉和脾动脉（图 6-5），完全游离脾动脉后于根部用 Hem-o-lok 钳夹或者腹腔镜血管闭合器离断脾动脉（即胰腺后方动脉优先入路途径）（图 6-6）。

（五）离断胰腺

沿肝总动脉走行打开该动脉与胰腺后方间隙，用阻断带环绕远端胰腺用于牵拉。于胰颈部门静脉右侧用腹腔镜直线切割闭合器离断胰腺，注意要缓慢压榨胰腺约 3 分钟，防止胰腺切割导致胰瘘发生可能（图 6-7）。离断后仔细检查胰腺断端，如有渗血可以缝合止血。

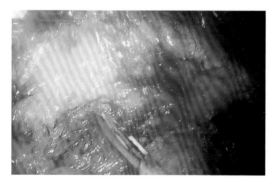

图 6-2　于胰颈下缘游离出肠系膜上静脉

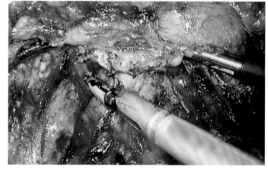

图 6-3　于胰颈后方游离门静脉和脾静脉，建立门静脉前方隧道

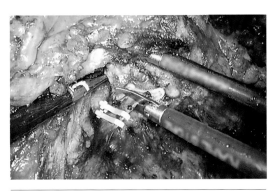

图 6-4 离断脾静脉

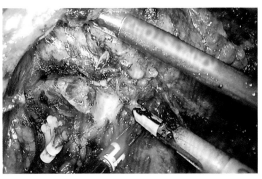

图 6-5 胰腺后方动脉优先入路——分离显露腹腔干动脉及其分支——肝总动脉及脾动脉根部

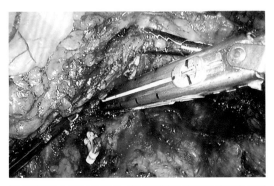

图 6-6 用血管闭合器离断脾动脉

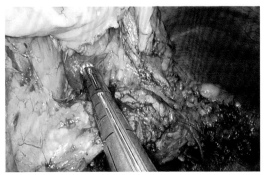

图 6-7 用腹腔镜直线切割闭合器于胰颈部离断胰腺

（六）清扫腹腔干及肠系膜上动脉周围淋巴结

将远端胰腺提起，沿脾动脉根部、腹腔干动脉左侧分离显露腹主动脉左侧壁，清扫腹腔干动脉周围淋巴结，沿腹主动脉左侧垂直向下解剖分离显露出左肾动脉，肾上腺动静脉，并清除腹主动脉左侧淋巴结及软组织。向上显露出左侧膈肌脚，显露腹膜后解剖平面（图 6-8）。再于肠系膜上静脉左侧打开肠系膜上动脉（superior mesentery artery，SMA）前方后腹膜，显露 SMA，沿 SMA 右侧继续分离，清扫腹腔干与 SMA 之间、腹主动脉前方的纤维淋巴组织。于 SMA 左侧打开小肠根部后腹膜，于 SMA 后方显露左肾静脉，沿左肾静脉分离显露左侧肾上腺静脉及肾上腺（图 6-9）。

（七）切除腹膜后软组织

根据肿瘤侵犯深度决定是否联合左侧肾上腺切除。如肿瘤未侵犯胰腺后缘，遂沿 Gerota 筋膜向左游离胰腺后方及左侧肾上腺，沿左侧肾上腺前方腹膜后间隙游离远端胰腺至脾门，保留左侧肾上腺及左肾周脂肪组织（图 6-10）。如果侵犯胰腺后缘，可联合左侧肾上腺一并切除。先离断左侧肾上腺静脉，再离断左侧肾上腺动脉，联合左侧肾周脂肪组织一并切除，分离肾门显露左肾动脉并注意保护（图 6-11）。

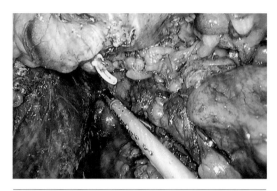

图 6-8 沿膈肌脚分离显露脾上极及腹膜后间隙

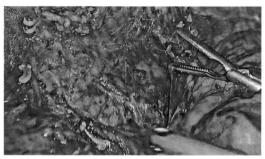

图 6-9 于 SMA 下方显露出左肾静脉、左肾上腺静脉和肾上腺作为腹膜后切缘

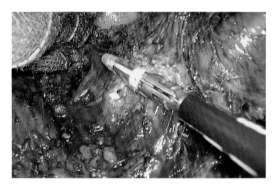

图 6-10 沿 Gerota 筋膜向左游离胰腺后方及左侧肾上腺

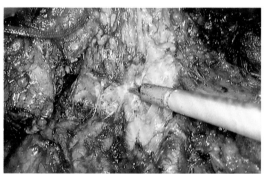

图 6-11 沿 Gerota 筋膜后方分离切除肾上腺及肾周脂肪

（八）游离脾脏

游离脾结肠韧带和脾周围韧带，离断胃短动脉后，一并切除远端胰腺和脾脏，注意切除时脾血管和脾门淋巴结应当一并切除。将标本装入标本袋后取左中腹横切口 4cm 取出标本。

（九）放置引流管

关闭腹部切口，再造气腹，仔细止血确认腹腔内无出血后，分别于胰腺断端和脾窝处各留置引流管 1 根于两侧腹壁引出（图 6-12）。

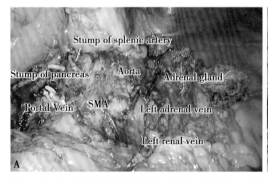

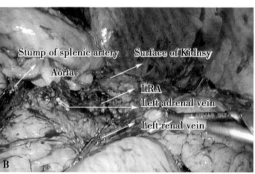

图 6-12 RAMPS

A：保留肾上腺的 RAMPS；B：联合切除肾上腺的 RAMPS

五、围术期管理

1. 术前存在低蛋白血症、贫血的患者，可根据患者情况给予白蛋白、血浆或红细胞治疗。

2. 预防性使用生长抑素及其类似物　理论上生长抑素的运用可减少术后胰瘘的发生，但是目前的研究结果仍存在争议，而且研究中所采用的药物给药方法、并发症定义，结局定义也各不一致，难以达成统一结论[9-14]。因此对于术后患者，不推荐常规预防性使用生长抑素及其类似物。对于已经发生胰瘘的患者，采用生长抑素及其类似物或许有助于胰瘘的控制。

3. 引流管拔出时机的选择　目前对于胰腺手术后引流管的拔除时间尚未达成共识，有些医生出于安全考虑而对引流管的拔除常采取比较保守的态度。近年来随着手术技术的发展，术后胰瘘发生率逐渐下降。目前已有的前瞻性研究证实术后早期拔除引流管更能使患者获益，包括减少腹腔感染、降低胰瘘发生率、缩短住院时间和减少住院费用等[15,16]。但是，目前对于引流管的拔出时机尚无统一标准，笔者认为应根据临床情况采用个体化原则具体分析，对于腹腔引流管淀粉酶<5000U/L 的胰瘘低风险患者，应早期拔除腹腔引流管，促进患者术后快速康复。

4. 术后内外分泌功能的管理　患者术后内外分泌功能不全的发生因人而异，对于剩余胰腺功能无法代偿者，应采取相应治疗。术后需密切监测患者血糖，血糖控制不佳者，应当咨询内分泌科医生，待饮食稳定后采取相应的治疗；对于消化酶不足者，营养科医生应当针对术后病人的病情不同，提供相应的营养策略，并补充外源性消化酶，预防营养不良。

六、手术主要相关并发症及处理对策

（一）胰瘘

胰瘘是术后最常见也是最严重的并发症之一，可引起其他严重的并发症，如出血、腹腔内脓肿、多器官功能衰竭，甚至死亡。目前对于胰瘘的判定标准各不相同，国际胰瘘研究小组（International Study Group on Pancreatic Fistula，ISGPF）制定的标准为术后第 3 天或以上引流液淀粉酶是正常血清淀粉酶上限的 3 倍，即诊断为胰瘘，其又将胰瘘分为了A、B、C 三个等级[17]。目前可以通过术中对胰腺残端的各种技术处理，预防术后胰瘘的发生；胰瘘发生后，应当保证通畅引流，对于即将出院但仍存在胰瘘的患者可以带管出院直至胰瘘好转；此外，可以采用生长抑素类似物对胰瘘进行控制。对于引起腹腔感染的患者，应当采用抗生素进行治疗。若胰瘘引起脓毒血症或器官衰竭等严重的临床症状时，应当多学科综合治疗，必要时进行手术治疗。

（二）腹腔出血

术后腹腔出血根据出血时间分为早期和晚期出血。早期出血为术后 24 小时内出血，多由于术中止血不彻底引起，应尽早二次腹腔镜或者剖腹探查止血。晚期出血通常由于胰瘘腐蚀血管断端或者假性动脉瘤破裂所导致，应先采用放射介入方法明确出血部位，尽可能栓塞或置入支架止血；如以上方法无效，应采用手术探查止血方法，确保病人安全。

（三）腹腔感染

多数与胰瘘相关，严重者形成腹腔脓肿。对于可疑腹腔感染患者，应常规进行腹盆腔CT或者超声检查，明确感染灶部位，同时进行感染灶的穿刺引流。再根据细菌学培养结果选择合适的抗生素；鼓励患者术后早期下床活动，促进早期进食，排除胰瘘后早期拔出引流管等均可降低术后感染的发生率。

（四）胰岛素依赖型糖尿病

胰体尾切除术后可能会导致胰岛素依赖型糖尿病。因此，术后应当密切监测患者血糖情况，对于血糖控制不佳者，尽早给予病人胰岛素治疗，根据血糖变化调整胰岛素用量并长期维持治疗。若出现糖尿病相关并发症时，应当及时内分泌科就诊，给予降糖药物或者胰岛素进行诊治。

七、讨 论

（一）RAMPS 的优势

Strasberg 提出 RAMPS 的目的主要有两个：提高淋巴结清扫数量和腹膜后切缘的 R0 切除率。RAMPS 淋巴结清扫依据的是 O'Morchoe 对胰腺淋巴引流规律的研究，进而保证了胰腺 N1 区域淋巴结的清扫[2]；另一方面，临床工作中常常仅注意胰腺断端切缘的 R0 切除，而忽略了腹膜后切缘，这也是术后常出现手术部位复发的重要原因之一。该术式将腹膜后切缘定位于 Gerota 筋膜层面或左侧肾上腺，以保证腹膜后切缘的 R0 切除。笔者对比了 36 例接受 RAMPS 和 83 例接受传统胰体尾脾切除术的胰腺导管腺癌患者的临床病理资料发现：RAMPS 的中位淋巴结清扫数目为 14 个，而传统组仅有 8 个，差异具有统计学意义；RAMPS 也将传统组的腹膜后 R0 切除率由 84.3% 提升至 91.7%。这与目前已有的研究结果一致，即 RAMPS 提高了淋巴结的清扫数目和 R0 切除率[3,18,19]。不过也有研究认为尽管 RAMPS 能够清扫更多的淋巴结，但并不一定获得更多的阳性淋巴结[20]。但是，Huebner 的研究提示淋巴结清扫数目少于 11 个的患者预后较差，提示漏掉的转移淋巴结是导致预后较差的原因[21]。

（二）腹腔镜的优势

相较于其他腹部外科，腹腔镜技术在胰腺外科的发展相对缓慢，这可能与胰腺手术难度大、术后并发症发生率高等因素有关。腹腔镜胰体尾脾切除术与胰十二指肠切除术不同，切除后不需要复杂的消化道重建步骤，因此在胰腺外科中开展相对广泛。尽管腹腔镜手术相对于开腹手术的学习更有难度，但是腹腔镜手术在某些方面具有更大的优势，腹腔镜手术除了具备更好的美容效果，减少术后疼痛等固有的优势外，腹腔镜的放大效果为术者在手术中处理血管和淋巴结清扫提供了更清晰的视野和开腹手术无法提供的视角，使得术中操作更精准，从而降低了术中出血量[22]。根据笔者的研究以及文献报道，腹腔镜胰体尾癌根治术相较于开腹手术明显缩短了恢复饮食和住院时间，这也更加符合目前外科术后快速康复（enhanced recovery after surgery，ERAS）的理念[23-25]。

（三）腹腔镜手术安全性

由于胰腺手术的难度较大，腹腔镜胰体尾癌根治术的安全性是外科医生重点关注的问题之一。安全性分为两个方面：手术安全性和肿瘤切除安全性。在手术安全性方面，腹腔镜手术相较于开放手术，在胰瘘等术后并发症、围术期死亡率等方面没有明显差异，甚至术后并发症的发生率更低[23,26,27]。在肿瘤切除方面，腹腔镜手术与开腹手术相比，R0切除率和淋巴结清扫数目均无明显差异[23,24]。结合笔者的临床研究，腹腔镜胰体尾癌根治术在上述方面与开腹手术相比均无明显差异。但需要注意的是，腹腔镜胰体尾癌根治术应对病人有选择性的开展，对于局部进展或者需要联合多器官切除的病人，其安全性仍有待进一步研究。

（四）长期生存

与胰头癌患者相比，胰体尾癌患者预后较差。一项采用开腹传统手术方法的研究表明术后中位生存期仅为13个月[28]。但是，Mitchem等[3]采用RAMPS的手术方法治疗胰体尾癌获得了一个较为满意的预后，术后中位生存期达26个月，5年生存率达35.5%，笔者对RAMPS的研究也得出了相似的结论，中位生存期达24.53个月。另外，笔者对照了腹腔镜和开腹两组患者之间的生存期，发现两者相比并无明显差异。目前对于腹腔镜胰体尾癌根治术的预后缺乏长期随访结果，根据目前已有研究，采用腹腔镜RAMPS术式患者的两年生存率在85%左右[5,29]。总之，目前对于腹腔镜胰体尾癌根治术的研究多为回顾性研究，样本量较小，可以获得长期随访结果的大样本的前瞻性随机对照研究仍有待进一步开展。

八、展　　望

机器人外科手术系统在腹部外科的应用始于20世纪90年代，但是由于胰腺手术被认为是腹部手术中比较困难和复杂的手术，因此开展较为缓慢。2003年，Giulianotti首次报道了采用机器人系统开展胰腺手术[30]，此后机器人手术系统在胰腺外科逐渐开展。机器人手术系统不但灵活性高便于缝合，而且改善了外科医生的人体工程学，使外科医生可以坐着操作手术系统。随着机器人手术系统的普及，相信机器人胰体尾癌根治术会得到迅猛的发展。当然，无论腹腔镜还是机器人手术系统，其最终是否真正使患者获益，仍需要大样本的前瞻性随机对照研究，通过长期随访进行论证。

（戴梦华）

参考文献

1. Strasberg SM，Drebin JA，Linehan D. Radical antegrade modular pancreatosplenectomy. Surgery，2003，133（5）：521-527.

2. O'morchoe CC. Lymphatic system of the pancreas. Microsc Res Tech，1997，37（5-6）：456-477.

3. Mitchem JB，Hamilton N，Gao F，et al. Long-term results of resection of adenocarcinoma of the body and tail of the pancreas using radical antegrade modular pancreatosplenectomy procedure. J Am Coll Surg，2012，214（1）：46-52.

4. Cuschieri A. Laparoscopic surgery of the pancreas. J R Coll Surg Edinb，1994，39（3）：178-184.

5. Choi SH，Kang CM，Lee WJ，et al. Multimedia article. Laparoscopic modified anterior RAMPS in well-selected left-sided pancreatic cancer：technical feasibility and interim results. Surg Endosc，2011，25（7）：2360-2361.

6. Kang CM，Lee SH，Lee WJ. Minimally invasive radical pancreatectomy for left-sided pancreatic cancer：current status and future perspectives. World J Gastroenterol，2014，20（9）：2343-2351.

7. Lee SH，Kang CM，Hwang HK，et al. Minimally invasive RAMPS in well-selected left-sided pancreatic

cancer within Yonsei criteria：long-term （＞median 3 years）oncologic outcomes. Surg Endosc，2014，28（10）：2848-2855.

8. Cho A，Yamamoto H，Kainuma O，et al. Pure laparoscopic distal pancreatectomy with en bloc celiac axis resection. J Laparoendosc Adv Surg Tech A，2011，21（10）：957-959.

9. Connor S，Alexakis N，Garden OJ，et al. Meta-analysis of the value of somatostatin and its analogues in reducing complications associated with pancreatic surgery. Br J Surg，2005，92（9）：1059-1067.

10. Zeng Q，Zhang Q，Han S，et al. Efficacy of somatostatin and its analogues in prevention of postoperative complications after pancreaticoduodenectomy：a meta-analysis of randomized controlled trials. Pancreas，2008，36（1）：18-25.

11. Hesse UJ，Dedecker C，Houtmeyers P，et al. Prospectively randomized trial using perioperative low-dose octreotide to prevent organ-related and general complications after pancreatic surgery and pancreaticojejunostomy. World J Surg，2005，29（10）：1325-1328.

12. Alghamdi AA，Jawas AM，Hart RS. Use of octreotide for the prevention of pancreatic fistula after elective pancreatic surgery：a systematic review and meta-analysis. Can J Surg，2007，50（6）：459-466.

13. Sarr MG. The potent somatostatin analogue vapreotide does not decrease pancreas-specific complications after elective pancreatectomy：a prospective，multicenter，double-blinded，randomized，placebo-controlled trial. J Am Coll Surg，2003，196（4）：556-564.

14. Gurusamy KS，Koti R，Fusai G，et al. Somatostatin analogues for pancreatic surgery. Cochrane Database Syst Rev，2013，4：CD008370.

15. Kawai M，Tani M，Terasawa H，et al. Early removal of prophylactic drains reduces the risk of intra-abdominal infections in patients with pancreatic head resection：prospective study for 104 consecutive patients. Ann Surg，2006，244（1）：1-7.

16. Bassi C，Molinari E，Malleo G，et al. Early versus late drain removal after standard pancreatic resections：results of a prospective randomized trial. Ann Surg，2010，252（2）：207-214.

17. Bassi C，Dervenis C，Butturini G，et al. Postoperative pancreatic fistula：an international study group（ISGPF）definition. Surgery，2005，138（1）：8-13.

18. Strasberg SM，Linehan DC，Hawkins WG. Radical antegrade modular pancreatosplenectomy procedure for adenocarcinoma of the body and tail of the pancreas：ability to obtain negative tangential margins. J Am Coll Surg，2007，204（2）：244-249.

19. Rosso E，Langella S，Addeo P，et al. A safe technique for radical antegrade modular pancreatosplenectomy with venous resection for pancreatic cancer. J Am Coll Surg，2013，217（5）：e35-e39.

20. Park HJ，You DD，Choi DW，et al. Role of radical antegrade modular pancreatosplenectomy for adenocarcinoma of the body and tail of the pancreas. World J Surg，2014，38（1）：186-193.

21. Huebner M，Kendrick M，Reid-Lombardo KM，et al. Number of lymph nodes evaluated：prognostic value in pancreatic adenocarcinoma. J Gastrointest Surg，2012，16（5）：920-926.

22. Nakamura M，Nakashima H. Laparoscopic distal pancreatectomy and pancreatoduodenectomy：is it worthwhile？ A meta-analysis of laparoscopic pancreatectomy. J Hepatobiliary Pancreat Sci，2013，20（4）：421-428.

23. Kuroki T，Eguchi S. Laparoscopic distal pancreatosplenectomy for pancreatic ductal adenocarcinoma. Surg Today，2015，45（7）：808-812.

24. Adam M A，Choudhury K，Goffredo P，et al. Minimally Invasive Distal Pancreatectomy for Cancer：Short-Term Oncologic Outcomes in 1，733 Patients. World J Surg，2015，39（10）：2564-2572.

25. Magge D，Gooding W，Choudry H，et al. Comparative effectiveness of minimally invasive and open distal

pancreatectomy for ductal adenocarcinoma. JAMA Surg，2013，148（6）：525-531.

26. Venkat R，Edil BH，Schulick RD，et al. Laparoscopic distal pancreatectomy is associated with significantly less overall morbidity compared to the open technique：a systematic review and meta-analysis. Ann Surg，2012，255（6）：1048-1059.

27. De Rooij T，Klompmaker S，Abu Hilal M，et al. Laparoscopic pancreatic surgery for benign and malignant disease. Nat Rev Gastroenterol Hepatol，2016，13（4）：227-238.

28. Johnson CD，Schwall G，Flechtenmacher J，et al. Resection for adenocarcinoma of the body and tail of the pancreas. Br J Surg，1993，80（9）：1177-1179.

29. Song KB，Kim SC，Park JB，et al. Single-center experience of laparoscopic left pancreatic resection in 359 consecutive patients：changing the surgical paradigm of left pancreatic resection. Surg Endosc，2011，25（10）：3364-3372.

30. Giulianotti PC，Coratti A，Angelini M，et al. Robotics in general surgery：personal experience in a large community hospital. Arch Surg，2003，138（7）：777-784.

腹腔镜联合左侧腹腔神经丛切除的胰体尾癌根治术

一、背　　景

近年来，作为"癌中之王"的胰腺癌的发病率在世界范围内均呈逐年上升趋势，在西方发达国家已成为癌症相关死亡的第四大原因，其死亡率接近于发病率，是影响人类健康的顽疾[1]。胰体尾癌约占胰腺癌的 30%~40%，预后极差，总体 5 年生存率仅为 5%。与胰头癌相比，胰体尾癌起病更加隐匿，更缺乏有效的早期诊断方法，手术切除是唯一能获得根治的机会。为此，只有进行以根治性手术切除为核心的综合性、规范化治疗才是胰体尾癌患者获得长期生存的唯一希望。然而目前胰体尾癌的术后 5 年生存率也仅为 10%~20%[2]，肿瘤复发与转移是导致其根治术失败的主要原因，如何有效降低胰体尾癌根治术后肿瘤复发转移的概率以及提高病人的术后 5 年生存率仍然是胰腺专科医生攻关的重中之重。

胰腺癌恶性程度高，早期即可发生血管神经浸润、淋巴结转移，这也成为其手术治疗效果不佳及术后复发转移的原因[3]。因此，有学者在传统的根治性胰体尾癌手术切除范围基础上提出了扩大淋巴结清扫术和联合血管切除术，遗憾的是其结果令人不满意。胰腺癌具有独特的嗜神经侵袭性，如果能根据胰腺癌这些独特的生物学特性决定胰体尾癌手术切除范围或是一种更合理的方法。

此外，临床上约 30% 胰体尾癌患者有腰背痛症状，其典型表现为腹痛伴腰背部放射痛，此外部分胰体尾癌患者行根治术后早期即出现腰背痛[3]。由胰腺癌引起的剧烈疼痛是临床上非常棘手的问题，主要原因是肿瘤对胰腺感觉神经纤维的刺激或肿瘤侵犯腹腔神经丛。常见镇痛药物包括阿片类治疗效果不佳，易成瘾，而胰腺癌痛是典型的神经源性和阿片类耐受性疼痛。

胰腺的痛觉纤维主要随内脏大神经、内脏小神经和腰交感干上份进入脊髓，再经脊髓丘脑束到达丘脑腹后外侧核。胰腺的内脏神经尽管分布复杂，但均经腹腔神经丛在腹腔神经节换元后，向脊髓的相应节段投射，上达中枢，产生疼痛反应，对左侧腹腔神经丛的切除或阻滞就可以缓解胰体尾癌引起的疼痛。

然而，传统胰体尾癌根治术并未重视胰体尾部周围神经丛的清扫。甚至对于胰体尾癌是否需要联合胰周神经清扫仍存在争论，其争论焦点主要在于目前国内外尚缺乏此方面的高质量 RCT 研究，对于胰周神经清扫的范围及其安全性暂未见报道，术后病人的获益程度如何仍然未见相关的文献报道。由中山大学孙逸仙纪念医院胆胰外科发起的一项前瞻性随机对照研究——联合左侧腹腔神经丛切除的胰体尾癌根治术，初步结果显示：该术式并未明显增加病人围术期的并发症发生率，但能有效缓解患者的腰痛症状及改善患者术后的生活质量。此外，由于清扫肠系膜上动脉周围神经丛及腹腔神经节术后可能出现肠蠕动亢进，导致顽固性腹泻及继发性营养吸收障碍，部分患者可引起直立性低血压，为尽可能避免上述并发症的发生，我们仅清扫腹主动脉左侧、肠系膜上动脉与腹腔干之间的左半侧神经组织（包括神经丛和神经节），而保留腹主动脉右半侧神经丛。

二、适应证及禁忌证

目前国内外对于腹腔镜胰体尾癌根治手术尚未有统一的手术适应证以及禁忌证，根据国内外相关文献结合本中心的经验，其基本与腹腔镜胰体尾癌根治术相一致，简述如下：

（一）适应证

经病理学检查（术前穿刺/术中冰冻）或临床诊断为可切除或者可能切除的胰体尾恶性肿瘤患者（美国癌症联合会第七版 TMN 分期为 Ⅰ~Ⅲ 期）。

（二）禁忌证

1. 局部血管（腹腔干及其分支、肠系膜上动脉等）侵犯无法行根治性手术者。
2. 有远处转移者。
3. 因各种原因无法耐受腹部大手术者。
4. 心肺功能障碍无法耐受气腹手术者。

三、术 前 评 估

常规行胰腺薄层 CT（MR）精确定位肿瘤以及确定肿瘤的范围，CTA（MRA）评估肿瘤与周围重要血管（腹腔干及其三个分支、肠系膜上动脉、肠系膜上静脉、门静脉、脾静脉以及肠系膜下静脉等）的关系以及可能的侵犯情况，同时通过特殊的神经显影剂或由经验丰富的放射科医生评估可能的神经浸润情况。

四、手 术 范 围

手术切除的脏器组织包括：胰体尾、脾脏、区域淋巴结（No.7、No.8、No.9、No.10、No.11、No.14、No.15、No.18）（根据 2003 年版日本胰腺协会胰腺癌淋巴结分组）以及左侧腹腔神经丛（腹主动脉左侧、肠系膜上动脉与腹腔干之间的左半侧神经组织）。必要时同时切除左肾上腺及左肾。

手术的具体范围如下（图 7-1）：

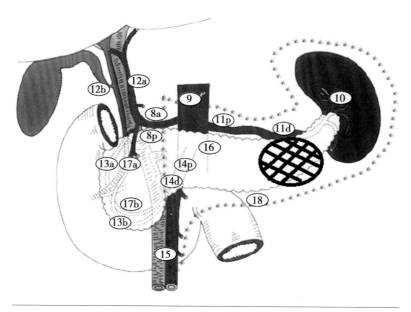

图 7-1　胰体尾癌的淋巴分组及手术范围示意

图片中数字及字母代表淋巴结的组别，蓝色虚线范围代表手术切除范围，黑色椭圆形网格代表肿瘤位置

上界：肝总动脉与脾动脉的上缘；下界：肠系膜上动脉第一空肠支-胰腺下缘；右界：腹腔干-肠系膜上动脉的左侧半；左界：脾脏的左侧缘；后界：胰后筋膜-左肾 Gerota 筋膜

引自 Japan Pancreas Society. Classification of Pancreatic Carcinoma, Second English ed. Tokyo：Kanehara & Co.，Ltd.，2003.

五、手术入路及策略

　　根据肿瘤的具体位置与局部侵犯情况选择合适的手术入路以及手术策略。常规采用根治性顺行模块化脾胰切除术（radical antegrade modular pancreatosplenectomy，RAMPS），该方法有利于确定手术的后切缘，保证切除的完整性，提高 R0 切除率；手术从中间往左侧推进，建立胰后隧道后先离断胰颈部及脾血管，有利于显露术野及控制出血；避免过分挤压、搬动肿瘤和脾脏，符合"非接触"（no touch technique）和"整块切除"（en bloc resection）原则。与此同时，通过术前评估肿瘤是否侵犯胰后筋膜分别采取前入路或后入路切除法[4-9]。

　　1. 前入路　以左肾上腺和左肾静脉为层面解剖标志，保留左肾上腺，切除肾前筋膜。

　　2. 后入路　沿腹主动脉左侧向深部解剖，以左肾动脉为平面标志，左肾静脉为解剖下界，切除左肾上腺及肾前筋膜。

六、手术步骤（前入路）（视频 5）

　　1. 病人体位及 Trocar 布局（图 7-2）　常规采用硬膜外+静吸复合全麻进行麻醉。病人取仰卧位，两腿分开，头高脚低约 30°（反 Trendelenburg 位）。术中必要时可调整手术床成为左高右低位，以便于进行脾脏切除的操作。主刀站于患者两腿之间，两个助手分别站于患者两侧，并根据术野的需要轮流充当扶镜手。常规采用五孔法布局 Trocar，脐下 Trocar 为腹腔镜观察孔，观察孔两侧 Trocar 为主操作孔，剑突下偏右以及左侧腋前线（腋中线）肋缘下 Trocar 为辅助操作孔。此外可以通过悬吊肝圆韧带增加局部术野的暴露。

视频 5　腹腔镜联合左侧腹腔神经丛切除的胰体尾癌根治术

2. 腹腔探查　由于胰体尾癌更容易出现腹膜以及肝脏转移，探查腹腔时可收集腹水进行脱落癌细胞检测。确认没有腹腔的远处转移后，沿横结肠上缘打开胃结肠韧带进入小网膜囊，切除大网膜，提起胃后壁继续探查肿瘤，评估肿瘤的可切除性，必要时使用术中超声辅助肿瘤定位、进一步评估肿瘤与周围血管的关系以及确定手术切线。

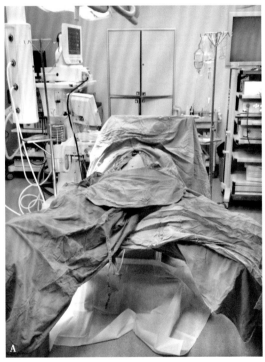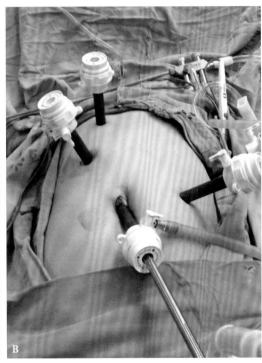

图 7-2　体位及 Trocar 布局

A：体位；B：Trocar 布局

3. 解剖胰腺上缘　提起胃后壁并将胃往头侧翻转，充分暴露胰腺上缘。辨认肝总动脉（common hepatic artery，CHA）的走行，解剖提吊 CHA 并清扫其周围的结缔组织（包括淋巴结及神经丛）（见图 7-3A）。提起 CHA 辨认解剖后方的门静脉（portal vein，PV），为建立胰后隧道做准备。往左侧腹腔继续解剖，辨认腹腔干（celiac axis，CA）、脾动脉（spleen artery，SA）以及胃左动脉（left gastric artery，LGA），清扫周围的结缔组织（见图 7-3B）。

4. 解剖胰腺下缘　沿胰腺下缘打开胰腺被膜，仔细辨认肠系膜上静脉（superior mesentery vein，SMV）与肠系膜上动脉（superior mesentery artery，SMA）的位置及其走行，往下解剖 SMA 至第一支空肠动脉。

　　5. 沿胰腺后方与 SMV 前方的间隙打通胰后隧道（见图 7-3C），并于 SMV 右上方使用直线切割闭合器离断胰腺（见图 7-3D），必要时胰腺残端缝合加固。分别于根部解剖离断脾动脉及脾静脉。

　　6. 往下清扫 SMA 左侧半 270° 的结缔组织至第一支空肠动脉，往上清扫 SMA 根部与腹腔干根部之间的结缔组织（见图 7-3E）。

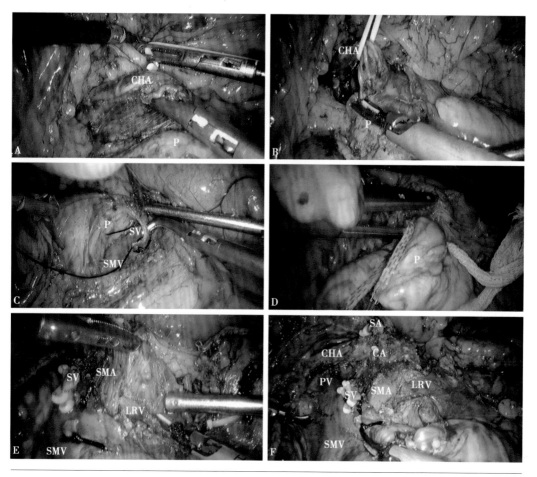

图 7-3　主要手术步骤

A：解剖提吊肝总动脉；B：清扫腹腔干周围的结缔组织；C：建立胰后隧道；D：直线切割闭合器离断胰腺；E：清扫肠系膜上动脉及腹腔干左侧半的结缔组织；F：清扫完毕展示

（CHA：肝总动脉；P：胰腺；SMV：肠系膜上静脉；SV：脾静脉；SMA：肠系膜上动脉；LRV：左肾静脉；PV：门静脉；CA：腹腔干；SA：脾动脉）

　　7. 沿胰腺后方的胰后筋膜-左肾 Gerota 筋膜平面往左侧推进，切除肾前筋膜、区域淋巴结以及左侧腹腔神经丛，将胰体尾彻底游离。

　　8. 游离脾周韧带，移除标本。

　　9. 胰腺残端附近放置双腔引流管，依次缝合切口，术毕。

七、术后病理质量控制

1. 根据 2013 年美国国立综合癌症网络（National Comprehensive Cancer Network，NCCN）胰腺癌临床实践指南及 2003 年版日本胰腺病协会胰腺癌淋巴结分组，规范统一对照组和实验组的手术方法、淋巴结清扫及神经清扫范围。

2. 术中清扫的淋巴结及神经组织均需要标明取材部位，并单独送病理检查。

3. 术后病理安排专人进行取材及阅片，至少经过两位高级职称的病理医生审核后发最终报告。

八、围术期管理

（一）胰瘘的监测与处理

术后三天常规监测引流液淀粉酶，常规腹部超声检查排除腹腔局限性包裹积液。

（二）腹泻的监测与处理

应用中枢性肠道蠕动抑制剂，必要时联用盐酸洛哌丁胺胶囊，治疗过程中维持机体水电解质平衡。

（三）营养支持

维持围术期病人体重稳定。

九、讨　　论

胰腺癌作为作为"癌中之王"，以其早期诊断难以及手术切除率低而著称，胰腺癌的手术难度高、预后差，一直以来令不少医务工作者望而却步。而胰体尾癌在胰腺癌中起病更加隐匿，更缺乏有效的早期诊断方法，更容易早期出现肝脏、腹膜等种植转移，同时更加容易侵犯胰周后腹膜神经引起顽固性的神经性癌痛。手术切除作为唯一有可能根治的治疗措施，是世代外科医生一直努力的方向，但遗憾的是，胰体尾癌术后的总体生存率仍然很低，术后的生存质量仍然很差，肿瘤复发转移是导致胰体尾癌根治性手术失败的主要原因。传统的胰体尾癌手术范围包括胰体尾、脾脏以及区域淋巴结清扫（No. 7、No. 8、No. 9、No. 10、No. 11、No. 14、No. 15、No. 18）（根据 2003 年版日本胰腺协会胰腺癌淋巴结分组），但结果难以令人满意。近来的观点认为，淋巴结清扫不仅具有治疗意义，其对于判断患者预后有较高的临床价值（特别是 lymph node ratio，LNR 值），胰体尾癌患者的预后与淋巴结转移的位置相关性并不大，且至少清扫 15 枚淋巴结才能对患者预后进行较为准确的判断，因此对于扩大淋巴结清扫来说，其对于预后判断的价值较大，因此在胰体尾癌根治术中可考虑行扩大淋巴结清扫判断胰体尾癌患者预后；而对于联合血管切除术，如伴有肝总动脉或腹腔动脉浸润的胰体癌进行 Appleby 手术或者改良的 Appleby 手术，可以使一些原本无手术机会的病人获得手术机会，提高了胰体尾癌手术的切除率，但另一方面其创伤较大，手术并发症较多而无法广泛推广应用，盲目扩大手术适应证反而会适得其反，且其远期疗效亦有待观察[10-14]。正因如此，目前国内外尚无胰体尾癌根治性手术切除范围的统一标准。

随着腔镜技术的不断进步，以及相应手术电器械的更新换代，腔镜逐渐成为大多胰腺手术的首选，对于胰体尾切除术来说，腹腔镜手术已经逐渐表现出取代传统的开放手术成为标准术式的趋势[15-25]。对于是否应该使用腹腔镜进行胰体尾癌的根治手术，业界曾经出现过较多的争议，主要的焦点集中于腹腔镜手术的安全性以及肿瘤的根治性两个方面。近年来，以腹腔镜技术为代表的微创技术得到广泛的认可及推广，快速康复的理念已经得到越来越多外科医生的认可，微创的技术也日臻成熟，胰腺的腹腔镜手术量呈直线上升的趋势，腹腔镜胰体尾癌根治术的安全性亦得到众多学者的验证。与此同时，得益于腹腔镜的自身优势以及技术的成熟，肿瘤的根治性问题亦不攻自破，目前已有相关的研究报道证实腹腔镜手术在肿瘤的根治性方面完全能达到甚至超过开放手术的程度，而且腹腔镜手术病人能获得更快的恢复，更符合加速康复外科的要求。

文献报道胰腺癌胰外神经侵犯率可高达 70.8%，是术后腹膜后复发及远处转移的重要原因，并与胰腺癌患者预后存在密切联系。研究表明，无胰周神经侵犯的胰腺癌患者 5 年生存率为 18.3%，而有胰周神经侵犯者仅为 3.5%。胰腺癌具有的这种嗜神经性生长的特性，与肿瘤大小、肿瘤位置、组织分级及淋巴结受累都没有相关性，是胰腺癌固有的生物学特性。*Nature Reviews Cancer* 杂志在 2011 年也刊文支持胰腺癌具有神经侵犯特性，它是胰腺癌患者重要的预后指标。神经侵犯是胰腺癌发展的早期事件，即使是小于 2cm 的胰腺癌，也极易向胰周神经丛侵犯，且胰腺癌神经转移具有"跳跃性"特征，即使手术切缘神经阴性时，周围神经组织内仍可能有肿瘤细胞残留。因此，术后胰周腹膜后神经组织内癌细胞残留可能是胰体尾癌术后复发的重要原因。分布于胰腺的神经纤维非常丰富，可分为胰内神经和胰腺周围神经丛。胰内神经走行于小叶间质内，与血管、腺管伴行，胰腺周围神经丛纵横交错呈网状分布，胰体尾解剖位置与左侧腹腔内神经丛邻近，胰体尾部的神经纤维来源于腹腔神经丛、脾丛、腹腔神经结，神经纤维离开腹腔神经丛后立刻进入胰腺组织，并沿胰腺导管分布，此为胰体尾癌易于发生神经浸润的解剖学基础，因此肿瘤容易沿神经束侵袭蔓延至腹腔内神经丛；同时，后腹膜有较丰富的淋巴组织，容易与神经丛形成交汇，从而为胰体尾癌的侵袭、转移、藏匿提供途径与场所，是肿瘤复发转移的重要来源。鉴于胰腺癌神经浸润为影响患者预后的重要因素，有学者提出可将胰腺癌神经浸润作为胰腺癌分期的标准之一，甚至可以成为判断预后的独立指标。

许多胰腺癌患者主诉腰背部疼痛且服用一般的止痛药物无法缓解，长期使用强效止痛药物其副作用亦不容小觑，极大地影响了胰腺癌患者生活质量。目前已有研究证实参与胰腺癌神经侵犯的物质同样参与了疼痛产生，亦有假说认为，肿瘤细胞对神经鞘的损伤，使得神经元容易受到细胞微环境中各种物质的刺激引起频繁的神经冲动；另外，肿瘤细胞的生长转移可促进神经元的异常肥大，从而增加了环境刺激的敏感性[26-29]。但胰腺癌手术的神经清扫一直未能得到广泛的认可及接受，国内外也未见相关的手术标准或共识，胰腺癌手术是否应该同时进行相应神经丛的清扫、如何进行胰腺癌的神经清扫、哪些情况下适合进行神经清扫等问题也逐渐成为学者讨论的焦点。

由孙逸仙纪念医院发起的一项多中心、大宗病例、前瞻性的临床随机对照研究——联合左侧腹腔神经丛切除的胰体尾癌根治术，正是针对上述关注的主要问题展开的研究，该研究在标准的胰体尾癌根治术手术范围基础上，同时切除左侧腹腔神经丛（图 7-4）。腹腔神经丛位于腹主动脉上段和第 12 胸椎、第 1 腰椎体的前方及两侧，围绕腹腔干和肠系膜上动脉的根部。绝大部分（95%）位于第 12 胸椎到第 1 腰椎体之间。

该术式的关键点及难点在于将区域内的血管全部骨骼化，尤其是清扫腹腔干根部与肠系

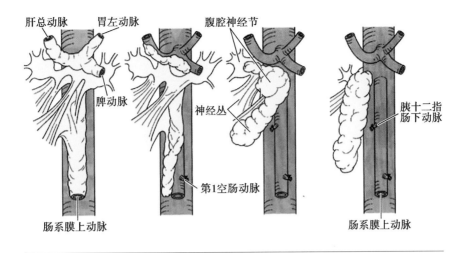

图 7-4　腹腔神经丛位置示意

引自 Japan Pancreas Society. Classification of Pancreatic Carcinoma, Second English ed. Tokyo：Kanehara & Co. , Ltd. , 2003.

膜上动脉根部的区域。清扫完成后能将以下主要血管清晰显露：肠系膜上静脉、门静脉、左肾静脉、肠系膜上动脉、腹腔干及其三个分支、左肾上腺以及左肾等（见图 7-3F）。

随着技术的日趋成熟，腹腔镜下完成联合左侧腹腔神经丛切除的胰体尾癌根治术已成为现实，与此同时，本术式具有以下几方面的优势：

1. 根治性强　同时注重对淋巴结以及神经组织的清扫，达到最大程度根治肿瘤目的的同时能有效的缓解病人的腰痛症状，明显改善病人术后的生活质量，有效降低病人术后复发的概率。

2. 静脉入路，充分暴露术野，精确定位　有限显露静脉，然后动脉，避免损伤局部组织器官及主要血管分支。

3. 清晰显示重要血管与周围神经淋巴组织的位置关系，实现精确切除肠系膜上动脉、腹腔干周围淋巴组织及神经丛的完整清扫。

4. 适合广泛推广普及，有利于多中心的联合研究　技术成熟，且相对于传统的手术无明显扩大，目前已举办多期相关的胰腺癌手术观摩学习班及多学科诊疗模式（multiple disciplinary team，MDT）的研讨沙龙。

5. 微创治疗，恢复更快　紧跟胰腺外科微创时代的步伐，符合外科快速康复的理念。

目前本研究已累计完成超过 50 例，初步统计结果显示该术式能有效降低术后的肿瘤局部复发率，病人术后的生活质量明显改善，但由于开展该项目时间仍较短，该术式的远期疗效尚需入组更大样本量的病例、随访观察更长的时间来进一步验证，同时也期待更多的外科医生加入到推广应用该术式的行列中。

（陈汝福　李国林）

参考文献

1. Siegel RL, Miller KD, Jemal A. Cancer statistics, 2017. CA cancer J Clin, 2017, 67 (1)：7-30.

2. Kamisawa T, Wood LD, Itoi T, et al. Pancreatic cancer. Lancet, 2016, 388 (10039): 73-85.

3. Ceyhan GO, Bergmann F, Kadihasanoglu M, et al. Pancreatic neuropathy and neuropathic pain--a comprehensive pathomorphological study of 546 cases. Gastroenterology, 2009, 136 (1): 177-186.

4. Strasberg SM, Drebin JA, Linehan D. Radical antegrade modular pancreatosplenectomy. Surgery, 2003, 133 (5): 521-527.

5. Mitchem JB, Hamilton N, Gao F, et al. Long-term results of resection of adenocarcinoma of the body and tail of the pancreas using radical antegrade modular pancreatosplenectomy procedure. J Am Coll Surg, 2012, 214 (1): 46-52.

6. Latorre M, Ziparo V, Nigri G, et al. Standard retrograde pancreatosplenectomy versus radical antegrade modular pancreatosplenectomy for body and tail pancreatic adenocarcinoma. Am Surg, 2013, 79 (11): 1154-1158.

7. Chun YS. Role of Radical Antegrade Modular Pancreatosplenectomy (RAMPS) and Pancreatic Cancer. Ann Surg Oncol, 2016 Nov 15 [Epub ahead of print].

8. Zhou Y, Shi B, Wu L, et al. A systematic review of radical antegrade modular pancreatosplenectomy for adenocarcinoma of the body and tail of the pancreas. HPB (Oxford), 2017, 19 (1): 10-15.

9. Kim EY, Hong TH. Initial experience with laparoscopic radical antegrade modular pancreatosplenectomy for left-sided pancreatic cancer in a single institution: technical aspects and oncological outcomes. BMC Surg, 2017, 17 (1): 2.

10. Alizai PH, Mahnken AH, Klink CD, et al. Extended Distal Pancreatectomy with En Bloc Resection of the Celiac Axis for Locally Advanced Pancreatic Cancer: A Case Report and Review of the Literature. Case Rep Med, 2012, 2012: 543167.

11. Sun Z, Zhu Y, Zhang N. The detail of the en bloc technique and prognosis of spleen-preserving laparoscopic distal pancreatectomy for pancreatic cancer. World J Surg Oncol, 2015, 13: 322.

12. Gong H, Ma R, Gong J, et al. Distal Pancreatectomy With En Bloc Celiac Axis Resection for Locally Advanced Pancreatic Cancer. Medicine (Baltimore), 2016, 95 (10): e3061.

13. Kim Y, Hoshino H, Kakita N, et al. A Case of Curatively Resected Locally Advanced Cancer of the Pancreatic Body Treated by Distal Pancreatectomy with En Bloc Celiac Axis Resection after Preoperative Intensive Treatment. Gan To Kagaku Ryoho, 2016, 43 (12): 2068-2070.

14. Sato T, Inoue Y, Takahashi Y, et al. Distal Pancreatectomy with Celiac Axis Resection Combined with Reconstruction of the Left Gastric Artery. J Gastrointest Surg, 2017, 21 (5): 910-917.

15. DiNorcia J, Schrope BA, Lee MK, et al. Laparoscopic distal pancreatectomy offers shorter hospital stays with fewer complications. J Gastrointest Surg, 2010, 14 (11): 1804-1012.

16. Jin T, Altaf K, Xiong JJ, et al. A systematic review and meta-analysis of studies comparing laparoscopic and open distalpancreatectomy. HPB (Oxford), 2012, 14 (11): 711-724.

17. Xie K, Zhu YP, Xu XW, et al. Laparoscopic distal pancreatectomy is as safe and feasible as open procedure: a meta-analysis. World J Gastroenterol, 2012, 18 (16): 1959-1967.

18. Ricci C, Casadei R, Lazzarini E, et al. Laparoscopic distal pancreatectomy in Italy: a systematic review and meta-analysis. Hepatobiliary Pancreat Dis Int, 2014, 13 (5): 458-463.

19. Lauren M, Kooby A. Laparoscopic distal pancreatectomy for adenocarcinoma: safe and reasonable? J Gastrointest Oncol, 2015, 6 (4): 406-417.

20. de Rooij T, Sitarz R, Busch OR, et al. Technical Aspects of Laparoscopic Distal Pancreatectomy for Benign and Malignant Disease: Review of the Literature. Gastroenterol Res Pract, 2015, 2015: 472906.

21. Zhang M, Fang R, Mou Y, et al. LDP vs ODP for pancreatic adenocarcinoma: a case matched study from a

single-institution. BMC Gastroenterol，2015，15：182.

22. Aprea G，De Rosa D，Milone M，et al. Laparoscopic distal pancreatectomy in elderly patients：is it safe？ Aging Clin Exp Res，2017，29（Suppl 1）：41-45.

23. Ricci C，Casadei R，Taffurelli G，et al. Laparoscopic distal pancreatectomy：many meta-analyses，few certainties. Updates Surg，2016，68（3）：225-234.

24. de Rooij T，Tol JA，van Eijck CH，et al. Outcomes of Distal Pancreatectomy for Pancreatic Ductal Adenocarcinoma in the Netherlands：A Nationwide Retrospective Analysis. Ann Surg Oncol，2016，23（2）：585-591.

25. Sang HS，Song CK，Ki BS，et al. Appraisal of Laparoscopic Distal Pancreatectomy for Left-Sided Pancreatic Cancer：A Large Volume Cohort Study of 152 Consecutive Patients. Plos one，2016，11（9）：e0163266.

26. Ceyhan GO，Demir IE，Rauch U，Pancreatic neuropathy results in 'Neural remodeling' And altered pancreatic innervation in chronic pancreatitis and pancreatic cancer. Am J Gastroenterol，2009，104（10）：2555-2565.

27. Treede RD，Jensen TS，Campbell JN，et al. Neuropathic pain：Redefinition and a grading system for clinical and research purposes. Neurology，2008，70（18）：1630-1635.

28. Ceyhan GO，Michalski CW，Demir IE，et al. Panreatic pain. Best Pract Res Clin Gastroenterol，2008，22（1）：31-44.

29. di Mola FF，di Sebastiano P. Pain and pain generation in pancreatic cancer. Langenbecks Arch Surg，2008，393（6）：919-922.

第八章

保留脾脏的腹腔镜胰体尾切除

一、背 景

　　腹腔镜技术自应用于外科领域以来，已逐渐取代传统的开腹方法，成为治疗多种疾病的首选方法。腹腔镜技术作为微创外科的重要组成部分，其应用范围几乎涵盖了所有外科领域。由于胰腺属于腹膜后位器官，与脾血管、肠系膜血管及多个重要脏器毗邻，手术难度较大，相对于腹腔镜在肝脏及胆道外科中的发展速度而言，腹腔镜技术在胰腺外科中的发展相对缓慢。腹腔镜胰腺手术始于 20 世纪 60 年代，在此后很长一段时间里只局限应用于假性囊肿引流、胰腺癌分期评估等简单操作。直到 90 年代初，Gagner[1] 成功施行首例腹腔镜胰十二指肠切除术后，复杂的腹腔镜胰腺手术才陆续出现。1996 年，Cuschier[2] 首次成功开展腹腔镜胰腺远端联合脾切除，引起了医学界极大的关注。随着技术的进步和器械的发展，腹腔镜胰体尾切除术开始在临床中拓展开来。传统观点认为胰腺与脾是一个解剖单位，一般在行胰体尾切除时同时行脾脏切除。近年，随着对脾脏免疫和造血功能的进一步认识以及外科手术技巧的提高，越来越多的研究提出保留脾脏的胰体尾部切除观点，并运用于临床。

二、保留脾胰体尾切除的重要性及可行性

　　胰腺与脾脏密切相连，脾动、静脉走行于胰体尾内，并有许多分支进入胰腺实质，传统将两者视为同一个解剖单位，再加上技术方面的限制，针对胰体尾部肿瘤常规施行胰体尾联合脾脏切除。但是，施行胰腺远端切除时脾脏保留与否一直是颇具争议的话题。

　　自从脾切除术后凶险感染（overwhelming post-splenectomy infection，OPSI）发现以来，随着对脾脏的外科基础与临床研究的不断深入，研究发现脾脏是人体重要的免疫和造血器官之一，在维持人体正常生理活动方面发挥着重要作用，特别是脾脏的抗感染与抗肿瘤功能已被证实。目前，在脾脏功能方面达成的共识包括：

　　1. 脾脏是人体最大的免疫器官，淋巴组织含量约占全身淋巴组织总量的 25%，其内拥有大量功能各异的免疫活性细胞，并可分泌多种免疫因子，如：Tuftsin 因子，在促噬和抗肿瘤方面发挥重要作用。

2. 脾脏具有造血、储血、滤血、毁血的功能。

3. 脾脏是产生和储存Ⅷ因子的重要场所。

4. 脾脏具有内分泌功能，是机体"免疫-神经-内分泌"调节环路的重要组成部分。

有报道[3]成年人切除脾脏后重度感染的发生率为0.28%~1.9%，病死率约为2.2%，Shoup等[4]证实在胰腺远端切除中保留脾脏后的围术期感染及并发症少于不保留脾脏组。国内外统计显示：切除的脾有近50%是既无肿瘤细胞浸润，也无肿瘤转移的正常脾脏，即所谓的无辜性脾切除。在过去数十年施行远端胰体尾切除术中，已有大量的脾脏被无辜性切除。因此越来越多的外科医生开始主张"尽可能的保留脾脏，避免无辜性切除"。

近年，国内外专家、学者[5-7]展开多项针对腹腔镜保脾胰体尾切除术（laparoscopic spleen-preserving distal pancreatectomy，LSPDP）与腹腔镜胰体尾联合脾脏切除术（laparoscopic distal pancreatosplenectomy，LDPS）的对照研究，表明LSPDP在手术时间、术中出血上稍优于LDPS，在术后严重并发症、开始进食时间、术后住院时间等方面相似，从而证明了LSPDP的安全性和可行性。当然，在实际手术操作中，不能一味地保脾，对于因误伤脾脏血管而引起的不能控制的大出血，应果断切除脾脏，坚持"安全第一，保脾第二"的原则。

三、适 应 证

原则上，腹腔镜保留脾脏胰体尾切除术的适应证与开腹手术一致，具体包括：

1. 胰腺体尾部良性占位性病变，如胰腺囊肿，胰腺内分泌肿瘤和浆液性囊腺瘤，胰体尾处单发良性肿瘤≤2cm，但肿瘤与主胰管、脾动静脉或脾门关系紧密，剔除风险过大者。

2. 胰体尾部各种交界性肿瘤，如黏液性囊腺瘤、导管内乳头状黏液性肿瘤等。

3. 胰体尾部低度恶性肿瘤，如实性假乳头状肿瘤。

4. 其他，如胰体尾部异位脾脏、炎性假瘤、局灶性胰腺炎（病变主要集中在左半胰腺且症状明显的慢性胰腺炎）、胰腺损伤，胰腺假性囊肿直径>6cm，病程超过3个月，伴有临床症状或出现并发症等[8]。

四、禁 忌 证

1. 胰腺恶性肿瘤。

2. 侵犯腹腔主要血管或恶性肿瘤邻近器官转移。

3. 肿瘤距离脾门较近或与脾门发生粘连者，无法安全保留脾脏血供。

4. 急性胰腺炎发作期。

5. 心肺等重要脏器功能障碍，不能耐受手术治疗。

五、术 式

腹腔镜保留脾脏胰体尾切除术的关键在于保留脾脏血供，包括Kimura法[9]（splenic vessel preserring，SVP）及Warshaw法[10]（warshaw tenchique，WT）两种术式。Kimura法完整保留脾动静脉，符合解剖生理，保护了脾脏功能，降低脾梗死及继发感染的发生，但手术难度较大，较费时费力，有术中大出血的风险，常难以实现。Warshaw法在胰颈和胰尾近脾门处分两次离断胰腺及脾动静脉，仅保留胃短血管提供脾脏血供，操作较简单，但术后有发生脾梗死，甚至脾脓肿的风险。另一常见远期并发症是胃黏膜下及胃周静脉曲张形成，因而有学者担心有发生消化道出血的风险。据国内外统计，长期随访并没有发现出血风险。一般认为，正常大小脾脏单从胃短血管供血即可，而肿大脾脏仅有胃短血管供血可能发生脾梗死，有时进一步发展为脾脓肿，保守治疗效果欠佳，往往需要手术切除脾脏。因此，对于行腹腔镜保留脾脏胰体尾切除患者，应先尝试 Kimura 法保留脾动静脉，若脾血管无法分离再改行 Warshaw 法保脾，若术中离断脾血管后发现脾脏血运差，则不应勉强保脾，应该立即施行联合脾脏切除。

六、步骤[11, 12]（视频 6）

（一）术前准备

术前行 CT、MR 检查，评估病灶位置、大小、性质、毗邻关系，脾动静脉通畅程度、走行关系及脾脏灌注。

（二）手术操作

1. 麻醉与体位　采用气管插管吸入和静脉复合全身麻醉。患者仰卧位或左侧垫高，头高脚低（轻度抬高），右侧卧位 30°~40°。手术流程见（图8-1）。

视频6　腹腔镜保留脾脏的胰体尾切除术

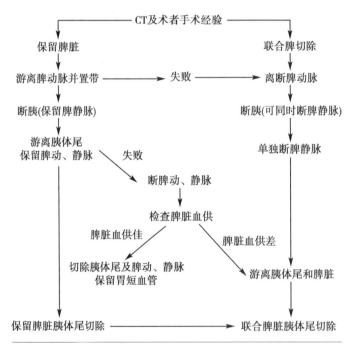

图 8-1　流程图
引自牟一平，姜川，严加费. 腹腔镜胰体尾切除术的手术路径及保脾方法. 外科理论与实践，2009，14（6）：603-604.

2. 术者站位及穿刺孔位置　术者及第二助手（持镜）站于患者右侧或患者仰卧分腿位时扶镜手占中间位，第一助手站于患者左侧（图8-2）。于脐下做弧形小切口，气腹针穿刺建立气腹，气腹压力 12~15mmHg。改用 10mm Trocar 穿刺，插入 30°腹腔镜。腹腔镜明视下于左、右腋前线肋缘下 2cm 处分别置 5mm Trocar 各一个作牵引孔。右侧腹直肌外缘脐上 2cm 水平置 12mm Trocar 一个为主操作孔，其左侧对应位置再置一个 5mm Trocar 为牵引孔，5 个穿刺孔呈"V"形分布（图 8-3）。

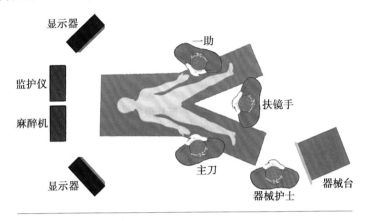

图 8-2　手术站位示意

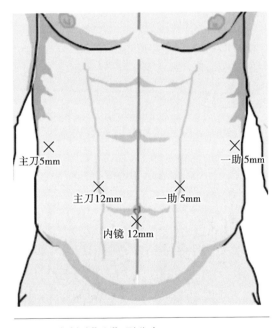

图 8-3　穿刺孔"V"型分布

3. 保留脾血管的保脾胰体尾切除术法（Kimura 法）　一般流程：首先分离胰腺上缘—游离脾动脉（血管带悬吊）—分离胰腺下缘—贯通胰后隧道—游离脾静脉—离断胰腺（使用切割闭合器或超声刀）—游离胰体尾。

具体步骤：

（1）探查腹腔，排除肿瘤腹膜转移。

（2）左肝悬吊牵引，充分暴露胰腺上区，超声刀切开胃结肠韧带，进入小网膜囊；然后逐渐切断左半胃结肠韧带，注意保留胃网膜左血管及胃脾韧带中的胃短血管（为Warshaw法留余地）。将胃向上翻起，显露胰体尾部，确定胰体尾病变的位置、大小及毗邻关系。必要时用腹腔镜超声扫描胰腺，作胰腺肿块及脾血管定位（图8-4，图8-5）。

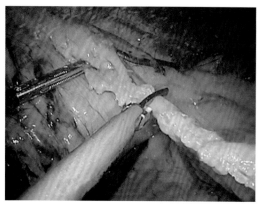

图8-4　打开胃结肠韧带

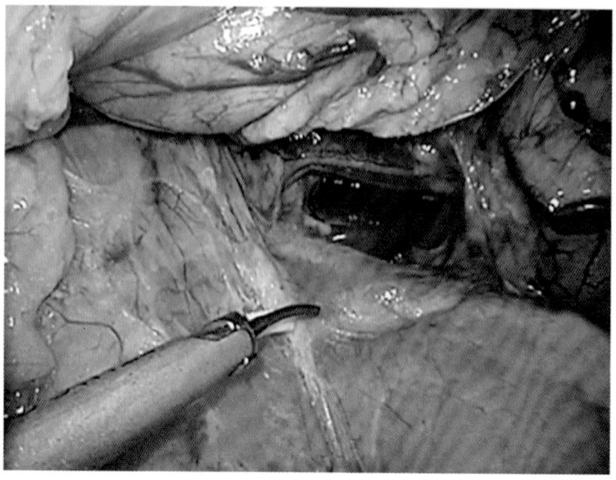

图8-5　分离胰腺上缘

（3）处理脾动脉：在胰腺上缘找到脾动脉的起始段，仔细游离并保护脾动脉，将脾动脉分离一段长度后，使用橡胶带提拉悬吊，以备必要时阻断脾动脉。若分离过程中损伤脾动脉，则应提起血管吊带用钛夹（或用DEBAKEY管夹）暂时夹闭，争取用5-0血管滑线缝合止血。如不能缝合修补止血，可先离断脾动脉，观察脾脏色泽；如脾脏血供佳，亦可考虑保留脾脏（Warsahw法）；但如术中观察脾脏血供差，则应果断行胰体尾联合脾脏切除术（图8-6）。

（4）贯通胰颈后隧道：从胰腺下缘沿门静脉前方游离胰腺，显露肠系膜上静脉、脾静脉及门静脉，直至其上下缘贯通后，使用橡胶带提拉悬吊胰腺，以避免损伤静脉（图8-7、图8-8、图8-9）。

（5）离断胰腺：于胰腺近端距病灶2cm处用内镜直线切割闭合器（EC60白钉或蓝钉）或超声刀离断胰腺，在保证切缘的前提下尽量多的保留胰腺实质。胰腺断面常规用4-0血管滑线连续缝合止血（图8-10）。

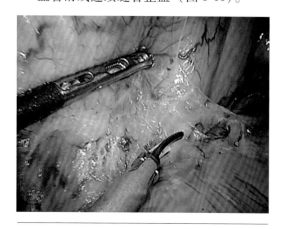

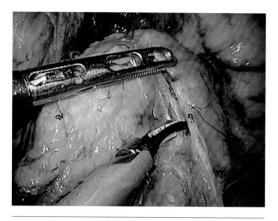

图8-6　解剖脾动脉

图8-7　分离胰腺下缘

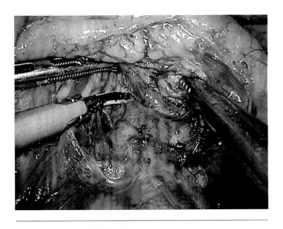

图 8-8　贯通胰后隧道

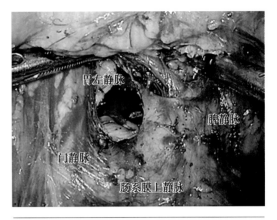

图 8-9　胰后静脉解剖

（6）切除胰体尾（游离脾静脉）：轻轻提起胰腺远端，用超声刀沿脾动静脉与胰腺之间的疏松组织向左游离，逐步将脾动静脉从胰腺实质内分离出来，其间有横行小血管分支，大多超声刀凝闭即可，遇较粗分支需用钛夹夹闭（图 8-11）。

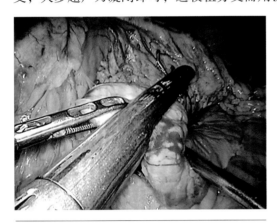

图 8-10　离断胰腺

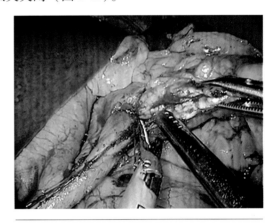

图 8-11　游离脾静脉

（7）取出标本：完全游离胰体尾，标本装袋后，将脐下方穿刺孔绕脐扩大成半周切口，取出标本。肿瘤及切缘进行冰冻病理活检。冲洗腹腔，检查无活动性出血后，胰床常规放置引流（图 8-12）。

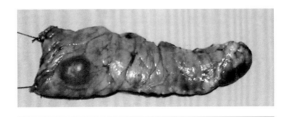

图 8-12　胰体尾标本

4. 切除脾血管的保脾胰体尾切除术法（Warshaw 法）　经胃结肠韧带进入小网膜囊，显露胰腺后，用超声刀经横结肠系膜的根部切开脂肪组织，游离胰腺下缘，在此过程中会遇到肠系膜上动脉和脾静脉。再分离胰腺颈、体部上缘的脂肪组织，辨明脾动脉的起源和行程，在其近起始部钳夹并切断之。在胰后及门静脉前方分出一间隙后，以一吊带将胰颈吊起，于肠系膜下静脉汇入脾静脉的稍远处离断脾静脉。用内镜直线切割闭合器横断胰颈。将胰体尾部翻起，连同脾血管整块自右向左分离，在脾动、静脉即将进入脾门处切断之。继续游离胰腺尾部，注意保留胃短血管与脾脏的连接。待胰体尾部完全游离后予以切除，缝合其残端。

5. 胰体尾联合脾脏切除术　一般流程：首先分离胰腺上缘—游离并离断脾动脉—分离胰腺下缘—游离脾静脉—离断胰腺（使用切割闭合器或超声刀）—离断脾静脉—游离胰体尾+脾脏。

（1）探查腹腔，排除肿瘤腹膜转移。

（2）先于胃结肠韧带中部向右切开，然后逐渐切断左半胃结肠韧带和胃脾韧带（包括胃短血管）显露胰腺体尾部（图 8-13）。

（3）在胰腺上缘找到脾动脉的起始段，分离后使用 Hem-o-Blok 或可吸收夹夹闭、切断，以减少术中失血，并使脾脏内部分血液回流而达到自身输血的目的（图 8-14，图 8-15）。

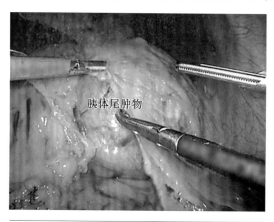

图 8-13　显露胰体尾

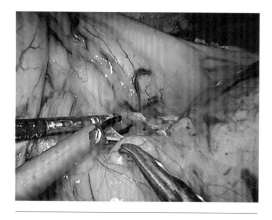

图 8-14　分离胰腺上缘

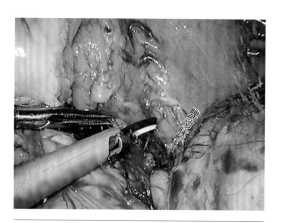

图 8-15　离断脾动脉

（4）游离胰腺下缘，显露肠系膜上静脉、脾静脉及门静脉，在门静脉前钝性游离，直至其上下缘贯通后，使用橡胶带提拉悬吊胰腺，以避免损伤门静脉（图 8-16，图 8-17）。

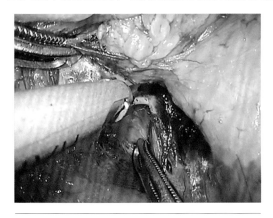

图 8-16 贯通胰后隧道

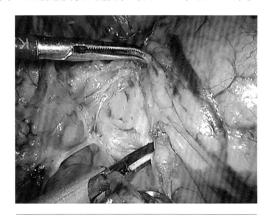

图 8-17 分离胰腺下缘

（5）于拟定胰腺切线处用内镜直线切割闭合器或超声刀离断胰腺。此刻，即可显露脾静脉与门静脉主干，游离脾静脉足够长度后，夹闭切断脾静脉（图 8-18，图 8-19，图 8-20）。

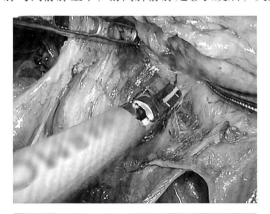

图 8-18 显露脾静脉

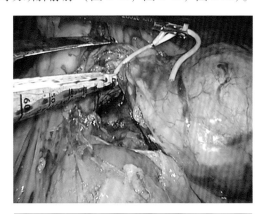

图 8-19 离断胰腺

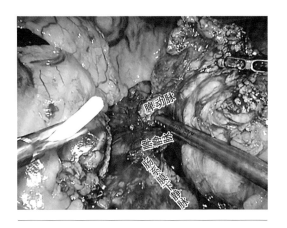

图 8-20 显露胰后静脉

（6）将"去除血供"的胰体尾部和脾脏整块自右向左分离（图8-21），切断脾膈韧带、脾肾韧带及脾结肠韧带，完全游离脾脏（图8-22，图8-23，图8-24）。

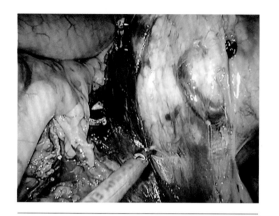

图 8-21　分离胰体尾

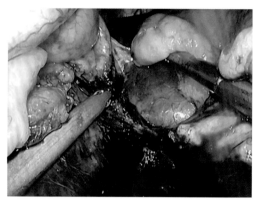

图 8-22　离断脾膈韧带

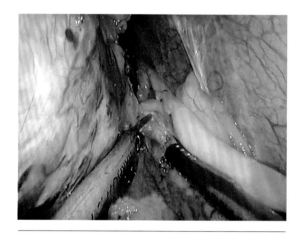

图 8-23　离断脾结肠韧带

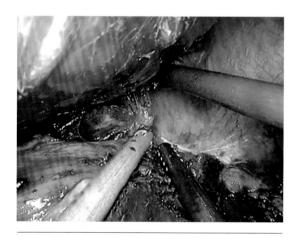

图 8-24　离断脾肾韧带

（7）确切止血，移除标本后，于胰腺残端旁及脾窝处各放置一根引流管（图8-25）。

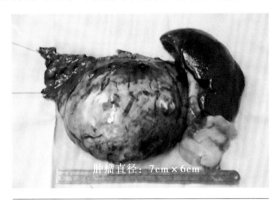

图 8-25　切除肿瘤标本

七、手术要点分析[13, 14]

1. Kimura 法最重要的是完整保留脾脏血管。脾动脉和静脉是胰体尾重要的供血和回流渠道，脾动、静脉均走行于胰腺背面，脾动脉在静脉上方，并发出胰背、胰大动脉以及多个分支为胰腺体尾部提供血供，脾静脉则靠近胰腺下缘，回流胃网膜左静脉、胃短静脉、肠系膜下静脉等，同时发自胰腺实质的多条细小静脉亦回流至脾静脉。术中逐一结扎切断这些细小分支是保留脾动、静脉胰体尾切除术的关键所在。离断小分支时，要注意不要紧贴血管壁，应与脾动静脉主干保持适当距离。同时，为减少术后胰瘘、出血等并发症，应该尽量避免近脾门侧胰腺组织的残余，因为残留的胰腺组织容易释放胰酶，进而侵袭血管而造成大出血，严重者危及生命。术中应特别注意：一是如果不能单独分离脾动脉、脾静脉与胰体尾，可将脾血管作为一个整体，沿胰腺固有被膜甚至胰腺实质整体将脾血管分离开来；二是要在脾静脉与胰体尾之间的解剖间隙来寻找外科间隙，从而实现脾血管与胰体尾的分离；三是要根据脾血管的解剖类型，决定采取从近端向远端还是从远端向近端将胰体尾与脾血管分离。脾动脉走行分 9 种形态，脾静脉走行分 6 种形态，但是脾动脉发出的胰支是"骑跨"在脾静脉之上这种关系是存在的。保留脾血管的胰体尾切除术有两种方式，一种是从近端向远端将胰与脾血管分离，另一种是从远端向近端将胰尾、胰体与脾血管分离。笔者认为有时要结合术中的具体情况，可以结合应用，而具体采取哪种方式要根据脾血管的解剖类型来决定。脾动脉走行分四型[15]：Ⅰ型脾动脉由腹腔动脉发出后，沿胰腺上缘行走至脾门，占 47%；Ⅱ型脾动脉在行程的中 2/4 份，位于胰腺后面或胰腺内，占 14%；Ⅲ型脾动脉远段 2/4 左右，位于胰腺后或胰腺内至脾门，占 6%；Ⅳ型脾动脉远段 3/4 全部位于胰腺后或胰腺内，占 33%。对于Ⅱ、Ⅳ型，以从近端向远端将胰腺与脾血管分离比较合理和容易。章锡龄等[16]报道有 72% 的脾静脉脾门段无胰尾覆盖，只有 28% 的脾静脉脾门段完全被胰腺覆盖。对于脾门段脾静脉无胰腺覆盖者，以从远端向近端将胰与脾血管分离比较合理和容易。所以，我们认为术前应根据影像学资料，如 CT、MRI 和造影等判断脾血管的类型，并结合术中探查结果决定采取从近端向远端还是从远端向近端将胰体尾与脾血管分离。

2. 在 Warshaw 法中为减少脾梗死发生，离断脾血管前可先以动脉夹夹闭，观察脾脏颜色，若无明显变化方可离断，离断后建议充分观察脾血运情况（至少 30 分钟），若发现脾表面颜色变化，及时行脾切除。同时在手术操作时应尽可能减少脾周韧带的离断，以保护胃短血管，同时离断脾脏动静脉时要在其发出二级分支前，尽量在远离脾门靠近胰腺实质处离断脾动静脉。对于有脾脏肿大的患者，需谨慎选择 Warshaw 术式，因为此时胃短血管和胃网膜左血管的侧支代偿往往难以保证肿大脾脏的充足血供。有研究报道，对于术前影像学检查显示脾脏长径大于 10cm 的患者更易发生脾缺血梗死，因此对于脾大患者，应避免施行此法。

3. 腹腔镜保留脾脏胰体尾切除术是安全可行的，其中游离脾动、静脉是手术的关键及难点，术中应特别注意：

（1）操作必须轻柔，由于镜下操作缺乏直接手感，动作力度因杠杆作用放大致组织过度牵拉，血管破裂出血，故动作必须轻柔，必要时置入小纱布轻推。

（2）预先显露血管并置血管吊带，在血管破裂大出血时可提拉血管，控制出血，减少出血量。

（3）冷静处理出血。脾动静脉出血时，如有明确出血点，先用分离钳控制出血点，吸引器显露后用钛夹暂时夹闭，然后在明视下用 5-0 血管滑线缝合血管破口，再移除钛夹；如出血点不明确，少量出血可先纱布压迫，待移除标本后再仔细寻找出血点；出血量大、出血点无法显露控制或血管严重破裂时，应及时中转开腹。

（4）相对固定的手术团队，高精度的腔镜操作需要术者与助手的默契配合，在发生出血时娴熟的配合和及时准确地暴露出血点，为控制出血节约宝贵时间，因此，应把腹腔镜保留脾脏胰体尾切除术当作特殊手术，由相对固定同时具有丰富胰腺外科和腹腔镜手术经验的团队施行。

八、注 意 事 项

1. 主刀和助手熟练掌握腔镜下的血管缝合技术是保脾胰体尾切除术的基本保证。

2. 电视镜头的位置、距离和清晰度是显露脾血管的基础，手术操作应精准、轻柔，避免不当牵拉引起血管破裂。3D 腹腔镜可能在这方面有一定的优势。

3. 处理胰体尾肿瘤之前，应充分游离、显露脾血管，注意其血管的解剖变异，分步结扎分支血管，将血管吊带置于脾动静脉下，以便手术顺利、安全进行。

4. 若误伤脾血管，术者应沉着、冷静，有条不紊地吸引血液，助手以及扶镜手密切配合主刀清晰显示术野，5-0 血管滑线缝合血管，若血管损伤严重，出血难以控制，应及时中转开腹。

九、LSPDP 并发症及防治[17]

（一）术中出血

术中出血是导致 LSPDP 手术失败而中转开腹的重要原因之一。胰体尾与脾动、静脉的关系极为密切，且脾静脉粗大、壁薄、无瓣膜、分支较多，因此 LSPDP 术中容易发生出血。

1. 术中出血的主要原因

（1）保脾手术时，损伤脾脏血管引起出血，特别是脾静脉分支众多、细小、走行迂曲，非常容易损伤。

（2）在靠近脾门处，容易发生脾损伤出血或脾门处小静脉撕裂出血，多是肿瘤离脾较近、肿瘤较大时，助手急于显露造成。

（3）手术过程中误伤其他腹腔内重要血管。

2. 减少术中出血的方法

（1）首先游离胰腺上缘以暴露脾动脉，一旦发生术中大出血即可控制。

（2）横断胰腺时，需保证切割闭合器在视野内，防止其损伤周围血管。

（3）仔细分离结扎脾动、静脉的分支，减少分支出血，要将超声刀的非功能面与血管接触，特别是脾静脉管壁薄、极易出血，对有些脾静脉的分支处理可以直接先显露后缝扎再离断。

（4）在整个手术过程中，操作必须轻柔，防止过度牵拉导致出血，特别是任何操作必须在直视下稳妥进行。

（二）术中中转开腹出血

术中中转开腹出血主要原因：

（1）进入腹腔探查时，不能明确肿瘤位置。

（2）肿瘤与周围组织粘连较重，分离困难。

（3）肿瘤与腹腔重要血管关系密切，易损伤血管。

（4）肿瘤已发生远处转移，需联合切除脏器者。

（5）术中发生难以控制的大出血。

因此，对于拟行 LSPDP 术的患者，术前应尽量完善相关影像学检查，了解肿瘤的位置和周围血管的走行，拟定合理的手术方案。对于术中发生难以控制的大出血情况，应果断中转开腹，以减少失血对患者的创伤。

（三）术后出血

LSPDP 术后出血包括术后早期出血和术后晚期继发性出血，前者主要是术中离断结扎的血管发生出血，后者主要是继发于胰瘘基础上的出血。术后出血的发生，无论是早期出血还是晚期继发性出血，主要与术中术者的操作有关，其预防关键在于术中精细操作和确切止血，术后也应注意监测患者凝血机制的恢复。对于术后发生出血的患者，如果出血量不大，一般采取保守治疗即可，若出血量较大，患者生命体征不平稳，应积极行动脉栓塞止血或二次手术探查止血。

（四）术后胰瘘

LSPDP 术后胰瘘是常见并发症，胰瘘发生率 10% ~ 27%，可导致腹腔出血、感染，增加患者痛苦，影响生命质量。胰瘘发生的原因复杂，可能和胰体尾病变性质、胰腺质地、胰腺残端处理方法、近脾门处胰腺尾部是否残留等有关。术后发生胰瘘并不可惧，术毕引流管放置位置妥当、引流通畅，再给予保守治疗，均能痊愈。

积极防治胰瘘具体措施：

（1）手术方案准备充分，结合术中所见，明确手术范围，采用超声刀切断胰腺，目前多采用内镜直线切割闭合器切断胰腺，根据胰腺的厚度及宽度选择适当长度及钉厚的内镜直线切割闭合器，对较肥厚的胰腺采用 3.5cm 钉仓，一般的可以采用 2.5cm 钉仓，夹闭胰腺后，间隔 2 分钟再击发切断胰腺，以利于断面压迫止血。

（2）离断胰腺时，应保证横断胰腺，镜头靠近断面，检查有无明显胰管，若有，予以单独缝合、结扎。

（3）注重主胰管的单独结扎，但有时胰体尾肿瘤患者的主胰管无明显扩张，尾部胰管寻找困难、疏于结扎，增加胰瘘发生的危险。

（4）胰腺创面应用双极电凝，并用生物蛋白胶喷洒加大网膜覆盖，减少创面胰液渗出。

（5）胰腺断端缝合密度适宜，若缝合过密，易引起断端组织的缺血、坏死，坏死组织脱落后易产生胰瘘；若缝合过疏松，断端闭合不严密，易发生胰瘘。笔者常规应用 4-0 血管滑线连续缝合胰腺断面，术后胰瘘发生率低。

（6）术中保证术野清晰，解剖结构清楚，缝合、结扎力度适中，若主胰管无法寻找，可在靠近主胰管位置行 U 形缝合，断端行褥式缝合。

（7）术后常规在胰腺创面周围放置双套管，侧孔足够，保持引流管通畅，并监测引流管中引流液的量与性状，监测其淀粉酶水平的变化。

若术后证实有胰瘘发生，应早期进行冲洗，临床症状较轻者一般采取保守治疗，同时可给予生长抑素等药物治疗，大多都能愈合；对于迁延不愈的胰瘘可择期手术治疗，同时应警惕继发性腹腔感染和腹腔出血的发生，并针对病人情况，给予禁食、营养支持、抑酸、抗炎处理，不排除再次手术的可能。

（五）术后脾梗死

术后脾梗死发生的关键在于是否保留脾动、静脉。有多项研究报道保留脾动、静脉者术后发生脾梗死的概率远低于未保留者。因此在术中，应尽量保留脾动、静脉，对于脾大患者，严禁切断脾动、静脉，如已损伤，可联合脾脏切除；对于不保留脾动、静脉的保脾患者，切断脾动、静脉后应主要观察脾脏色泽的变化，如果脾脏血供不可靠，应联合切除脾脏。保脾胰体尾切除术后应严密观察患者生命体征和化验指标等变化，对怀疑有脾梗死发生的患者，可行超声检查以助明确诊断。对于早期发现的局灶性脾梗死，早期使用抗生素治疗，多数可保守治愈。

十、现状与展望

腹腔镜保脾胰体尾切除术作为治疗胰腺体尾部良性肿瘤及单发小肿瘤的优选术式，在国内外各大中心已有较多报道。现有的研究证据表明，腹腔镜保脾胰体尾切除术相较于开腹手术在缩短手术时间、减少术中出血量及缩短术后住院日方面均有明显优势。Kwon[18]等纳入了该中心 111 例行胰体尾切除术的患者，他们证实行腹腔镜保脾胰体尾切除与行腹腔镜胰体尾切除联合脾切除术的患者在术后生活质量、术后住院日、感染发生率、胰瘘发生率等方面没有差异。从现有证据来看，腹腔镜保脾胰体尾切除术是安全可行的，常用的术式有 Kimura 法及 Warshaw 法，已有的系统评价[19]提示 Warshaw 法与 Kimura 法在术中出血量及术后并发症方面没有显著差异，Warshaw 法相比于 Kimura 法行腹腔镜保脾胰体尾切除术没有明显优势，两种术式外科医生均需掌握，根据病人具体情况及个人经验灵活选择。

目前机器人手术正日益广泛地应用于外科实践，腹腔镜胰腺手术难度大，手术风险较高，目前机器人辅助胰腺手术报道还较少。Eckhardt[20]等比较了 29 例行腹腔镜保脾胰体尾切除术及 12 例机器人辅助保脾胰体尾切除术患者，他们证实机器人辅助手术可以提高脾血管保存率，但两组间在手术时间、术中出血量、术后胰瘘发生率及围术期死亡率方面没有差异。机器人辅助胰腺手术是未来微创胰腺外科发展的重要方向，目前这类研究证据相对较少，需要更多研究来验证其安全性及有效性，我们相信，随着机器人在外科领域的广泛应用，微创胰腺外科会朝着更加精细化的方向继续迈进。

（李敬东）

参考文献

1. Gagner M，Pomp A，Herrera MF. Early experience with laparoscopic resections of islet cell tumors. Surgery，1996，120（6）：1051-1054.

2. Cuschieri A，Jakimowicz JJ，Van SJ. Laparoscopic distal 70% pancreatectomy and splenectomy for chronic pancreatitis. Annals of Surgery，1996，223（3）：280-285.

3. Holdsworth RJ，Cuschieri A，Irving AD. Postsplenectomy sepsis and its mortality rate：Actual versus，perceived risks. British Journal of Surgery，1991，78（9）：1031-1038.

4. Shoup M，Mcwhite K，Leung D，et al. The value of splenic preservation with distal pancreatectomy. Archives of Surgery，2002，137（2）：164-168.

5. Melotti G，Butturini G，Piccoli M，et al. Laparoscopic distal pancreatectomy：results on a consecutive series of 58 patients. Annals of Surgery，2007，246（1）：77-82.

6. Warshaw AL. Distal pancreatectomy with preservation of the spleen. Journal of Hepato-Biliary-Pancreatic Sciences，2009，17（6）：808-812.

7. 吕少诚，史宪杰. 腹腔镜胰体尾切除术的研究进展. 军医进修学院学报，2012（11）：1201-1204.

8. 罗建强，梁中骁，黄顺荣，等. 腹腔镜手术治疗胰腺假性囊肿六例的体会. 中华普通外科杂志，2005，20（3）：199.

9. Kimura W，Inoue T，Futakawa N，et al. Spleen-preserving pancreatectomy with conservation of the splenic artery and vein. Surgery，1996，120（5）：885-890.

10. Warshaw AL. Conservation of the spleen with distal pancreatectomy. Archives of Surgery，1988，123（5）：550-553.

11. 黄超杰，牟一平，徐晓武，等. 腹腔镜保留脾脏胰体尾切除术后脾血管通畅性的随访研究. 浙江省医学会肿瘤外科学分会（Zhejiang Association of Surgical Oncology）. 2015浙江省肿瘤外科学术年会暨首届钱江国际肿瘤外科高峰论坛论文汇编. 浙江省医学会肿瘤外科学分会（Zhejiang Association of Surgical Oncology），2015：1.

12. 牟一平，姜川，严加费. 腹腔镜胰体尾切除术的手术路径及保脾方法. 外科理论与实践，2009，14（06）：603-604.

13. 胡文迪. 保脾腹腔镜胰体尾切除术脾血管保留与脾血管切除的对比研究. 浙江大学，2014.

14. 牟一平，严加费. 保留脾脏的腹腔镜胰体尾切除术. 腹腔镜外科杂志，2010，15（09）：644-646.

15. 谭毓铨. 现代肝胆胰脾外科. 长春：吉林科学技术出版社，1992.

16. 章锡龄，王鹤鸣. 脾静脉25例解剖数据分析. 南京医科大学学报自然科学版，2001，21（1）：62-64.

17. 吕少诚，史宪杰. 腹腔镜胰体尾切除术的研究进展. 军医进修学院学报，2012（11）：1201-1204.

18. Kwon W，Jang JY，Kim JH，et al. An Analysis of Complications，Quality of Life，and Nutritional Index After Laparoscopic Distal Pancreatectomy with Regard to Spleen Preservation. J Laparoendosc Adv Surg Tech A，2016，26（5）：335-342.

19. Yu X，Li H，Jin C，et al. Splenic vessel preservation versus Warshaw's technique during spleen-preserving distal pancreatectomy：a meta-analysis and systematic review. Langenbecks Arch Surg，2015，400（2）：183-191.

20. Eckhardt S，Schicker C，Maurer E，et al. Robotic-Assisted Approach Improves Vessel Preservation in Spleen-Preserving Distal Pancreatectomy. Dig Surg，2016，33（5）：406-413.

第九章

后腹腔镜胰体尾切除术

一、背　　景

胰体尾切除是比较成熟的技术，已得到广泛的开展和应用。尤其是近些年来开展的腹腔镜下或机器人辅助的胰体尾切除，发展迅猛，大有普及之势。但是目前无论何种胰体尾切除术，都存在术后胰瘘、感染及出血等风险。临床也一直在探索新的术式及方法以期提高手术安全性及效率，包括使用直线切割闭合器或多重缝合方法，但上述方法均未得到广泛的肯定。笔者所在的单位通过大样本开腹及微创胰腺手术病例积累的经验，探索新的胰腺手术方法，希望该方法可以更符合胰腺解剖特点，更安全、更简单、更适合推广。

2009年我单位刘荣教授课题组锁定后腹腔镜技术，开展后腹腔镜胰腺手术的动物实验，在成功完成猪的后腹腔镜胰体尾切除的基础上，于2010年2月完成国际首例后腹腔镜胰岛素瘤剜除术，并于一年后将初期经验撰文发表于 *Surg Endosc*。迄今，刘荣教授共完成约50例后腹腔镜胰腺手术，其中包括胰岛素瘤剜除术、胰体尾切除、腹膜后肿瘤剥除、胰腺坏死物清除置管引流[1]等手术。对比传统开腹手术，后腹腔镜胰腺手术后胰瘘发生率虽未有明显降低，但研究组中术后胰瘘患者无一例发生严重的胰瘘相关并发症，术后安全性显著高于其他胰腺术式。

二、适　应　证

后腹腔镜胰腺切除术（retroperitoneoscopic pancreatectomy，RP）主要应用于病变位于胰体尾处，实质深面，肿瘤直径≤5cm。其适应证包括胰岛细胞瘤、无功能神经内分泌肿瘤、实性假乳头状瘤、黏液性及浆液性囊腺瘤、胰管内乳头状黏液腺瘤等良性及低度恶性肿瘤。同时既往无后腹膜手术史，不影响手术操作者。

其相对禁忌证包括，胰体尾处靠腹侧偏胰腺上缘的浅表病变，建议首选经腹侧的腹腔镜剜除手术。胰体尾部恶性肿瘤及肿瘤巨大不适合用后腹腔镜入路切除者。

三、术前评估

（一）评估患者的基本情况

后腹腔镜手术对患者的生理负担影响较小，特别适合年龄大于 70 岁的高龄患者及肥胖病人，以及既往有左侧上腹部手术史的病人。对所有的病人在手术前进行严格的心脏、肺和肾功能的评价，尤其是双侧肾脏功能评估比较重要。对于术前贫血、低蛋白血症者，建议术前积极纠正。

（二）其他术前检查

薄层增强 CT 及增强 MRI 对于术前明确占位大小、位置、血供以及初步判断良恶性具有重要意义，术前明确胰体尾部的脾动静脉走行及大的分支情况对于手术指导更有意义。另外，除了常规的血液学检查（血常规、生化、凝血等），还要检查血清肿瘤标记物，特别是 CA19-9。

四、手术操作

1. 患者取左侧肾上腺体位，右侧卧位抬高腰桥。可参考泌尿外科后腹腔镜肾上腺手术方法建立腹膜后空间和布置 Trocar（图 9-1）。先于左侧第十二肋尖下腋后线处纵行切开皮肤约 3cm，用血管钳钝性分离肌层和腰背筋膜进入肾旁后间隙（以手指能摸到光滑的肋骨内侧面为准），然后食指钝性分离推开腹膜后放入一次性球囊扩张器，充气 600~800ml，持续 3~5 分钟后排气，取出扩张器。

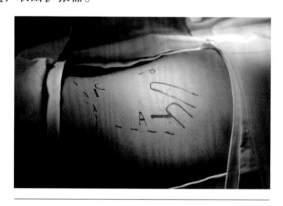

图 9-1　体位及 Trocar 位置

2. 手指引导下分别在腋前线十一肋下和腋中线髂嵴上 1~3cm 处戳孔（图 9-1），分别放置 5mm Trocar 和 12mm Trocar 各一个，作辅助孔和进镜孔用。腋后线处切口放入 12mm Trocar 一个，周边用丝线间断缝合以防漏气。后腹腔镜胰腺切除术也可以采用单孔方法完成，切口选择于传统 C 孔上方约 3~5cm 处，长约 3~4cm，平行于皮纹。

3. 人工腹膜后空间建立后，腹腔镜下可见腹膜后脂肪组织。首先使用超声刀钝锐结合分离腹膜后脂肪，分离肾周筋膜、侧锥筋膜，显露后腹膜。后腹腔镜下胰腺显露主要有两个解剖路径：一为后侧入路，即先于肾旁后间隙，经肾周间隙，最终自后侧进入肾旁前间隙（即胰腺所在的间隙）进行手术；另一种为旁侧入路，同样始于肾旁后间隙，直接进入结肠系膜后叶与肾周筋膜间潜在的间隙，即无血管区而充满疏松结缔组织的 Toldt's 筋膜间隙，向侧上方分离最终进入肾旁前间隙，进而显露胰腺。

4. 如肿瘤处于胰腺体尾部背侧边缘，可以行肿瘤局部剜除术。如肿瘤体积较大，与主胰管关系密切，或病变位于胰尾最末端，可选择胰体尾切除术。首先通过后侧入路或旁侧入路显露胰体尾，钝性分离周围疏松结缔组织，推开腹侧腹膜（即胰腺被膜），注意避免损伤其背侧脾动静脉。使用电凝钩小心分离胰体尾与脾动静脉（图9-2），待胰体尾完全游离后，可根据术者习惯使用超声刀直接离断胰腺（图9-3），于镜下用 3-0 或 4-0 血管滑线间断或连续缝合胰腺近侧断面，以减少胰漏的发生，也可使用腹腔镜下直线切割闭合器横断胰腺。

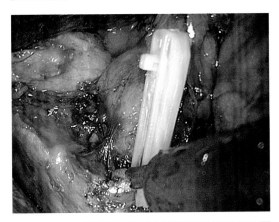

图 9-2　沿脾动静脉分离胰尾

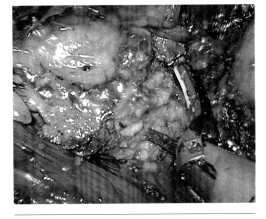

图 9-3　超声刀离断胰腺

5. 术中如损伤后腹膜，可以使用 hem-o-lok 夹闭破口，必要时于左上腹戳孔，放置 5mm Trocar 排气。如损伤脾动静脉，百克钳（biclamp）止血，如止血失败后可选择镜下缝合止血，或直接夹闭。

6. 胰腺断面处理、引流管放置　胰腺创面使用百克钳或氩气刀止血，敷以止血材料，选择性喷洒生物蛋白胶。切除标本一般使用腔镜下标本袋取出，留置腹腔引流管 1~2 根，经原 Trocar 孔引出。

五、围术期管理

（一）术后监测及护理
术后持续心电血压监护 8~12 小时。术后第一天拔除尿管，同时开始进流质饮食及下床活动。

（二）抗生素的使用
预防性应用二代头孢类抗生素至术后 72 小时。如术后出现感染，应根据感染部位常见感染细菌或培养结果来选用抗生素。

（三）术后引流管拔除
术后观察三天，如无胰瘘及出血，可早期拔除引流管。如术后出现胰瘘（淀粉酶大于正常上限三倍），可待引流量明显减少后逐步退管后再拔除引流管。期间可以使用生长抑素或其类似物减少胰液分泌。

六、讨　论

（一）手术要点

后腹腔镜胰体尾部手术需根据病变位置选择合适的解剖路径，选择正确可以提高手术的安全性及效率，缩短手术时间。其中后侧入路为后腹腔镜胰腺手术常用解剖路径，适用于位于远端胰腺后方、后上方附近病变，或远端胰腺切除术。旁侧入路适用于远端胰腺前方或前下方附近病变。入路选择的不合理将使手术操作变得复杂，从而延长手术时间。临床应用中两种入路并不冲突，有时可联合应用。后腹腔镜手术在间隙的建立及早期分离时，因缺乏常规腹腔手术时的解剖定位，易导致"误入歧途"、事倍功半，因此需要术者及扶镜助手始终保持头脑清醒，注意结合体外解剖标志，进行镜下的分离[2]。

后侧入路在显露远端胰腺时有个非常重要的技巧，即自脾动静脉的上方钝性推开肾前筋膜，显露脾动静脉。直视脾动静脉下游离胰腺会更加安全[3]。笔者单位通过动物实验及临床实践观察到肾前筋膜消失或减弱于胰腺后上方，胃胰皱襞处，因此，此处成为进入肾旁前间隙最安全的入口。游离远端胰腺时，为避免脾动静脉的主干损伤，处理分支血管时宜距离主干血管 2mm 左右[4-7]。此外，术中打开肾前筋膜时注意避开脾动静脉跳动明显处，亦可减少损伤概率。

（二）并发症及其防治

术中主要并发症有腹膜损伤及脾、肾等周围脏器的副损伤。后腹膜损伤使得 CO_2 进入腹腔，引起腹腔高压。这种损伤最常见于两处操作区域，两者损伤后处理方式各不相同。一是肾周筋膜损伤，此时腹膜的损伤会限制腹膜后操作空间的建立和扩大，多需处理。术中可以使用 hem-o-lok 夹闭破口，必要时于左上腹戳孔，放置 5mm Trocar 排气。另一处在显露胰腺腹侧及上方时，此处壁层腹膜与胰腺关系密切，即便操作轻柔，损伤有时在所难免，但此处损伤对腹膜操作空间影响不大，可不予处理。避免损伤后腹膜的关键在于解剖间隙的正确，操作上钝性分离为主，辅以锐性分离。

术后并发症和开腹手术及常规腹腔镜手术类似，主要为胰瘘，关键在于保持通畅的引流。后腹腔镜手术可以减少胰腺术后胰瘘相关严重并发症的发生。这点在笔者单位应用后腹腔镜技术进行重症急性胰腺炎外科处理时得到了较为充分的佐证。但是后腹腔间隙为疏松结缔组织构成，漏出的胰液虽然不容易激活，但也不容易局限，因此应注意引流管的合理摆放及通畅引流[8]。

七、展　望

后腹腔镜胰腺手术，作为一种新型术式，现已成功应用临床[9]。其潜在的优势包括入路直接、显露简单、手术安全性高、术后并发症少、不受既往腹部手术史影响等，并且患者术后不留有腹腔粘连，术后引流通畅，即便出现胰瘘，一般也不会引起腹膜炎、腹腔感染、血管腐蚀出血等严重后果[10]。

根据笔者单位的初步经验和泌尿外科后腹腔镜的广泛应用，我们预判后腹腔镜技术同样可以应用于胰头和钩突处小体积肿瘤的手术切除中[11]。相信随着经验的积累及对镜下解剖学理解的深入，后腹腔镜技术在胰腺外科中的应用必将进一步拓展[12]。

（刘　荣　赵之明）

参考文献

1. Ahmad HA，Samarasam I，Hamdorf JM. Minimally invasive retroperitoneal pancreatic necrosectomy. Pancreatology，2011，11（1）：52-56.

2. Alverdy J，Vargish T，Desai T，et al. Laparoscopic intracavitary debridement of peripancreatic necrosis：preliminary report and description of the technique. Surgery，2000，127（1）：112-114.

3. Ammori BJ. Laparoscopic transgastric pancreatic necrosectomy for infected pancreatic necrosis. Surg Endosc，2002，16（9）：1362.

4. Babu BI，Sheen AJ，Lee SH，et al. Open pancreatic necrosectomy in the multidisciplinary management of postinflammatory necrosis. Ann Surg，2010，251（5）：783-786.

5. Bakker OJ，van Santvoort HC，van Brunschot S，et al. Endoscopic transgastric vs surgical necrosectomy for infected necrotizing pancreatitis：a randomized trial. JAMA，2012，307（10）：1053-1061.

6. Carter CR，McKay CJ，Imrie CW. Percutaneous necrosectomy and sinus tract endoscopy in the management of infected pancreatic necrosis：an initial experience. Ann Surg，2000，232（2）：175-180.

7. Jha RK，Ma Q，Sha H，et al. Acute pancreatitis：a literature review. Med Sci Monit，2009，15（7）：RA147-156.

8. Morise Z，Yamafuji K，Asami A，et al. Direct retroperitoneal open drainage via a long posterior oblique incision for infected necrotizing pancreatitis：report of three cases. Surg Today，2003，33（4）：315-318.

9. Loveday BP，Rossaak JI，Mittal A，et al. Survey of trends in minimally invasive intervention for necrotizing pancreatitis. ANZ J Surg，2011，81（1-2）：56-64.

10. Zhang X，Fu B，Lang B，et al. Technique of anatomical retroperitoneoscopic adrenalectomy with report of 800 cases. J Urol，2007，177（4）：1254-1257.

11. Zhao G，Xue R，Ma X，et al. Retroperitoneoscopic pancreatectomy：a new surgical option for pancreatic disease. Surg Endosc，2012，26（6）：1609-1616.

12. 刘荣. 腹腔镜胰腺外科手术操作要领与技巧. 北京：人民卫生出版社，2016：96-108.

第十章

腹腔镜胰腺中段切除术

一、背 景

作为治疗胰颈或胰体病变的传统术式，胰十二指肠切除术（pancreaticoduodenectomy，PD）和远端胰腺切除术（distal pancreatectomy，DP）切除了大量的正常胰腺组织，可能导致胰腺内外分泌功能过度损害；同时需连带切除肝外胆管、十二指肠或脾脏，带来较大的手术创伤及并发症风险。1957 年 Guillemin 等[1]首次尝试对一例慢性胰腺炎患者实施了切除胰腺中段的术式，1988 年 Fagniez 等[2]首次将切除胰腺中段的术式用于胰腺良性肿瘤的治疗。胰腺中段切除术（central pancreatectomy，CP 或 medial pancreatectomy，MP）或胰腺区段切除术（segmental pancreatectomy，SP）作为一种胰腺节段性切除手术，施术对象为胰腺中段良性疾病或低度恶性肿瘤患者，目的是最大限度地保留正常胰腺组织和术后胰腺内外分泌功能。通常 PD 需切除 30%~50% 的胰腺，DP 则需要切除 60%~90% 富含胰岛细胞的胰腺实质，两者术后发生糖尿病的风险分别高达 22%~50% 和 25%~90%[3,4]。Sauvanet 等[5]的多中心研究结果显示，CP 术后糖尿病的发生率低至 2%，其原因是 CP 保留了 75% 的胰腺组织，他们认为在胰腺手术中保留 5cm 以上的胰尾部胰腺组织就可以有效预防部分糖尿病的发生。Crippa 等[6]报道，CP 和 DP 远期新发糖尿病或糖尿病在原基础上加重的比率分别为 4% 和 38%，出现外分泌功能不足比率分别为 5% 和 15.6%。可见 CP 对胰腺功能保留的价值。再者，CP 相对于 PD 保留了胃肠道、胆道的正常生理结构和功能，免除实施胆肠和胃肠吻合；相对于 DP 保留了胰尾和脾脏，保存了脾脏的免疫、抗感染和凝血功能。尽管 CP 术后形成两个胰腺断面，但随着技术的进步，其术后胰瘘发生率为 13%~15%，与 DP 相当，并没有显著增加术后胰瘘的风险[6,7]。

近年来随着腹腔镜微创外科理念和技术的飞速发展，腹腔镜胰腺中段切除术（laparoscopic central pancreatectomy，LCP）得到越来越多的应用[8-10]。腹腔镜可以为术者提供更好的视野，为精细操作提供条件，其带来的优势是显而易见的：有利于肠系膜血管和脾脏血管的精细解剖以及对走行于胰腺实质内的细小穿支进行游离和处理；有利于寻找细小的主胰管，为胰肠吻合提供精准缝合基础；较小的术口、更小的创伤、更短的术后恢复期以及更高的术后生活质量都将为患者带来更好的手术体验。现代能量外科和切割闭合器的使用也为 LCP 的实施提供了便利。开腹术式所涉及的解剖学难点都可以在腔镜下进行预测和处理，静脉入路和动脉入路的解剖方法在腹腔镜术式中都被成功报道。同样的，诸如结肠前、后的胰胃、胰肠吻合等多种消化道重建方法也都在腔镜下得以重现。但腹腔镜下胰腺实质、脉管的解剖存在一定难度，腹腔镜下实施胰肠吻合也将对术者的腔镜技术提出更高的要求。故笔者认为，在条件成熟的外科中心实施 LCP 是安全、可行的，但应在严格把握适应证的基础上，谨慎地选择病例并作出详细的术前评估。

二、适 应 证

（一）胰腺肿瘤

位于胰腺颈、体部的良性或低度恶性肿瘤是 CP 的最主要适应证，主要包括：功能性和非功能性胰腺内分泌肿瘤、浆液性或黏液性腺瘤、非侵袭性的胰腺导管内乳头状黏液瘤以及胰腺实性假乳头状瘤等[6,7]。肿瘤直径一般为 2.0~5.0cm；良性肿瘤因位置较深，局部摘除有损伤主胰管的风险；或低度恶性肿瘤有可能导致肿瘤残留者，此类患者远端胰腺需切除 5cm 以上以保证切缘阴性。文献报道 CP 最常见的适应证依次为：胰腺神经内分泌肿瘤（35%），导管内乳头状黏液性肿瘤（33%），实性假乳头状肿瘤（12%）和黏液性囊腺瘤（6%）[7]。

（二）胰腺转移瘤

胰颈、体部孤立的转移灶，如肾癌或胰腺内分泌肿瘤转移灶。其适应证与低度胰腺恶性肿瘤相同。

（三）非肿瘤性囊性病变

不宜剜除的胰腺非肿瘤性囊性病变如淋巴囊肿、皮样囊肿、包虫囊肿等。

（四）慢性胰腺炎

伴有局部胰管狭窄或胰管结石，CP 最早被用于治疗慢性胰腺炎[1]。

（五）局灶性炎性肿块

外伤、急性胰腺炎或其他原因导致的胰腺中段局灶性炎性肿块。笔者采用 LCP 治疗 2 例因胰腺外伤导致胰颈部局灶炎性肿块并反复发作胰体尾部急性胰腺炎的病人，取得了良好疗效。

三、术 前 评 估

LCP 需严格把握手术适应证，术前需对疾病的性质、位置，以及病变周围血管的走行和变异进行精确评估。

（一）CT 检查

评估病变的位置、大小、性质、有无血管侵犯、有无淋巴及其他脏器转移等。薄层增强 CT 扫描可以发现小于 0.5cm 的微小肿瘤病灶；CTA 可以显示肿瘤周围的血管走行与变异，如胃十二指肠动脉、脾动脉、胰背动脉等，结合 CT 影像 3D 重建可以精确评估肿瘤所在位置、大小、与周围血管的关系，以及计算剩余胰腺体积、规划预切线等，从而为术前手术方案的制订提供精确数据。

（二）MRI

相比 CT，MRI 有更高的软组织分辨率，MRI 动态增强扫描可以发现一些 CT 扫描中等密度的病灶。薄层增强 CT 扫描结合 MRI 动态增强扫描可以提高胰腺肿瘤的诊断率。MRCP 检查可以显示胰管病变及主胰管和副胰管的走行。

（三）超声内镜

超声内镜是一种新的胰腺疾病诊断方法，它可以避免肠腔气体的干扰，对胰腺的显示更加清晰，其敏感性甚至高于 CT。超声内镜可以同时显示胰腺实质和胰管的病变，并对肿瘤浸润、局部淋巴转移、血管侵犯进行评估，结合细针穿刺技术还可获得组织学样本。

（四）ERCP 检查

有助于了解胰管病变及胰管变异情况。

四、手术步骤（视频 7）

（一）病人体位

病人平卧位，两腿分开，气腹建立后，取头高脚低 30°。

（二）Trocar 布局

视频 7 腹腔镜胰腺中段切除术

采用 4~5 个 Trocar，"V"字型布局。脐下缘 10mm Trocar 为观察孔，双侧锁骨中线脐平面上 2~3cm 处为 2 个主操作孔，其中，左侧为 5mm Trocar，右侧为 12mm Trocar（用于放置切割闭合器），双侧腋前线肋缘下布置 1~2 个 5mm Trocar 作为辅助操作孔（图 10-1）。术者站在患者双腿之间。

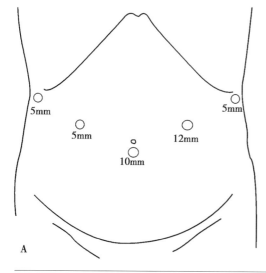
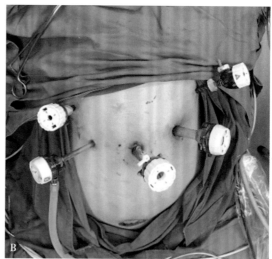

图 10-1 Trocar 布局
A：模拟示意图；B：术中图

（三）探查

离断胃结肠韧带，显露胰腺，探查胰腺肿物及周围器官和淋巴结；较小的病灶可采用术中超声进一步准确定位与评估。必要时可穿刺活检，明确病理诊断并指导术式选择。

（四）游离并离断中段胰腺

1. 沿胰颈下缘解剖显露肠系膜上静脉（superior mesenteric vein，SMV）与脾静脉

（splenic vein，SV）起始部。

2. 打开胰体下缘腹膜，沿脾静脉前方向左侧分离，逐一结扎离断脾静脉与胰腺之间的所有穿支血管，分离至肿瘤左侧 2~3cm 处的正常胰腺。

3. 胰颈上缘显露 No. 8a 组淋巴结，切除 No. 8a 淋巴结显露肝总动脉（common hepatic artery，CHA）及胃十二指肠动脉（gastroduodenal artery，GDA），于 CHA、GDA 与胰腺上缘之间的三角区内显露门静脉（portal vein，PV），注意此处可能有胰背动脉分支。

4. 在胰颈后方与 SMV、PV 前方的无血管区钝性分离，建立胰后隧道，放置悬吊带（图 10-2）。

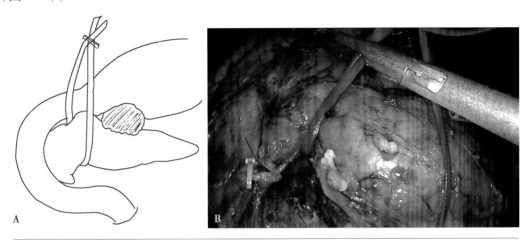

图 10-2 胰颈部放置悬吊带
A：模拟示意图；B：术中图

5. 于胰颈距病变 1cm 处离断胰腺（图 10-3）。可采用直线切割闭合器离断，根据胰腺质地、厚度选择切割闭合器钉仓，一般为 3.5~4.8mm，击发前应预先压迫胰腺 30 秒以上，每击发一次，中间应停顿 10~15 秒，以确保胰腺断端闭合良好。亦可用超声刀离断，分离出胰管予以缝扎，残端间断褥式缝合。

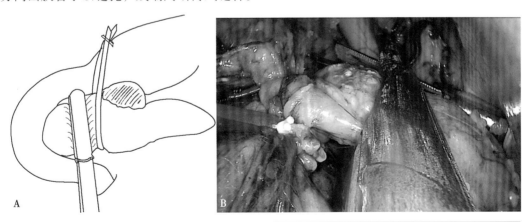

图 10-3 切割闭合器于胰颈处离断胰腺
A：模拟示意图；B：术中图

6. 将胰腺向左侧翻起，沿 CHA、胰腺上缘向左侧解剖脾动脉（splenic artery，SA），此处可能有胃左静脉汇入 SV，注意加以保护。沿 SV 前方向胰尾方向游离，结扎离断 SA 与胰腺间的穿支血管。向左侧继续分离直至距病变 2~3cm 的正常胰腺为止。

7. 距病变左侧 1cm 用超声刀离断胰腺，此处胰管多居于中间位置，注意显露。至此，病变胰腺组织完全切除（图 10-4）。

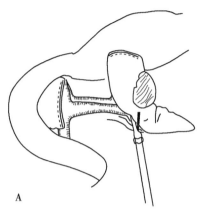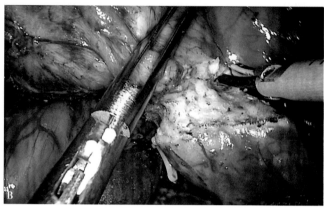

图 10-4 离断远端胰腺
A：模拟示意图；B：术中图

（五）消化道重建

可采用胰胃吻合或胰肠吻合。

1. 胰胃吻合（图 10-5） 我们通常采取双层捆绑式胰胃吻合。胰管放置内支架，胰腺残端褥式缝合，游离胰腺残端约 3cm，于胃底后壁相当部位环形切开约 2cm，相应位置的胃前壁横形切开约 3~4cm，胃后壁环形切开处的胃黏膜和浆肌层分别用 3-0 血管滑线做 2 个荷包缝合，黏膜层荷包线头从胃腔拉到前壁，将胰腺残端自胃后壁切口送入，前壁切口拉出；依次收紧黏膜和浆肌层荷包线（松紧适度）。最后连续缝合胃前壁。

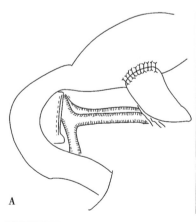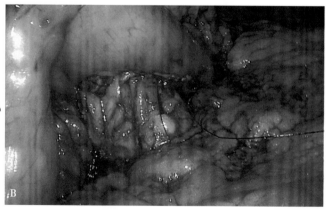

图 10-5 胰胃吻合
A：模拟示意图；B：术中图

2. 胰肠吻合　我们一般采用胰管对空肠黏膜端侧双层吻合，肠祥可采用 Roux-en-Y（图 10-6A、B）或祥式（图 10-6C、D）吻合。近年我们多采用后者，操作更为简便。胰管对空肠吻合的后壁采用 3-0 血管滑线做 2~3 个胰腺贯穿（对空肠浆肌层）褥式缝合。胰管对空肠黏膜采用 3、6、9、12 点 4 定点间断缝合，胰管放置内支架。如胰管过于细小，则放置内支架后，做较大口径的空肠黏膜对胰腺断面连续缝合。胰肠前壁采用间断缝合。空肠祥的吻合采用双直线切割闭合器法，即先行空肠祥间侧侧吻合，再用三角吻合法进行闭合。

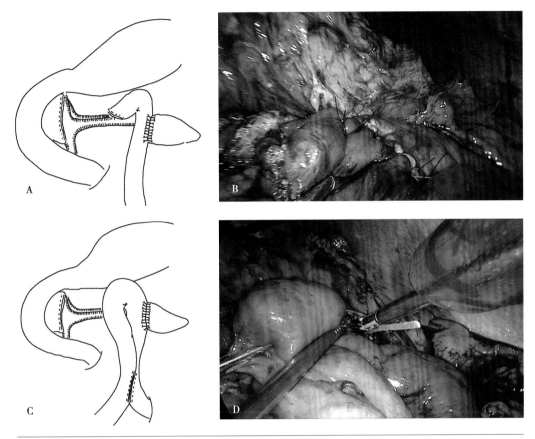

图 10-6　胰肠吻合
A：Roux-en-Y 吻合模式图；B：Roux-en-Y 吻合术中图；C：祥式吻合模式图；D：祥式吻合术中图

3. 放置引流　检查吻合口通畅性，确定无活动性出血后，冲洗腹腔，胰腺断端放置双套管引流管 1 根，此引流管术后易发生移位，可用周围浆膜覆盖其上方并缝合固定。胰肠（或胰胃）吻合口下方放置双套管引流管 1 根，引流管经 Trocar 孔分别引出。

4. 取出标本　如肿块较小，则弧形扩大脐观察孔取出标本；如标本较大，则取耻骨上横切口约 3~4cm 取出。

五、围术期管理

（一）药物治疗
术中及术后应用抗生素各 1 次；常规使用生长抑素抑制胰酶分泌 5~7 天；胰胃吻合

者，术后胰腺残端可能发生出血，故口服抑酸和胃黏膜保护药物 4 周。

（二）进食与下床活动

麻醉清醒即拔除胃管；第 2 天即可少量饮水，但为了减少胰酶分泌，促进胰腺残端愈合，术后 5~7 天才可恢复正常饮食。术后第 2 天即鼓励病人下床活动。

（三）术后观察

除常规腹部手术的观察外，重点关注腹腔引流液量、性状，连续监测引流液淀粉酶指标。引流管常规接袋引流，不推荐持续负压吸引，以避免虹吸效应。胰肠（胰胃）吻合口的引流液如连续 3 天淀粉酶处于正常值，则予以拔除。胰腺残端可能发生迟发性胰瘘，故处该引流管常在病人恢复正常饮食后 2~3 天拔除（通常术后 7~9 天）。

（四）胰瘘的处理

A 级胰瘘无需特殊处理；B 级胰瘘用生理盐水间断冲洗；C 级胰瘘则予以生理盐水持续冲洗，低负压吸引。同时定期 B 超或 CT 观察局部有无残腔、积液，周围动脉有无假性动脉瘤。冲洗、引流期间，病人禁食，使用生长抑素，经鼻胃放置空肠营养管予以肠内营养。待引流液淀粉酶恢复正常，性状清亮，影像学检查局部无残腔和积液，胰肠（胰胃）引流管造影未见异常后，夹管 2~3 日，观察病人无异常后再予拔除引流管。

六、讨　　论

（一）手术安全性

近年来，随着腹腔镜保脾远端胰腺切除术的广泛开展，更加注重胰腺功能保护的腹腔镜中段胰腺切除日益受到重视。相对于 DP，CP 在胰颈部的离断、病变从脾血管上分离等重要技术环节上无明显区别，但 CP 增加了胰体尾部离断和消化道重建过程，因此，对术者的腔镜技术以及团队配合提出了更高的要求。为保证手术安全实施，以下几个技术环节需要重点关注：

1. 在病变切除过程中，建立胰后隧道，对胰腺实施有效提吊与牵引是手术成功的关键之一。由于胰颈后方与 SMV、PV 之间为无血管区，利用此自然解剖间隙分离安全可靠，但需注意其上缘可能的动脉变异，建议术前 CTA 检查详细评估。

2. 脾静脉与胰腺间的穿支血管处理不当是术中出血的主要原因之一。为避免操作过程中血管夹撕脱，建议采用细丝线结扎，超声刀离断。

3. 胰体尾处胰管有时非常细小，解剖有一定难度。可适当调整镜头的放大倍数，形成更清晰的视野。此处胰管多居于胰腺断面中间位置，离断胰腺时可采用"围剿"的方式，用超声刀小口蚕食，由外围向中间层层推进，显露胰管后，用剪刀锐性离断，以利吻合。

4. 消化道重建不仅需术者熟练的腔镜下缝合技术，还要不断对重建程序进行优化，以确保吻合的质量，减少术后胰瘘的发生。

（二）手术入路的选择

采用脾动脉（splenic artery，SA）优先入路还是脾静脉（splenic vein，SV）优先入路并无本质区别。某些肿瘤较大的病例会阻挡 SA 的视角，此时从静脉入手，建立胰后隧道后，先离断胰腺，再解剖 SA 会更加容易。

（三）双吻合与单吻合的选择

双吻合即空肠与胰腺两边的断端进行"Ω"形吻合（图 10-7）。理论上，"Ω"形吻合降低了胰头残端由于 Oddi 括约肌的存在引起的胰管内高压，可以减少胰头残端胰瘘概率。但目前仍缺乏临床研究证据。况且"Ω"形吻合多一个胰肠吻合口，不仅增加了 LCP 的手术难度，而且当两侧吻合口均发生胰瘘时，消化液的刺激会增强胰酶的腐蚀作用，发生严重血管并发症的概率有可能增加。因此，该法相对胰头残端关闭、远端胰肠吻合的方法孰优孰劣尚待进一步研究。

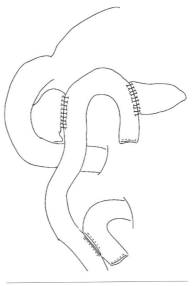

图 10-7　胰肠"Ω"形吻合

（四）胰腺断端的处理

由于腔镜直线切割闭合器的广泛使用，胰腺断端的处理更为便利。但有两点需要注意：一是胰腺的质地，质地坚硬的胰腺（如慢性胰腺炎）可塑性差，切割闭合器往往难以良好闭合胰腺断端，此时可采用超声刀离断后缝合处理，或选择"Ω"形双吻合；二是直线切割闭合器的使用方法和钉仓的选择，常用钉仓规格为 3.5~4.8mm，依据胰腺质地、厚度选择不同钉脚厚度的钉仓，击发前预先压迫 30 秒以上可使胰腺组织充分塑型，手动闭合器在保持动作稳定的同时，每击发一次停顿 10~15 秒可使胰腺组织进一步塑型，从而确保胰腺断端良好闭合，减少胰瘘发生的概率。

（五）消化道重建术式选择

胰肠吻合和胰胃吻合的选择在各类胰腺手术中一直存在争议。有学者认为胰胃吻合可以降低术后胰瘘发生概率，因为胰酶在酸性的胃液中无法激活，避免了吻合口自身消化的发生；胃壁血供丰富，可确保吻合口的愈合；胃壁比空肠壁厚，更保证确切的缝合而不易被切割，但目前尚缺乏足够的循证医学证据。另外，胰胃吻合也可能对胰腺远期内外分泌功能产生负面影响：胰酶在酸性胃液中被灭活后，从长远来看可能会影响病人的营养状况；胰胃吻合中的胰管可能因胃黏膜修复和食物残渣堵塞而闭合，进一步破坏胰腺的内外分泌功能，与 CP 手术最初的目的相悖。更重要的是，据不完全统计，胰胃吻合后，胃内胰腺断端发生出血的概率远高于胰肠吻合，这可能是限制其广泛应用的主要原因。笔者主要在远端胰管无法显露时使用捆绑式胰胃吻合，以保证胰液的通畅引流。

毫无疑问，腹腔镜微创术式是胰腺手术未来发展的趋势，LCP 为胰腺颈、体部良性疾病或低度恶性肿瘤的患者带来了潜在的疗效获益。但目前尚未获得 LCP 相对于开腹术式决定性优势的证据，其针对恶性肿瘤的远期肿瘤学疗效尚需更多的循证医学证据予以证实，开展多中心前瞻性随机对照研究将为我们带来更多的证据。

（曹 君 闵 军）

参考文献

1. Guillemin P，Bessot M. Chronic calcifying pancreatitis in renal tuberculosis：pancreatojejunostomy using an o-riginal technic. Mem Acad Chir（Paris），1957，83（27-28）：869-871.

2. Fagniez PL，Kracht M，Rotman N. Limited conservative pancreatectomy for benign tumours：a new technical approach. Br J Surg，1988，75（7）：719.

3. Kahl S，Malfertheiner P. Exocrine and endocrine pancreatic insufficiency after pancreatic surgery. Best Pract Res ClinGastroenterol，2004，18（5）：947-955.

4. DiNorcia J，Ahmed L，Lee MK，et al. Better preservation of endocrine function after central versus distal pancreatectomy for mid-gland lesions. Surgery，2010，148（6）：1247-1254.

5. Sauvanet A，Partensky C，Sastre B，et al. Medial pancreatectomy：a multi-institutional retrospective study of 53 patients by the French Pancreas Club. Surgery，2002，132（5）：836- 843.

6. Crippa S，Bassi C，Warshaw AL，et al. Middle pancreatectomy：indications，short- and long-term operative outcomes. Ann Surg，2007，246（1）：69-76.

7. Goudard Y，Gaujoux S，Dokmak S，et al. Reappraisal of central pancreatectomy a 12-year single-center experience. JAMA Surg，2014，149（4）：356-363.

8. Machado MA，Surjan RC，Epstein MG，el al. Laparoscopic central pancreatectomy：a review of 51 cases. Surg Laparosc Endosc Percutan Tech，2013，23（6）：486-490.

9. Kang CM，Lee JH，Lee WJ. Minimally invasive central pancreatectomy：current status and future directions. J Hepatobiliary PancreatSci，2014，21（12）：831-840.

10. Song KB，Kim SC，Park KM，et al. Laparoscopic central pancreatectomy for benign or low-grade malignant lesions in the pancreatic neck and proximal body. SurgEndosc，2015，29（4）：937-946.

第十一章

腹腔镜全胰切除术

一、背　景

全胰切除术，是一种包含了胰十二指肠切除及胰体尾切除步骤的高难度手术。由于该术式无需胰肠吻合，避免了术后发生胰瘘的风险。全胰切除术的发展分为三个阶段：①自Rockey[1]施行第一例全胰切除术后，不少医生将该术式作为胰腺肿瘤的根治性手术在临床中应用[2]。②在经历了初期短暂的流行后，全胰切除术的局限性也愈发显著。多个中心的报道指出，全胰切除术与传统胰十二指肠切除术有着类似的并发症发生率及围术期死亡率，但并没有显著提高患者术后长期生存率[3,4]。此外，全胰切除术所伴随的一些代谢问题（内外分泌功能不足）也使得其在临床中的应用受到限制。③随着近年来外科技术的进步，全胰切除术的手术风险已大大降低，内科药物替代治疗也使病人在术后可以获得更好的生活质量，让全胰切除术又成为部分胰腺弥漫性、多发性疾病的手术指征[5,6]。

现如今，随着微创理念的深入人心以及腹腔镜技术与设备的进步，越来越多的手术能够在腹腔镜下完成。其中，腹腔镜胰体尾切除术由于不涉及复杂的切除及重建步骤，成为了腹腔镜在胰腺外科中开展最广泛最成熟的手术方式[7]。然而，由于相对适应证较少，技术难度大，目前全世界腹腔镜全胰切除术相关的报道仍较少。我们结合相关文献报道（表11-1），将本中心在开展腹腔镜全胰切除术所得到的一些经验分为以下几个方面具体进行阐述[18]。

二、适　应　证

全胰切除术的指征包括以下几个大类：

（一）慢性胰腺炎

1966年，Warren首次对反复发作的慢性胰腺炎病人施行全胰切除术，取得了较好的手术效果，提出该手术适用于那些有顽固性疼痛并且引流效果不佳的慢性胰腺炎病人[19]。随着手术例数的增多，目前已有多个中心报道了全胰切除术在部分严重的慢性胰腺炎患者中有着很好的缓解疼痛的作用[20,21]。由此可见，在部分引流效果不佳，疼痛无法缓解的慢性胰腺炎病人中，全胰切除术仍不失为一种很好的选择。

表11-1　腹腔镜全胰切除术相关报道

	患者数量	适应证	手术方式	保留脾脏	出血量（ml）	手术时间（分钟）	中转	并发症	死亡率
Boggi et al[8]	11	IPMN（8）、胰腺癌（2）、慢性胰腺炎（1）	机器人全胰	3（27.2%）	220（100~450）	600（400~800）	0	7（63.6%）	0
Zureikat et al[9]	10	IPMN（6）、胰腺癌（1）、慢性胰腺炎（3）	机器人全胰+自体胰岛移植	2（20%）	650（400~1000）	560（461~592）	1（10%）	10（100%）	0
Galvani et al[10]	6	慢性胰腺炎（6）	机器人全胰+自体胰岛移植	4（66%）	630（500~800）	717（612~835）	0	2（33%）	0
Giulianotti et al[11]	5	IPMN（1）、胰腺癌（2）、慢性胰腺炎（1）、神经内分泌肿瘤（1）	机器人全胰	2（40%）	310（50~650）	456（300~560）	0	2（40%）	0
Choi et al[12]	3	IPMN（3）	腹腔镜全胰	3（100%）	483（160~800）	423（410~450）	0	1（20%）	0
Dallemagne et al[13]	2	IPMN（1）、神经内分泌肿瘤（1）	腹腔镜全胰	1（50%）	400（200~600）	390（360~420）	0	0	0
Dokmak et al[14]	2	IPMN（1）、神经内分泌肿瘤（1）	手辅助腔镜全胰	0	250（200~300）	315（270~360）	0	1（50%）	0
Kim et al[15]	1	IPMN（1）	腹腔镜全胰	1（100%）	800	300	0	1（100%）	0
Kitasato et al[16]	1	IPMN（1）	手辅助腔镜全胰	0	1300	779	0	1（100%）	0
Marquez et al[17]	1	慢性胰腺炎（1）	机器人全胰+自体胰岛移植	0	1200	900	0	1（100%）	0
Our current series[18]	3	IPMN（2）、神经内分泌肿瘤（1）	机器人全胰（1）、腹腔镜全胰（2）	3	266（100~400）	490（450~540）	0	2（60%）	0

（二）家族性胰腺癌

在过去，由于人们对扩大性肿瘤根治手术的误区，导致胰腺癌曾一度被认为是全胰切除术的手术指征。随着近年来胰瘘能够得到更好的预防及处理，同时越来越多的证据表明，只有0%~6%的胰腺癌为多中心性[22,23]，而全胰切除并不能明显提高患者的总体生存率，因此并不能将胰腺癌作为全胰切除术的常规手术指征。然而，对家族中有三个或三个以上一级亲属罹患胰腺癌的人群中，其发生胰腺癌的概率为普通人群的57倍，而这种胰腺癌的易感性源自于一些常染色体突变，因此称为家族性胰腺癌，而有证据也表明全胰切除术可以避免家族性胰腺癌的发生，因此可以考虑作为部分此类患者的手术指征[24]。

（三）部分进展期或转移性神经内分泌肿瘤

越来越多的证据表明胰腺神经内分泌肿瘤通常不会有一个良性的发展过程，而包括全胰切除术在内的根治性手术，能够延长患者的生存时间以及改善他们的生存质量[25]。因此，随着我们对神经内分泌肿瘤了解更加深入，多发性神经内分泌肿瘤也是全胰切除术的手术适应证之一。

（四）弥漫型胰腺导管内黏液性乳头状肿瘤（intraductal papillary mucinous neoplasm, IPMN）

胰腺IPMN是一种具有恶变倾向的黏液分泌性囊性肿瘤。在交界性IPMN中，可以考虑进行病变部分胰腺切除术[12]。对于牵涉到主胰管的IPMN来说，其恶变概率远远高于分支胰管型IPMN，大约有三分之二的恶性IPMN具有高度侵袭性[26]。目前关于全胰切除术的报道中，IPMN也是其主要手术适应证之一。

三、术前评估及准备

（一）评估患者的基本情况

胰腺切除手术创伤大，术后并发症发生率较高，特别是年龄在70岁以上的人群中确实存在着并发症发生率升高的现象。文献报道的围术期严重并发症主要为心肺并发症[27]。因此，我们对所有病人在手术前进行严格的心脏、肺和肾功能的评价，对高危病人加强围术期管理，降低全胰切除术后并发症发生率。胰腺疾病患者常常伴有消瘦和脱水等症状，因此术前改善患者营养状况、纠正内环境紊乱极其重要[28]。

（二）其他术前检查

薄层三期增强CT对于术前评估占位大小、位置、血供、是否有侵犯等具有重要意义，同时可以评估肿瘤与周围重要结构的关系（腹腔干、门静脉、肠系膜上静脉），判断是否可通过全胰切除术达到R0切除。另外，除了常规的血液学检查（血常规、生化、凝血等），还要检查血清肿瘤标记物，特别是CA19-9。CA19-9对于胰腺癌的敏感性和特异性分别为81%~85%和85%~89%[29]，因此可以对肿瘤性质有一个初步了解。此外，对于术前CT难以诊断的胰腺囊性或实性占位，超声引导下细针穿刺活检（endoscopic ultrasonography-fine needle aspiration，EUS-FNA）扮演着重要的地位。据文献报道，EUS-FNA在诊断胰腺占位中的敏感性和特异性分别达到94%和95%[30]，更重要的是，EUS-FNA引起腹腔内肿瘤播散的风险远远低于CT引导下穿刺活检（2.2% vs 16.3%）。因此，在这类术前需要明确诊断以指导进一步治疗方案的患者来说，EUS-FNA无疑是一种更好的选择。

（三）术前宣教

大多数患者在术前存在不同程度的恐慌与焦虑，个别患者甚至会产生严重的紧张、恐惧或悲观等负面情绪，均会造成患者的应激反应，妨碍手术的顺利进行与术后的康复。有研究证明，个体化的宣教是术后快速康复（enhanced recovery after surgery，ERAS）成功与否的独立预后因素[31]。因此，我们中心在术前通过模拟动画及书面形式向患者及家属介绍围术期治疗的相关知识及术后护理的各种建议，缓解患者紧张焦虑情绪，以使患者理解与配合，促进术后快速康复。

四、病人体位及 Trocar 位置

病人仰卧位，两腿分开，维持 20°左右头高脚低位以便于术中上腹部器官的暴露与操作。Trocar 放置如下图（图 11-1），五个 Trocar 呈半圆形围绕目的器官（胰腺）。其中脐缘 10mm 切口作为腹腔镜观察使用。其余四个 5mm、12mm Trocar 操作孔分别位于患者左侧及右侧腹部。持镜助手站立于患者两腿之间，主刀医生立于患者右侧，负责术中大部分游离，切除与重建工作。助手立于患者左侧，负责大部分暴露，吸引以及少量切除重建工作。

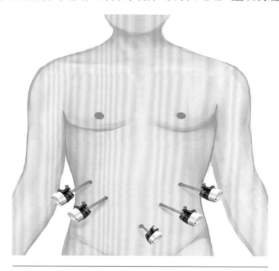

图 11-1　Trocar 放置

五、手术步骤（视频 8）

（一）探查腹腔

手术开始时进行腹腔探查，评估是否存在远处转移。

（二）建立胰颈后方隧道，离断十二指肠

打开胃网膜韧带，进入小网膜囊，显露胰腺及占位。必要时可使用腹腔镜超声协助肿瘤定位。继续向右侧游离胃结肠韧带及结肠肝曲，结扎切断胃网膜右血管及胃右血管，并于幽门远端约 3cm 处离断十二指肠。

（三）Kocher 切口及胰后隧道建立

游离结肠肝曲，然后进行 Kocher 操作游离十二指肠及胰头。之后游离胰

视频 8　腹腔镜全胰切除术

腺下缘，显露肠系膜上静脉，建立胰颈后方隧道（图11-2）。继续沿胰腺下缘向左侧游离部分胰腺，显露脾静脉汇入部。同时游离空肠第一段，于Treitz韧带远端15cm处离断空肠。

（四）离断胆管，游离胰颈

利用超声刀的分离功能，游离胰腺上缘，找到胃十二指肠动脉（gastroduodenal artery，GDA）及肝总动脉，确认动脉无变异后（图11-3），结扎离断胃十二指肠动脉。术中如考虑存在恶性肿瘤可能，我们将常规送快速冰冻，冰冻结果阳性则进行淋巴结清扫，沿着肝总动脉路径清扫腹腔干及肝十二指肠韧带周围淋巴结（No.8、No.9，No.12）。然后切除胆囊，游离肝总管后进行离断。

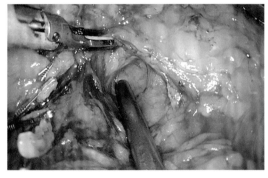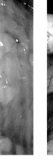

图11-2　胰颈后方隧道的建立　　　　　　图11-3　胃十二指肠动脉

（五）整体（En-bloc）切除胰腺十二指肠

在血管吊带的牵引暴露下，沿着肠系膜上静脉（superior mesenteric vein，SMV）及门静脉（portal vein，PV）轴分离胰头钩突。一些小分支（直径小于3mm）利用双极电凝设备进行离断。同时借助SMV血管吊带的牵引，我们可以更加方便地找到肠系膜上动脉（superior mesenteric artery，SMA）后进一步分离钩突，小动脉分支利用钛夹进行夹闭（图11-4A）。完成胰腺头颈部的游离后，接下来我们沿着胰腺继续游离胰体尾部。在血管吊带的帮助下，依次结扎切断脾静脉分支，在处理胰腺尾部时，应该更加小心避免损伤脾静脉及其相应分支（图11-4B）。完成此步骤后，整个标本均从后腹膜中游离下来，将标本装入标本袋后通过延长脐周切口（5cm）取出。

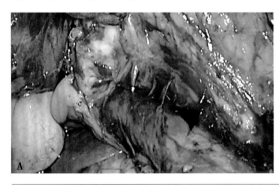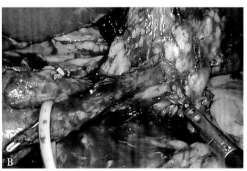

图11-4　血管的处理

A：门静脉小分支的处理；B：脾静脉的游离

（六）消化道重建与引流

重建时，将断端空肠从横结肠系膜中穿出并与肝总管进行吻合，吻合时使用 4-0 可吸收缝线进行单层连续缝合。于胆肠吻合远端约 45cm 处行结肠前的十二指肠空肠吻合，吻合方式采用双层连续缝合，消化道重建完毕后，分别于胆肠吻合口，十二指肠空肠吻合口以及肝肾隐窝处放置三根闭式引流。

六、围术期管理

（一）抗生素的使用

预防性应用抗生素有助于降低手术的感染相关死亡率，因此对于所有胰腺手术的病人都推荐预防性使用抗生素[32]。在没有出现感染的情况下，术后 72 小时内停止使用抗生素。如术后出现感染，应根据感染部位常见感染源或培养结果来选用抗生素。

（二）术后出血

术后出血分为早期出血和迟发性出血。早期腹腔大量出血多发生在术后 24 小时内，往往由于术中止血不彻底引起，并可以通过术者的仔细解剖及精细操作避免。而术后十二指肠空肠吻合口出血和应激性溃疡出血可以通过抑酸药物来控制，术后我们也将常规应用质子泵抑制剂来预防消化道出血。由于切除了整个胰腺，不存在胰瘘问题，因此迟发性出血比较少见。

（三）胃排空障碍

胃排空障碍是胰腺手术的常见并发症，其总体发生率约为 14%。根据文献报道，腹腔内并发症（如积液、感染等）和胰腺扩大根治术为术后胃排空障碍的危险因素[33]。而十二指肠空肠吻合的技巧也与胃排空障碍有一定联系，有研究表明，结肠前吻合有可能减少术后胃排空障碍的发生率。笔者中心采用胃肠减压及中药的方法对胃排空障碍进行治疗，绝大多数患者获得良好的治疗效果。

（四）术后胰腺内外分泌功能的管理

术后禁食阶段应常规监测患者血糖水平，补液时在含糖液体中加入适当速效胰岛素有利于防止高血糖的发生。在患者术后早期恢复饮食后，应对空腹及三餐后血糖进行监测，绝大部分病人需要注射胰岛素控制血糖：三餐前予以速效/中效胰岛素，睡前予以长效胰岛素。在患者出院后，应在内分泌科进行随诊并对其糖化血红蛋白水平进行监测，以利于胰岛素用量的调整。而对于胰腺外分泌功能的管理，我们通过胰酶替代治疗，初始剂量通常为 40 000~50 000 单位/天，此后根据需要进行调整[34]。我们通过采取上述内外分泌功能的控制策略，所有患者均获得较好的疗效。

七、讨 论

（一）术中安全性的保证

随着腹腔镜技术的进步，使得它成为越来越多外科疾病的选择。然而，胰腺手术，特别是全胰切除术，是一类对腔镜技术要求非常高的手术。因此，如何保证术中病人的安全尤为重要。为了解决这一问题，多个中心引入了机器人辅助手术系统（Da Vinci System）[9,11]，该系统可以使外科医生能够更加精准的完成分离与缝合的操作，同时具备立体呈像，因此可以部分弥补腹腔镜的不足。此外，另一些中心[14,16]利用了手辅助或小切口帮助克服腹腔镜操作中的一些限制。然而就我们中心的经验来说，对于腹腔镜操作较为熟练的医生，引入机器人系统并没有在切除及重建的过程中展现出明显的优势，反而加重了病人的经济负担。同时，为了保证腹腔镜手术的安全性，我们在术中采取了两种关键性技巧[18]：第一，在切除的过程中，我们将充分利用血管吊带对 SMV 及 SV 进行悬吊与牵引（图 11-5），借此方法主刀医生可以很轻松地得到一个暴露良好的术野，以利于胰腺钩突以及胰体尾部的游离。此外，如果遇到术中相应血管的出血，利用悬吊带可以对相应血管进行阻断，方便进一步的血管修补。而第二个关键技巧，则是 Trocar 的位置，四个操作 Trocar 组成一个围绕胰腺的扇形分别位于患者的两侧，这样既方便了对目的器官胰腺的操作，同时也利于主刀医生与助手在术中能够配合完成一些较为复杂的操作。例如，在大出血时，助手可以通过一个器械对出血部位进行压迫，另一器械对术野进行显露。这样一来，主刀就可以将主要精力集中在缝合上。因此，上述两种策略的应用不仅加快了手术速度，同时也增加了术中的安全性。

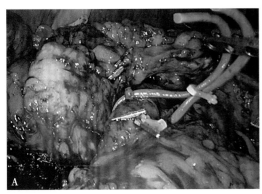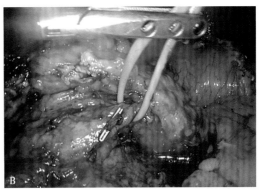

图 11-5　静脉的悬吊
A：SMV 的悬吊；B：SV 的悬吊

（二）全胰切除术中的器官保留

与胰十二指肠切除术一样，是否保留幽门也是全胰切除术中所面临的问题之一。在一个前瞻性多中心随机对照实验中，Tran 及其同事发现在胰十二指肠切除术中，保留幽门并没有在手术时间、术中出血、术后并发症及死亡率上体现明显优势[35]。然而，在另外一个系统评价中，Karanicolas 及其同事认为保留幽门这一步骤可以使得术中出血更少，手术时间更快，因此建议在保证肿瘤切缘的情况下常规开展保留幽门的胰十二指肠切除术[36]。此外，一些早期的研究表明[37,38]，如果术中能够保留幽门，对于患者术后的营养恢复以及维持相对稳定的糖类代谢也是有一定帮助的。由此可见，全胰切除术中，在保证肿瘤 R0 切除的前提下，保留幽门可能对患者是有益处的。而在全胰切除术中的另一个器官保留相关问题就是脾脏的取舍。由于胰腺与脾脏及其血管毗邻的解剖关系，胰体尾切除往往伴随着脾脏切除。随着我们对脾脏免疫功能以及脾脏切除术后长期并发症（如深静脉血栓、肺动脉高压、肿瘤等）的认识加深，越来越多的外科医生主张在胰腺良性病变、交界性病变甚至部分低度恶性病变中应尽量保留脾脏。对于胰腺恶性肿瘤，为了达到肿瘤的 R0 切除，我们则建议联合脾脏切除。保留脾脏的方式大体上分为两种，一种将离断脾动静脉，称为 Warshaw 法[39]，该方法通过保留一些脾脏侧支，如胃短血管及胃网膜左血管完成脾脏血流的代偿；而另一种则是通过精细的解剖完全保留脾脏动静脉，称为 Kimura 法[40]。尽管 Warshaw 法被认为是一种可行、安全而且快速的方法，然而术后患者仍有发生脾梗死、胃底血管曲张以及脾大脾功能亢进的风险。而 Kimura 法难度大，术中可能发生脾动静脉大出血。因此我们建议应该根据患者疾病性质、病变与血管关系及术者经验综合考虑是否保留脾脏。在全胰切除术中，条件允许的情况下，尽力保留脾脏是值得尝试的。

（三）未来展望

尽管过去认为全胰切除术后患者面临内外分泌功能紊乱的风险，然而随着各种药物替代治疗的进步，患者的生存质量得到了明显提高。其中 Watanabe[34] 对 1990—2013 年间行全胰切除术的患者进行了长期随访及生活质量调查，结果表明绝大多数患者（96%）都能够在医生的指导下自己控制好血糖，在随访期间没有患者因为高血糖或低血糖的问题再次住院。在该研究中，尽管有约三分之一的患者出现了腹泻的症状，然而其生活质量与人群平均水平并没有明显差异（特别是在老年患者中）。由此可见如果术后给予合理的药物治疗，全胰切除术后患者仍然能够获得很好的生存质量。此外，对于慢性胰腺炎患者来说，全胰切除术术中联合行胰岛移植可明显降低患者术后对胰岛素的依赖从而改善患者生活质量，因此有不少中心开展该类手术。而近年来，也有少数外科医生对微创操作下进行全胰切除加胰岛移植手术进行了尝试。其中，Galvani 在 2014 年报道了 6 例机器人辅助全胰切除术+术中胰岛细胞移植[10]，术中完成标本切除后立即取出胰腺进行胰岛分离，将分离后的胰岛注射入脾静脉从而完成移植，取得良好的治疗效果。由此可见，腹腔镜、机器人辅助下全胰切除术联合胰岛移植并不会明显增加手术难度及风险同时具有良好的疗效，可以作为慢性胰腺炎患者另一种手术选择。

（王　昕　吴万龙　张　华　彭　兵）

参考文献

1. Rockey EW. Total Pancreatectomy for Carcinoma：Case Report. Ann Surg, 1943, 118（4）：603-611.

2. ReMine WH, Priestley JT, Judd ES, et al. Total pancreatectomy. Ann Surg, 1970, 172（4）：595-604.

3. Grace PA, Pitt HA, Tompkins RK, et al. Decreased morbidity and mortality after pancreatoduodenectomy. Am J Surg, 1986, 151（1）：141-149.

4. Sarr MG, Behrns KE, van Heerden JA. Total pancreatectomy. An objective analysis of its use in pancreatic cancer. Hepatogastroenterology, 1993, 40（5）：418-421.

5. Clayton HA, Davies JE, Pollard CA, el al. Pancreatectomy with islet autotransplantation for the treatment of severe chronic pancreatitis：the first 40 patients at the leicester general hospital. Transplantation, 2003, 76（1）：92-98.

6. Cuillerier E, Cellier C, Palazzo L, et al. Outcome after surgical resection of intraductal papillary and mucinous tumors of the pancreas. Am J Gastroenterol, 2000, 95（2）：441-445.

7. Venkat R, Edil BH, Schulick RD, et al. Laparoscopic distal pancreatectomy is associated with significantly less overall morbidity compared to the open technique：a systematic review and meta-analysis. Ann Surg, 2012, 255（6）：1048-1059.

8. Boggi U, Palladino S, Massimetti G, et al. Laparoscopic robot-assisted versus open total pancreatectomy：a

case-matched study. Surg Endosc, 2015, 29 (6): 1425-1432.

9. Zureikat AH, Nguyen T, Boone BA, et al. Robotic total pancreatectomy with or without autologous islet cell transplantation: replication of an open technique through a minimal access approach. Surg Endosc, 2015, 29 (1): 176-183.

10. Galvani CA, Rodriguez Rilo H, Samame J, et al. Fully robotic-assisted technique for total pancreatectomy with an autologous islet transplant in chronic pancreatitis patients: results of a first series. J Am Coll Surg, 2014, 218 (3): e73-78.

11. Giulianotti PC, Addeo P, Buchs NC, et al. Early experience with robotic total pancreatectomy. Pancreas, 2011, 40 (2): 311-313.

12. Choi SH, Hwang HK, Kang CM, et al. Pylorus- and spleen-preserving total pancreatoduodenectomy with resection of both whole splenic vessels: feasibility and laparoscopic application to intraductal papillary mucin-producing tumors of the pancreas. Surg Endosc, 2012, 26 (7): 2072-2077.

13. Dallemagne B, de Oliveira AT, Lacerda CF, et al. Full laparoscopic total pancreatectomy with and without spleen and pylorus preservation: a feasibility report. J Hepatobiliary Pancreat Sci, 2013, 20 (6): 647-653.

14. Dokmak S, Aussilhou B, Sauvanet A, et al. Hand-assisted laparoscopic total pancreatectomy: a report of two cases. J Laparoendosc Adv Surg Tech A, 2013, 23 (6): 539-544.

15. Kim DH, Kang CM, Lee WJ. Laparoscopic-assisted spleen-preserving and pylorus-preserving total pancreatectomy for main duct type intraductal papillary mucinous tumors of the pancreas: a case report. Surg Laparosc Endosc Percutan Tech, 2011, 21 (4): e179-182.

16. Kitasato A, Tajima Y, Kuroki T, et al. Hand-assisted laparoscopic total pancreatectomy for a main duct intraductal papillary mucinous neoplasm of the pancreas. Surg Today, 2011, 41 (2): 306-310.

17. Marquez S, Marquez TT, Ikramuddin S, et al. Laparoscopic and da Vinci robot-assisted total pancreaticoduodenectomy and intraportal islet autotransplantation: case report of a definitive minimally invasive treatment of chronic pancreatitis. Pancreas, 2010, 39 (7): 1109-1111.

18. Wang X, Li Y, Cai Y, et al. Laparoscopic total pancreatectomy: Case report and literature review. Medicine (Baltimore), 2017, 96 (3): e5869.

19. Warren KW, Poulantzas JK, Kune GA. Life after total pancreatectomy for chronic pancreatitis: clinical study of eight cases. Ann Surg, 1966, 164 (5): 830-834.

20. Gruessner RW, Sutherland DE, Dunn DL, et al. Transplant options for patients undergoing total pancreatectomy for chronic pancreatitis. J Am Coll Surg. 2004, 198 (4): 559-567; discussion 68-69.

21. Rodriguez Rilo HL, Ahmad SA, D'Alessio D, et al. Total pancreatectomy and autologous islet cell transplantation as a means to treat severe chronic pancreatitis. J Gastrointest Surg, 2003, 7 (8): 978-989.

22. Kloppel G, Lohse T, Bosslet K, et al. Ductal adenocarcinoma of the head of the pancreas: incidence of tumor involvement beyond the Whipple resection line. Histological and immunocytochemical analysis of 37 total pancreatectomy specimens. Pancreas, 1987, 2 (2): 170-175.

23. Motojima K, Urano T, Nagata Y, et al. Detection of point mutations in the Kirsten-ras oncogene provides evidence for the multicentricity of pancreatic carcinoma. Ann Surg, 1993, 217 (2): 138-143.

24. Charpentier KP, Brentnall TA, Bronner MP, et al. A new indication for pancreas transplantation: high grade pancreatic dysplasia. Clin Transplant, 2004, 18 (1): 105-107.

25. Norton JA, Kivlen M, Li M, et al. Morbidity and mortality of aggressive resection in patients with advanced neuroendocrine tumors. Arch Surg, 2003, 138 (8): 859-866.

26. Tanaka M, Chari S, Adsay V, et al. International consensus guidelines for management of intraductal papillary mucinous neoplasms and mucinous cystic neoplasms of the pancreas. Pancreatology, 2006, 6 (1-2):

17-32.

27. Buchler MW, Wagner M, Schmied BM, et al. Changes in morbidity after pancreatic resection: toward the end of completion pancreatectomy. Arch Surg, 2003, 138 (12): 1310-1314; discussion 1315.

28. Sampliner JE. Postoperative care of the pancreatic surgical patient: the role of the intensivist. Surg Clin North Am, 2001, 81 (3): 637-645.

29. Tamm EP, Silverman PM, Charnsangavej C, et al. Diagnosis, staging, and surveillance of pancreatic cancer. AJR Am J Roentgenol, 2003, 180 (5): 1311-1323.

30. Chen J, Yang R, Lu Y, et al. Diagnostic accuracy of endoscopic ultrasound-guided fine-needle aspiration for solid pancreatic lesion: a systematic review. J Cancer Res Clin Oncol, 2012, 138 (9): 1433-1441.

31. Aarts MA, Okrainec A, Glicksman A, et al. Adoption of enhanced recovery after surgery (ERAS) strategies for colorectal surgery at academic teaching hospitals and impact on total length of hospital stay. Surg Endosc, 2012, 26 (2): 442-450.

32. Sganga G. New perspectives in antibiotic prophylaxis for intra-abdominal surgery. J Hosp Infect, 2002, 50 Suppl A: S17-21.

33. Halloran CM, Ghaneh P, Bosonnet L, et al. Complications of pancreatic cancer resection. Dig Surg, 2002, 19 (2): 138-146.

34. Watanabe Y, Ohtsuka T, Matsunaga T, et al. Long-term outcomes after total pancreatectomy: special reference to survivors' living conditions and quality of life. World J Surg, 2015, 39 (5): 1231-1239.

35. Tran KT, Smeenk HG, van Eijck CH, et al. Pylorus preserving pancreaticoduodenectomy versus standard Whipple procedure: a prospective, randomized, multicenter analysis of 170 patients with pancreatic and peri-ampullary tumors. Ann Surg, 2004, 240 (5): 738-745.

36. Karanicolas PJ, Davies E, Kunz R, et al. The pylorus: take it or leave it? Systematic review and meta-analysis of pylorus-preserving versus standard whipple pancreaticoduodenectomy for pancreatic or periampullary cancer. Ann Surg Oncol, 2007, 14 (6): 1825-1834.

37. Sugiyama M, Atomi Y. Pylorus-preserving total pancreatectomy for pancreatic cancer. World J Surg, 2000, 24 (1): 66-70; discussion 70-71.

38. Agnifili A, Marino M, Verzaro R, et al. Pylorus-preserving pancreatoduodenectomy allows a better maintenance of glucose homeostasis. Minerva Gastroenterol Dietol, 1997, 43 (3): 135-142.

39. Warshaw AL. Conservation of the spleen with distal pancreatectomy. Arch Surg, 1988, 123 (5): 550-553.

40. Kimura W, Inoue T, Futakawa N, et al. Spleen-preserving distal pancreatectomy with conservation of the splenic artery and vein. Surgery, 1996, 120 (5): 885-890.

第十二章

腹腔镜下保留十二指肠的胰头切除术

一、背　景

由于解剖结构的特殊性，胰头部包括下段胆总管并毗邻十二指肠，它们在动脉血供及静脉回流上有着密不可分的联系。因此，行胰头切除时往往需合并切除十二指肠（即传统的 Whipple 手术）。对于胰头部良性和低度恶性肿瘤或慢性胰腺炎的患者来说，胰十二指肠切除术创伤较大，涉及多个器官的切除及消化道重建，对患者术后内外分泌功能造成较大影响。为了解决这一问题，改善病人预后，1972 年 Beger 医生报道了首例保留十二指肠的胰头切除术（duodenal preserve pancreatic head resection，DPPHR）[1]。该手术以十二指肠及门静脉为界切除绝大部分胰头，为保证十二指肠血供，将保留距离十二指肠 5~10mm 的胰腺组织，并在切断空肠后行 Roux-en-Y 消化道重建，其中 Roux 肠袢分别行空肠-胰体尾吻合与空肠-残余胰头吻合（图 12-1A）。随后，由于外科医生对十二指肠解剖的熟悉及手术理念的改变，大量的改良手术方式涌现出来。其中主要的包括：①1987 年 Frey[2] 首次报道了另一种更为简单的术式治疗慢性胰腺炎，该术式并不完全离断胰腺，仅仅剜除病变胰腺组织，并纵向剖开扩张的主胰管，离断空肠后使用 Roux 肠袢行胰管空肠吻合，该手术后来也被称为 Frey 手术（图 12-1B）；②Takada 团队[3] 于 1988 年开始施行的保留十二指肠的全胰头切除术（duodenal preserve total pancreatic head resection，DPTPHR），该手术通过保留胰十二指肠后动脉弓后对胰头进行完整切除，远端胰管与十二指肠处近端胰管进行端端吻合；③在 2001 年，瑞士医生 Buchler 又报道了一种结合 Beger 手术及 Frey 手术的改良术式，称为 Berne 术式[4]。该手术将切除绝大部分胰头组织，仅仅保留胰头背侧的薄层胰腺组织以维持胰腺的连续性，同时打开发生狭窄的胆总管（图 12-1C），如远端胰管存在梗阻扩张，纵行切开胰管，最后行 Roux-en-Y 消化道重建。无论上述何种术式，均保留了十二指肠，极大程度的保证了消化道的正常结构及功能，减少术后胰腺内外分泌功能不足的发生。因此，患者术后长期生存质量得到提高。

然而，由于操作难度大，技术要求高，目前腹腔镜、机器人保留十二指肠的胰头切除术的相关报道极为少见。2012 年，上海瑞金医院彭承宏等[5] 报道了 4 例机器人 DPPHR，包括一例胰管结石及三例胰头良性肿瘤，术中对残余胰腺采取了胰胃吻合，取得了不错的疗效。2014 年，英国医生 Khaled[6] 首次报道了一例腹腔镜 Berne 术式治疗慢性胰腺炎，通过 14 个月的长期随访，该患者的疼痛得到了明显的缓解。2015 年，我院李可洲[7] 对 9 例行腹腔镜 Frey 手术治疗慢性胰腺炎的患者进行了报道，其中 2 例由于炎症粘连较重从而中转，其余 7 例顺利完成手术，术后恢复良好。而笔者所在的微创中心自 2010 年起共完成 5 例腹腔镜下 DPPHR，其中包括慢性胰腺炎 4 例，胰头良性占位 1 例，长期随访结果提示所有病人均获得了良好手术效果。由此可见，尽管目前腹腔镜下 DPPHR 并未得到广泛开展，但通过少数腔镜外科医生的不断摸索与总结，使其成为部分患者除开腹手术外的另一种治疗选择。

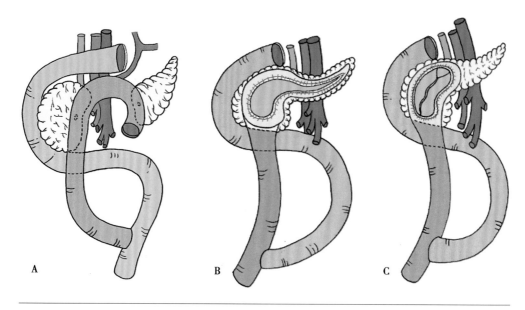

图 12-1　保留十二指肠的胰头切除术
A：Beger 手术；B：Frey 手术；C：Berne 手术

二、适　应　证

目前 DPPHR 的适应证主要包括两大类：①慢性胰腺炎；②胰头部的良性或低度恶性肿瘤。根据具体的手术方式不同，其适应证也略有差异。

慢性胰腺炎是一种长期的进展性炎症，它往往导致健康胰腺组织被纤维结缔组织所替代，从而引起胰腺内外分泌功能不全以及慢性腹痛。慢性腹痛往往是病人就诊时最主要的症状，尽管其病理生理学机制仍未被完全阐明，近来有研究提示胰管梗阻及神经源性炎症细胞浸润可能为疼痛的主要原因[8]。切除病变的胰头及解除胰管的梗阻成为治疗的关键。因此，其外科治疗的方式包括 Whipple 手术及 DPPHR（如 Beger 术式，Frey 术式，Berne 术）两大类。然而相关研究表明，DPPHR 在长期治疗效果上并不亚于胰十二指肠切除术，且 DPPHR 风险更小，术后并发症更少，因此也成为了慢性胰腺炎的主要治疗手段。

胰腺良性肿瘤主要包括囊性占位及神经内分泌肿瘤。在囊性占位中，胰管内乳头状粘液分泌性肿瘤（intraductal papillary mucinous neoplasm，IPMN）、粘液性囊腺瘤（mucinous cystic neoplasm，MCN）及实性假乳头状瘤（solid pseudopapillary neoplasm，SPN）均具有不同程度的恶变可能[9,10]。而胰腺神经内分泌肿瘤（pancreatic neuroendocrine tumor，pNET）相对较少，其中大多数为胰岛素瘤，其他少见的肿瘤包括胰高血糖素瘤，胃泌素瘤，血管活性肠肽瘤等，与上述囊性肿瘤类似的是，所有胰腺神经内分泌肿瘤均有恶变可能[11]。因此，无论对于上述胰头囊性肿瘤或神经内分泌肿瘤，手术切除都是其唯一的根治手段。此外，Beger 等[12]在 2015 年发表的一个系统评价中指出，DPPHR 手术在治疗胰头部良性的囊性肿瘤及神经内分泌肿瘤能够有效减少术后并发症的发生，同时也最大限度的保留胰腺内外分泌功能。

笔者认为，腹腔镜 DPPHR 对上述两种疾病均有一定适用性。对于慢性胰腺炎伴胰头部纤维化肿块引起顽固性疼痛及肿块压迫胆总管胰腺段引起狭窄的病人，腹腔镜 DPPHR 具有良好的治疗效果。此外，对于术前诊断明确的胰头部良性或低度恶性肿瘤，腹腔镜 DPPHR 也是适用的。但由于其治疗指征的不同，因此其在腹腔镜下的操作技巧及步骤也略有不同，而我们将在接下来的内容中具体进行阐述。

三、术前检查及准备

（一）评估患者基本情况和营养状态

完善血常规，生化检查。对于肝功能损害患者，围术期加用保肝药物；对于肾功能不全患者，应尽量避免肾脏毒性药物的使用；对于术前白蛋白较低，营养状态差，影响吻合口愈合的患者，术前常规静脉补充人血白蛋白。七十岁以上患者术前常规进行超声心动图和肺功能检测以评估其心肺功能。

（二）判断疾病性质

检查患者肿瘤标志物，进行薄层三期增强 CT，结合病史及影像学结果，可以大致判断疾病性质。肿瘤标志物 CA19-9 仅作为辅助诊断指标：当 CA19-9>1000IU/ml 时应高度怀疑恶性肿瘤可能，而 CA19-9 正常也并不能完全排除恶性肿瘤可能（Lewis 血型阴性患者）。

（三）肿瘤位置大小的评估

对于胰腺良性肿瘤的患者来说，术前需结合薄层三期增强 CT 的结果，了解肿瘤大小，与周围重要结构（胆总管、门静脉、胰十二指肠上下动脉）的毗邻关系，必要时可进行 CT 下血管三围重建。

四、手术步骤（视频 9）

（一）病人体位及 Trocar 位置

与大多数胰腺手术一样，病人处于仰卧位，两腿分开，形成"大"字形。术中以 15°~20°头高脚低位以利于胰腺的暴露与手术医生操作。具体 Trocar 放置如下图（图 12-2），Trocar 以弧形围绕胰腺进行放置，其中脐上缘 10mm Trocar 用于放置腹腔镜。患者右侧腹部两个 12mm Trocar 为主刀医生操作孔。左侧腹部下方 12mm 与上方 5mm Trocar 各一个为助手操作孔，术中医生的切除与重建工作均以上述 Trocar 放置进行。

视频 9　腹腔镜保留十二指肠的胰头切除术（Beger）

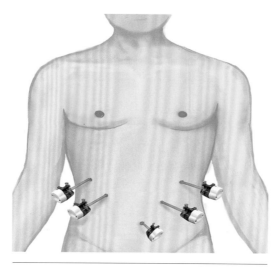

图 12-2　Trocar 放置

（二）暴露并游离胰头周围组织

打开胃结肠韧带，充分游离结肠肝曲，显露十二指肠降部及横结肠系膜根部，并用 Kocher 手法游离胰头及十二指肠后方。继而用超声刀仔细分离胃窦部与胰头的粘连从而充分暴露胰头。利用腹腔镜下超声对肿瘤、胰管或胰管内结石进行定位，预估其切除范围。

（三）显露胰头周围血管切除胰头

游离肝总动脉、肝固有动脉及胃十二指肠动脉，于胃十二指肠动脉根部对血管进行悬吊，以利于后续切除胰头时对血管的保护。对于胰头部良性肿瘤，我们进行胰头次全切除（pancreatic head subtotal resection）：游离胰颈后方及肠系膜上静脉（superior mesenteric vein，SMV）前方无血管隧道，超声刀切断胰颈实质（图 12-3A），主胰管用剪刀离断。用血管吊带悬吊 SMV 及门静脉（portal vein，PV）并将其向左侧牵拉暴露，仔细分离 SMV、PV 及肠系膜上动脉（superior mesenteric artery，SMA）发出的细小分支，较小分支（直径<3mm）可直接使用超声刀切割，而较大分支（直径>3mm）需分别结扎后离断，从而完成胰颈、部分钩突切除。在对十二指肠侧的胰头部进行切除时，保留 0.5cm 左右胰腺组织防止损伤十二指肠动脉弓。同时，为了避免胆管损伤，在切除时应充分暴露并保护胆总管胰腺段（图 12-3B），同时缝合主胰管十二指肠侧断端；而对于慢性胰腺炎，我们采用腹腔镜下 Frey 术式进行切除：不常规游离胰颈后方隧道，沿胰腺长轴打开增粗的主胰管，取出胰管内结石。用超声刀切除胰头部纤维化包块，并送术中快速冰冻切片病理检查，胰头部切除深度以能够暴露出主胰管后壁为标志（图 12-3C）。在完成切除后，对于出血点可行电凝止血或缝扎止血。

（四）胰管空肠吻合

于 Treitz 韧带远端约 15cm 处离断空肠，将空肠远端（输入袢）提起穿过横结肠系膜，进行胰肠吻合。对于良性肿瘤行胰头次全切除术的病人，远端行端侧胰管对黏膜吻合（duct to mucosa）。首先使用血管线对胰腺后壁与空肠后壁浆肌层进行连续缝合，然后使用 PDS 缝线对胰管及空肠后壁进行全层 8 字缝合，置入胰管内引流管，接着连续全层缝合胰管及空肠上壁、前壁及下壁，最后对胰腺前壁及空肠前壁浆肌层进行连续缝合；而对于慢性胰腺炎行 Frey 术式的病人，行胰管与空肠的侧侧吻合，使用 4-0 血管滑线单层连续缝合，从患者胰腺左侧角部（胰体尾部）（图 12-4A）开始吻合，至患者右侧角部结束（胰头部）（图 12-4B）。

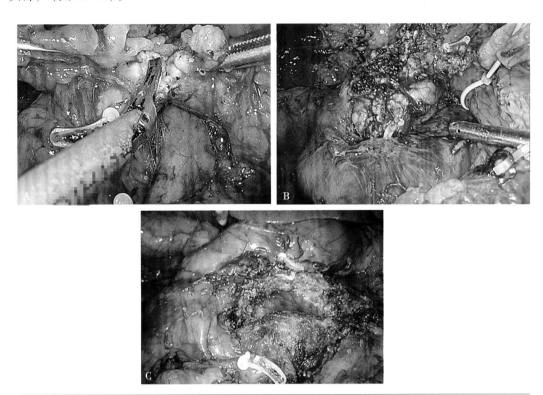

图 12-3　DPPHR 胰腺的处理

A：胰颈部离断；B：胆总管胰腺段显露；C：暴露主胰管后壁

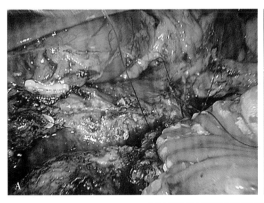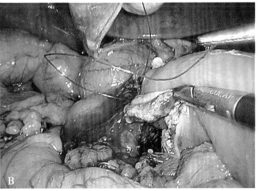

图 12-4　Frey 术式下的胰管空肠吻合

A：左侧角部吻合；B：右侧角部吻合

（五）空肠与空肠侧侧吻合

完成胰肠吻合后，用超声刀分别在胰肠吻合口远端约 45cm 处及空肠近端打开 1cm 左右切口，分别于两侧切口处插入切割闭合器并激发，完成吻合口建立并缝合切口。关闭横结肠系膜裂孔，于胰肠吻合口附近放置引流管 1~2 根后结束手术。

五、围术期管理

（一）预防性使用抗生素

在没有出现感染的情况下，术后三天常规应用二代头孢类抗生素。一旦术后出现感染，如无培养结果，选用广谱抗生素，如有培养结果，选用敏感抗生素。

（二）预防性使用生长抑素类似物

尽管目前对于生长抑素类似物在预防胰瘘的作用上存在着争议[13,14]。而在 2013 年更新的 Cochrane 系统评价指出，尽管生长抑素类似物并没能降低围术期死亡率，但能够显著减少围术期并发症，因此推荐生长抑素类似物在胰腺手术中的常规使用[15]。近年来一些新的生长抑素类似物在临床实验中也获得了较好的效果[16]。综上，笔者中心也推荐术后预防性使用生长抑素类似物。

（三）胰瘘的处理

胰瘘是胰腺术后最常见也是最严重的并发症之一，而与胰体尾切除术后的胰腺残端瘘相比，胰肠吻合口瘘更加值得外科医生关注，这是由于吻合口所漏出的胰液在接触肠液后被激活，可以造成严重的腹膜后感染、脓肿形成和出血，导致围术期死亡率成倍增加[17]。对于绝大部分胰瘘来说，我们均采取保守治疗，治疗措施包括生长抑素类似物应用、外引流、静脉使用抗生素、营养支持并密切监测病情变化，经保守治疗后，90%以上的病人均可顺利恢复。

（四）术后出血

术后出血分为早期出血和迟发性出血。早期腹腔大量出血多发生在术后 24 小时内，往往由于术中止血不彻底引起，可通过术者的仔细解剖及精细操作以避免。由于在该手术中我们并不会常规清扫肝十二指肠韧带淋巴结，也不会过分游离后腹膜，因此术后由胰瘘导致的迟发性出血较为少见，在此不再详述。

六、讨　　论

（一）手术相关的解剖

1. 筋膜解剖　在胚胎发育时期，胰腺分为腹胰（ventral bud）和背胰（dorsal bud）两部分。其中腹胰围绕着十二指肠逐步向后方旋转，并最终与背胰相接触。此时，腹胰的筋膜与下腔静脉及腹主动脉的筋膜相融合，形成融合筋膜（Fusion fascia）[18]。其中胰头部的融合筋膜称为 Treitz 筋膜，胰体尾部的筋膜称为 Tolds 筋膜。正常情况下，融合筋膜由疏松的结缔组织所构成，而许多重要的胰十二指肠动脉与静脉均走行该层筋膜内部。

2. 血管解剖　由于十二指肠的血供对于 DPPHR 至关重要，因此在这一部分中我们将重点讨论动脉血供，避免术中的医源性损伤。日本学者 Kimura[19] 对 40 具尸体进行了深入研究后发现，几乎所有的标本均形成了胰十二指肠前动脉弓，该动脉弓由胰十二指肠上前动脉（anterior superior pancreaticoduodenal artery，ASPDA）及胰十二指肠下前动脉

(anterior inferior pancreaticoduodenal artery，AIPDA）所构成，其中胰十二指肠上前动脉自胃十二指肠动脉（gastroduodenal artery，GDA）发出后，向十二指肠大乳头下方 1.5cm 左右走行，然后转向后方与胰十二指肠下动脉汇合。另外，88%的病人存在胰十二指肠后动脉弓，由胰十二指肠上后动脉（posterior superior pancreaticoduodenal artery，PSPDA）及胰十二指肠下后动脉（posterior inferior pancreaticoduodenal artery，PIPDA）所组成。值得一提的是，所有标本的 ASPDA，AIPDA，PSPDA，PIPDA 以及它们往十二指肠，胆总管，Vater 壶腹的分支均没有完全包埋在胰腺实质中，这也是保留十二指肠的胰头切除的解剖学基础。然而，在接近副胰管开口位置的一些分支血管往往难以分离，而这一部分胰腺组织往往与十二指肠壁密不可分，因此在手术过程中应予以特别注意。此外，在该研究中，所有标本的胆总管胰腺段均易于分离。而对于静脉来说，值得关注的是胃结肠干（henle trunk）区域的解剖。该区域是由大网膜和横结肠系膜融合而成，其中胃结肠干通常由结肠右上静脉与胃网膜右静脉组成，而在一些病例中胰十二指肠上前静脉（anterior superior pancreaticoduodenal vein，ASPDV）也汇入胃结肠干。因此，手术医生及其助手需对该区域有足够的了解，以避免手术时因牵拉张力过大、误损伤导致该静脉出血，影响后续手术步骤。

3. 相关解剖与腹腔镜操作技巧 在行腹腔镜 DPPHR 时，由于胰后融合筋膜中走行着许多重要的胰十二指肠动静脉分支，因此我们并没有常规进行扩大的 Kocher 操作，以期最大程度的保护十二指肠的血供。而在对胰头进行切除时，我们将至少保留十二指肠侧0.5~1cm 左右胰腺组织，同时在手术分离胆总管的过程中，也将保留少量胆总管周围胰腺组织，避免术后胆道缺血。由于腹腔镜的放大作用，我们能够清楚的对胃结肠干区域进行解剖，尽可能保留右上结肠静脉，同时为方便后续的切除与重建过程，我们将分别结扎离断胃网膜右静脉及 ASPDV。

（二）胰头切除的范围

对于胰头良性肿瘤来说，往往包膜比较完整，同时在腔镜下超声的帮助下，术者能够清楚地了解到肿瘤的范围及与周边重要结构（胆总管胰腺段、SMV、PV）的关系，因此对其切除范围的界定不会存在太大的难度。而对于慢性胰腺炎行 Frey 手术的病人来说，切除范围的制定往往比较复杂，既需要解除患者疼痛，又需要在腔镜下尽量简化手术程序，降低手术风险。传统的 Frey 手术往往需要切除主胰管前壁胰腺实质并充分显露主胰管后壁[2]。该手术强调尽可能多的切除胰头实质，一些外科医生甚至会切除主胰管后壁的部分胰腺实质[4,20,21]。早在 2009 年，Sakata 对于慢性胰腺炎患者胰头切除合理范围进行了研究[22]。该研究对标准 Frey 手术（胰腺头部广泛切除）、改良 Frey 手术（仅切除主胰管前面胰腺组织）以及缩小 Frey 手术（仅将胰头前部做纺锤状切除）进行比较，最后发现缩小 Frey 手术可以达到与标准 Frey 手术相似的疼痛缓解率，并最大程度保留胰腺内外分泌功能，因此 Sakata 推荐缩小 Frey 手术在慢性胰腺炎中的常规应用。然而，该研究并没有纳入巨大肿块型胰腺炎的病人，因此缩小 Frey 手术对该类病人的有效性尚需进一步研究。而后来笔者结合 Sakata 的研究与自己的经验，采用"腹腔镜下改良的 Frey 手术"的治疗策略对慢性胰腺炎患者进行微创治疗，尽可能减少胰头部分的切除，胰头切除范围以能够打开主胰管前壁，显露出主胰管后壁为标准，并沿着胰腺长轴广泛切开主胰管，最后进行胰肠侧侧吻合，这样不仅简化手术步骤，降低手术风险，同时笔者对目前完成该手术的 4

例病人进行随访，所有患者均获得满意的疼痛缓解，同时术后生活质量大大提高。因此，笔者推荐"腹腔镜下改良的 Frey 手术"可以在有一定基础的微创中心中常规开展。

七、结　语

综上所述，随着腹腔镜技术的不断发展，越来越多的医疗中心将逐渐开展高难度腹腔镜胰腺手术，而笔者也希望通过分享本中心在胰腺手术方面的一些经验，与各位同道探讨交流腹腔镜下保留十二指肠胰头切除术的应用指征、技术要点、术后管理等方面内容，相互学习，共同提高，从而能够为广大患者提供胰腺手术治疗的微创选择。

（王　昕　蔡　合　吴昊钧　Shashi Shah　彭　兵）

参考文献

1. Beger HG, Krautzberger W, Bittner R, et al. Duodenum-preserving resection of the head of the pancreas in patients with severe chronic pancreatitis. Surgery, 1985, 97 (4)：467-473.

2. Frey CF, Smith GJ. Description and rationale of a new operation for chronic pancreatitis. Pancreas, 1987, 2 (6)：701-707.

3. Takada T, Yasuda H, Amano H, et al. duodenum-preserving and bile duct-preserving total pancreatic head resection with associated pancreatic duct-to-duct anastomosis. J GastrointestSurg, 2004, 8 (2)：220-224.

4. Gloor B, Friess H, Uhl W, et al. A modified technique of the Beger and Frey procedure in patients with chronic pancreatitis. Dig Surg, 2001, 18 (1)：21-25.

5. Peng CH, Shen BY, Deng XX, et al. Early Experience for the Robotic Duodenum-preserving Pancreatic Head Resection. World J Surg, 2012, 36 (5)：1136-1141.

6. Khaled YS, Ammori BJ. Laparoscopic Lateral Pancreaticojejunostomy and Laparoscopic Berne Modification of Beger Procedure for the Treatment of Chronic Pancreatitis：The First UK Experience. Surg Laparosc Endosc Percutan Tech, 2014, 24 (5)：E178-182.

7. Tan CL, Zhang H, Li KZ. Single center experience in selecting the laparoscopic Frey procedure for chronic pancreatitis. World J Gastroenterol, 2015, 21 (44)：12644-12652.

8. Ceyhan GO, Demir IE, Rauch U, et al. Pancreatic neuropathy results in "neural remodeling" and altered pancreatic innervation in chronic pancreatitis and pancreatic cancer. Am J Gastroenterol, 2009, 104 (10)：2555-2565.

9. Salvia R, Partelli S, Crippa S, et al. Intraductal papillary mucinous neoplasms of the pancreas with multifocal involvement of branch ducts. Am J Surg, 2009, 198 (5)：709-714.

10. Levy P, Jouannaud V, O'Toole D, et al. Natural history of intraductal papillary mucinous tumors of the pancreas：actuarial risk of malignancy. Clin Gastroenterol Hepatol, 2006, 4 (4)：460-468.

11. Kunz PL, Reidy-Lagunes D, Anthony LB, et al. Consensus guidelines for the management and treatment of neuroendocrine tumors. Pancreas, 2013, 42 (4)：557-577.

12. Beger HG, Nakao A, Mayer B, et al. Duodenum-preserving total and partial pancreatic head resection for benign tumors--systematic review and meta-analysis. Pancreatology, 2015, 15 (2)：167-178.

13. Connor S, Alexakis N, Garden OJ, et al. Meta-analysis of the value of somatostatin and its analogues in reducing complications associated with pancreatic surgery. Br J Surg, 2005, 92 (9)：1059-1067.

14. Sarr MG, Pancreatic Surgery G. The potent somatostatin analogue vapreotide does not decrease pancreas-spe-

cific complications after elective pancreatectomy: a prospective, multicenter, double-blinded, randomized, placebo-controlled trial. J Am CollSurg, 2003, 196 (4): 556-564; discussion 564-565; author reply 565.

15. Gurusamy KS, Koti R, Fusai G, et al. Somatostatin analogues for pancreatic surgery. Cochrane Database Syst Rev, 2013 (4), CD008370.

16. Allen PJ. Pasireotide for postoperative pancreatic fistula. N Engl J Med, 2014, 371 (9): 875-876.

17. Kimura W, Miyata H, Gotoh M, et al. A pancreaticoduodenectomy risk model derived from 8575 cases from a national single-race population (Japanese) using a web-based data entry system: the 30-day and in-hospital mortality rates for pancreaticoduodenectomy. Ann Surg, 2014, 259 (4): 773-780.

18. Kimura W. Surgical anatomy of the pancreas for limited resection. J Hepatobiliary PancreatSurg, 2000, 7 (5): 473-479.

19. Kimura W, Nagai H. Study of surgical anatomy for duodenum-preserving resection of the head of the pancreas. Ann Surg, 1995, 221 (4): 359-363.

20. Strate T, Taherpour Z, Bloechle C, et al. Long-term follow-up of a randomized trial comparing the beger and frey procedures for patients suffering from chronic pancreatitis. Ann Surg, 2005, 241 (4): 591-598.

21. Izbicki JR, Bloechle C, Knoefel WT, et al. Duodenum-preserving resection of the head of the pancreas in chronic pancreatitis. A prospective, randomized trial. Ann Surg, 1995, 221 (4): 350-358.

22. Sakata N, Egawa S, Motoi F, et al. How much of the pancreatic head should we resect in Frey's procedure? Surg Today, 2009, 39 (2): 120-127.

第十三章

腹腔镜胰十二指肠切除术

第一节 背　景

　　腹腔镜技术在胰腺外科的应用可追溯到 20 世纪 60 年代，那时主要应用于胰腺肿瘤的诊断和肿瘤分期；随着腹腔镜技术在外科领域的普遍应用，腹腔镜胰体尾切除术（保留脾脏或不保留脾脏）、胰腺肿瘤局部剜除术在全球范围逐渐开展。由于胰头肿瘤、壶腹周围肿瘤所处位置解剖关系复杂，并且手术涉及消化道重建，胰十二指肠切除术（pancreaticoduodenectomy，PD）一直被视为普外科难度最大的手术之一。随着外科技术的进步，在各大医疗中心胰十二指肠切除术后死亡率已经降至 6.0% 以下[1-3]，然而术后并发症仍然高达 32.5%~62.0%[4-6]。腹腔镜手术与传统的开腹手术相比具有明显的优势：术后住院时间短、并发症少、痛苦小、并兼具美容效果等。腹腔镜手术已经能够代替部分开腹手术，甚至成为治疗的金标准（如：腹腔镜胆囊切除术及针对免疫性血小板减少性紫癜的腹腔镜脾脏切除术）。腹腔镜胰十二指肠切除术（laparoscopic pancreaticoduodenectomy，LPD）则是更具有挑战性的手术，腹腔镜手术固有的局限性（触觉缺乏、2D 视野、腹腔镜器械人体工效学局限、缝合难度大、手术时间长等）加上手术本身的复杂性（腹膜后器官切除、切除部位毗邻重要血管、消化道重建）使得 LPD 起步较晚，发展一度受限。全球第一例腹腔镜胰十二指肠切除术是 1992 年 Gagner 为一慢性胰腺炎患者实施的，手术历时 10 小时，术后患者出现空肠袢溃疡及胃排空障碍，术后胃肠减压持续 20 天；虽然 LPD 在技术上可行，但并未降低术后并发症，甚至延长了住院时间。

　　1997 年 Gagner 又进行了 LPD 的系列病例报道，回顾性分析了 10 例 LPD（包括 4 例胰腺癌），其中有 4 例（40%）中转开腹，平均手术时间为 8.5 小时，术后平均住院时间为 22.3 天，3 例出现术后并发症包括胃排空障碍、脾脏出血和胰瘘。在此后 14 年时间里（1997—2011 年），LPD 发展相对缓慢，全球范围内共有 14 篇英文文章报道了 341 例 LPD。这一时期，最具有代表性的是来自印度、意大利和美国的三项大样本研究（病例数 >50 例，表 13-1）。当 LPD 这一极具挑战性的手术在全球悄然兴起的时候，我国的 LPD 技术还处于萌芽阶段，卢榜裕团队首次在国际期刊上报道了 5 例 LPD，平均手术时间 528 分钟，平均失血量为 770ml，术后出现 1 例胰瘘、一例应激性溃疡出血，1 例因手术反复胰腺炎伴肺炎及应激性溃疡出血于二次手术时死亡[7]。虽然 LPD 在技术上可行，但这一时期，LPD 被认为是难度极大、风险极高的手术，术者需要有丰富的开腹 PD 经验及扎实的腔镜基础，在腔镜下能熟练地进行缝合，并且对病例的筛选也有严格的指征。

表 13-1　大样本腹腔镜胰十二指肠切除术报道（$n \geqslant 50$ 例）

第一作者	发表时间	国家	例数	手术方式
Palanivelu C	2009	印度	75	全腔镜
Kendrick ML	2010	美国	65	全腔镜
Giulianotti PC	2010	意大利、美国	60	机器人辅助

2012 年 Asbun 等人进行大样本的 LPD 与开放胰十二指肠切除术（open pancreaticoduodenectomy，OPD）的比较，指出 LPD 能减少术中出血量、减少输血率、缩短住院时间及重症监护室监护时间，但 LPD 相对于 OPD 耗时长。可喜的是 LPD 并没有增加术后并发症发生率，并且 LPD 在淋巴清扫范围及 R0 切除率方面与 OPD 相当[8]。此后，LPD 在全球范围内快速发展起来，2012—2015 年短短 4 年之间，在国际期刊上已经有来自各大医疗中心的 40 余篇关于 LPD 的报道。另一项大样本研究由 Kim 等人报道，该团队回顾性分析了100 例保留幽门的 LPD，平均手术时间为 7.9 小时，平均住院天数为 14 天，术后并发症发生率为 25%。随着手术经验的积累，手术时间、住院时间及并发症均有下降趋势，12 例恶性肿瘤均达到 R0 切除，淋巴结清扫范围与开腹相当[9]。这一时期，LPD 手术在国内大型医疗机构也逐渐开展起来，Lai，Zhan 和 Lei 分别报道 20 例、16 例和 11 例微创胰十二指肠切除术（包括机器人辅助、全腔镜下及手辅助的胰十二指肠切除术）：研究结果显示微创胰十二指肠切除术由具有丰富经验的腔镜手术医生开展是安全、可行的，但针对恶性肿瘤患者其远期疗效仍需要大样本研究证实[10-12]。我中心紧跟时代步伐，于 2010 年 10 月开展了我院第一例腹腔镜胰十二指肠切除术，笔者统计了我们团队初期开展的 31 例腔镜胰十二指肠切除术，包括 6 例手助 PD、15 例完全腹腔镜下 PD 及 10 例腹腔镜下保留幽门的胰十二指肠切除术，中位手术时间 515 分钟，中位出血量 260ml，3 例中转开腹，术后出现 3 例严重并发症，手术死亡率为 0%[13]。

迄今为止，我团队已开展完全腹腔镜下胰十二指肠切除术 240 余例。本章节参考全球各大中心数据结合我团队自己经验就腹腔镜胰十二指肠切除术做一全面讲解。

第二节　腹腔镜胰十二指肠切除术

一、手术适应证

腹腔镜胰十二指肠切除术的手术适应证与开腹手术一致，包括：①胰头部肿瘤；②胆总管下段肿瘤；③十二指肠肿瘤；④壶腹部肿瘤；⑤慢性肿块型胰腺炎不能排除恶变者。

二、禁　忌　证

腹腔镜胰十二指肠切除术的手术禁忌证除包括所有开腹胰十二指肠切除术的禁忌证外，还包括：①严重心肺功能不全难以耐受气腹者；②病变过大，腹腔镜无法安全完成者；③严重的腹腔粘连，腹腔镜无法完成者；④过于肥胖或消瘦者；⑤值得注意的是上腹部手术史并非手术绝对禁忌证。

三、体位及 Trocar 孔位置

患者采用仰卧分腿位，头高脚低位。主刀位于患者右侧，一助位于患者左侧，扶镜手位于患者两腿之间。患者双腿予以软垫保护，上半身使用保温毯维持患者体温。

观察孔位于肚脐下（对于肥胖及腹腔空间较大者可位于肚脐上），建立二氧化碳气腹，压力控制在 13mmHg 左右。直视下建立其余 Trocar 孔，其余 Trocar 孔分布（图 13-1）：S1，A1 对称分布与肚脐上方约 2cm 腹直肌外侧缘处；S2，A2 对称分布于腋前线肋缘下。

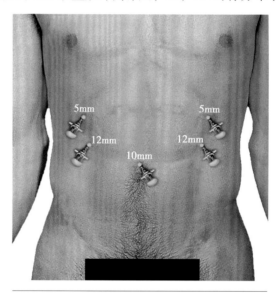

图 13-1　Trocar 孔分布

四、手术步骤（视频 10，视频 11）

视频 10　腹腔镜胰
十二指肠切除术

视频 11　腹腔镜 En-bloc
胰十二指肠切除术

腹腔镜胰十二指肠切除术手术程序复杂，操作难度大，各中心操作流程不尽相同。消化道重建方式多种多样，特别是胰肠吻合方式更有数十种之多。我团队结合自身经验，不断优化手术流程，现提出模块化切除手术步骤：即将手术步骤分为探查、离断、消化道重建三个模块；同时阐明各模块操作细节，使得整个手术流程更加流畅，缩短了手术时间、提高了手术安全性。

（一）保留幽门的腹腔镜胰十二指肠切除术

【1】模块一：探查

1. 探查腹腔　探查整个腹腔了解有无肿瘤播散、转移。

2. 打开胃结肠韧带　无损伤抓钳提起胃体，与胃大弯血管弓外用超声刀或结扎束等器械从左向右离断胃结肠韧带。解剖分离幽门下方组织，清除第六组淋巴结，必要时可结扎、离断胃网膜右动、静脉。

3. 下降横结肠及其系膜　继续向右分离，充分下降横结肠、结肠肝曲及横结肠系膜，该过程中需注意显露副右结肠静脉，必要时予以结扎或夹闭后离断。该步骤需充分下降横结肠及起系膜至显露十二指肠水平段（图13-2）。

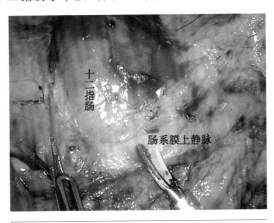

图 13-2　充分下降横结肠，显露十二指肠水平部

4. Kocher手法　行Kocher切口向左充分游离胰头、十二指肠，要求胰头下方使十二指肠可在系膜血管后方被牵拉至右上腹，上方游离至腹腔干根部/肠系膜上动脉根部水平（图13-3）。需要注意的是某些患者胃结肠干粗大且表浅，行Kocher切口时需谨慎，避免撕裂造成出血，必要时可提前将其离断。

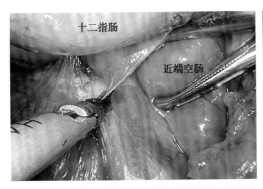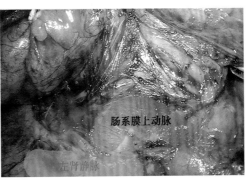

图 13-3　Kocher切口

123

5. 胰颈的解剖及胰后隧道的建立　用超声刀解剖胰腺下缘，显露肠系膜上静脉（可沿胃网膜右静脉寻找肠系膜上静脉），建立胰颈后方隧道（图13-4）。至此确定肿瘤可切除性，探查完成。

【2】模块二：离断

1. 离断十二指肠　解剖分离胃右血管，于胃右动脉根部离断胃右动脉，清除第五组淋巴结。解剖、分离、离断十二指肠上缘血管分支，充分游离十二指肠后距离幽门环约2~3cm用腹腔镜下切割吻合器离断十二指肠（图13-5）。

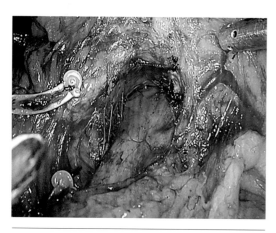

图13-4　胰颈后方隧道　　　　　　　图13-5　离断十二指肠

2. 离断胃十二指肠动脉　沿胰颈上缘解剖8a组淋巴结，将其向头侧分离，显露肝动脉。解剖出胃十二指肠动脉，用hem-o-lock夹闭后离断。提起肝总动脉及肝固有动脉，显露胰腺上缘门静脉。需注意的是胃十二指肠动脉周围及胰上三角内有较多细小静脉，易引起出血，需谨慎处理。

3. 离断空肠　距离Treitz韧带约15cm用切割吻合器离断空肠，超声紧贴空肠系膜缘离断空肠系膜。

4. 离断胰颈　根据病灶性质及部位确定胰颈离断线，用超声刀离断胰腺实质，钳夹法显露主胰管后用剪刀锐性离断（图13-6），胰颈断面用双极电凝充分止血。

5. 离断肝总管　解剖胆囊三角，夹闭、离断胆囊动脉，顺行或逆行自胆囊床剥离胆囊，离断肝总管。

6. 离断胰腺钩突　悬吊肠系膜上静脉，将其向左上牵拉，显露肠系膜上动脉，打开其动脉鞘，自下而上离断、切除其右侧180°以右所有淋巴、神经组织（图13-7）。

7. 淋巴结清扫　打开肝总动脉血管鞘，悬吊肝总动脉，骨骼化肝十二指肠韧带，将第12组淋巴结、第8a、8p组，第9组淋巴结同标本一起整块切除（图13-8）。将标本装入标本袋。

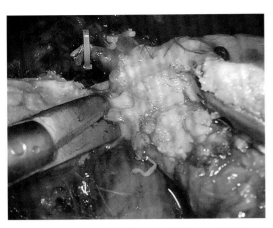
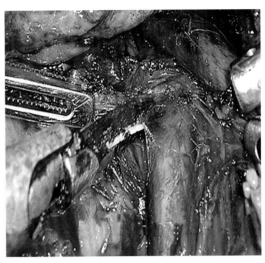

图 13-6　离断胰颈，剪刀锐性离断主胰管　　　图 13-7　钩突切除

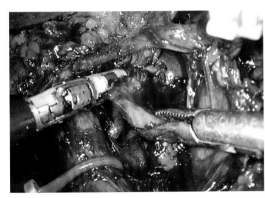
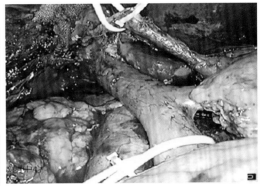

图 13-8　淋巴清扫

【3】模块三：消化道重建

1. 胰肠吻合　我中心均采用胰管空肠导管对黏膜吻合，常规放置内支撑引流管。结肠中血管右侧打开横结肠系膜，将空肠拖向结肠上区行胰肠吻合。根据胰管直径选择合适支撑引流管。首先用 4-0 血管缝线行胰腺残端后壁与空肠浆肌层自上而下行连续缝合，缝线不打结。用超声刀功能头打开空肠约 0.3cm 大小。胰管后壁与空肠全层用 5-0 可吸收线行"8"字缝合，用该线固定内支撑引流管。胰管上壁、前壁、下壁与空肠全层用 5-0 可吸收线连续缝合（图 13-9）。将之前未打结的血管缝线行胰腺实质前壁与空肠浆肌层自下而上连续缝合后与线尾连续缝合。

2. 胆肠吻合　距离胰肠吻合口与 5~10cm 行胆管空肠端侧单层连续吻合。吻合线一般采用 4-0 或 5-0 可吸收缝线。胆管直径小于 5mm 的患者可选择放置内支撑引流管。

3. 十二指肠空肠吻合　距离胆肠吻合口约 45cm 行十二指肠空肠端侧吻合。具体吻合方式为：用 4-0 血管缝线行十二指肠残端全层与空肠浆肌层连续吻合；后用超声刀打开十二指肠前壁与空肠，用 3-0 可吸收缝线行十二指肠后壁、前壁全层与空肠后壁、前壁全层连续吻合（图13-10）；最后用4-0血管缝线行十二指肠前壁浆肌层、空肠前壁浆肌层连续吻合。

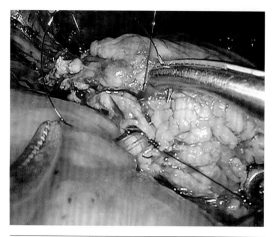 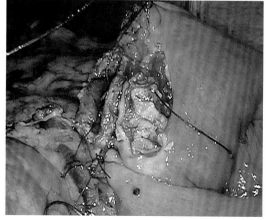

图13-9　胰管空肠导管对黏膜吻合　　　　　图13-10　十二指肠空肠吻合

【4】标本取出

该步骤可在标本切除之后也可在吻合完成以后进行。为了保持腹腔气密性，笔者中心常在吻合完成以后弧形延长肚脐处戳孔至3~4cm，将标本连标本袋一起取出。

【5】引流管放置

我中心常规放置三根骨科引流管。分别放置于胰肠吻合口上方、下方，胆肠吻合口下方。

【6】手术要点

1. 重视血管变异　由于腹腔镜手术丧失了触觉，术前影像学充分评估有无血管变异显得尤为重要，特别应重视肝总动脉、右肝动脉变异。我中心腹腔镜胰十二指肠切除术术前常规行上腹部血管成像检查了解有无血管变异。常见的血管变异包括右肝动脉起源于肠系膜上动脉，肝总动脉缺如等。

2. 十二指肠残端血运不良　行保留幽门的腹腔镜胰十二指肠切除术时可出现十二指肠近侧断端血运不良，影响吻合口愈合，甚至出现严重的吻合口漏。我中心经验为距离幽门环约2~3cm离断十二指肠，轻度的十二指肠近侧残端缺血、发绀不会明显影响吻合口愈合；当出现重度的血运障碍时建议放弃保留幽门。

3. 胰腺钩突部全切除　胰腺钩突位置较深，有多支静脉属支汇入肠系膜上静脉/门静脉，解剖过程中极易出血且难以控制，腹腔镜下要做到钩突部的完整切除难度大，这也是传统外科医生对腹腔镜胰十二指肠切除术持有异议的主要原因之一。我中心的经验为悬吊肠系膜上静脉并向左侧牵拉，显露后方的肠系膜上动脉并自下而上打开其血管鞘，做血管鞘内解剖可降低出血风险，同时可清晰显露肠系膜上动脉到胰头的血管分支及起源于肠系膜上动脉的变异右肝动脉，避免血管损伤。对于处理胰头到肠系膜上静脉/门静脉小静脉属支，我们建议对于直径小于1mm的小静脉可用超声刀直接凝闭；对于直径大于1mm的血管，可采用钛夹/合成夹夹闭后离断，必要时可予以缝合止血。需注意的是在游离钩突的过程中，反复牵拉可造成夹子脱落或撕裂血管引起出血。

4. 淋巴结整块切除　目前胰十二指肠切除术淋巴结清扫范围仍存在一定争议。目前我中心淋巴结清扫范围为幽门上及下淋巴结，肝总动脉淋巴结，肝十二指肠韧带淋巴结，胰十二指肠背侧上缘及下缘淋巴结，肠系膜上动脉右侧淋巴结，胰十二指肠腹侧上缘及下缘淋巴结。完整切除钩突，肠系膜上动脉右侧 180° 做到骨骼化，做到胰十二指肠与淋巴结的整块切除。

5. 出血的控制　结合我中心的经验，腹腔镜胰十二指肠切除术术中易出血的部位主要有胃结肠干汇入肠系膜上静脉处、胰颈下缘小静脉汇入肠系膜上静脉处及空肠静脉第一支汇入肠系膜上静脉处。同时还需注意门静脉的三个属支：左侧的胃左静脉，前方的胆管分支或胃右静脉，右侧的胰十二指肠上静脉。总的来讲，细小出血可选用纱条压迫止血，大的出血或血管撕裂出血建议缝合止血。止血时助手用吸引器压迫出血部位，同时吸尽术野积血，显露出血部位后主刀予以缝合止血。对于腔镜下难以控制的大出血，中转开腹手术是必要的。

6. 胰肠吻合　胰瘘是胰腺外科医生永恒的话题。如果降低胰瘘发生率及降低胰瘘在腹腔镜胰十二指肠切除术中显得尤为重要。目前胰肠吻合方式众多，我中心采用的是导管对黏膜吻合，同时放置管径合适的胰管内支撑引流管。该种吻合方式由于黏膜对黏膜的吻合，吻合口愈合较快，同时由空肠浆膜而不是黏膜覆盖胰腺断端表面，起到保护创面的作用。由于腹腔镜的放大作用，即使是胰管直径较小的病例，仍可以做到精确、可靠的胰肠吻合，降低胰瘘发生率。但该种吻合方式技术要求相对较高，操作需轻柔，吻合时需避免撕裂胰管黏膜，同时需要关闭胰腺与空肠之间的死腔。

7. 胃排空障碍　文献报道胃排空障碍是保留幽门的胰十二指肠切除术常见的术后并发症。目前我中心已完成的 240 余例腹腔镜胰十二指肠切除术，其中保留幽门 188 例，胃排空发生率为 7.2%，大多为轻度胃排空障碍，予以胃肠减压、中药管喂/灌肠、针灸等综合治疗大多于 1 周内缓解。

（二）不保留幽门的腹腔镜胰十二指肠切除术

对于部分患者，由于肿瘤累及幽门或第五组、第六组淋巴结肿瘤转移，难以彻底清扫时，为达到肿瘤 R0 切除，则不建议保留幽门。其 Trocar 孔分布及手术步骤与保留幽门的腹腔镜胰十二指肠切除术类似。不同之处主要有两个方面：

1. 胃的离断　打开胃结肠韧带及小网膜囊，用 hem-o-lock 夹闭、离断胃大弯侧及小弯侧的血管。适当退出胃管至切割线上方后用切割闭合器离断胃，确保切割闭合器未夹住胃管。

2. 胃空肠吻合　早期，我们采用体外进行胃肠吻合，具体操作方法为以 A1 操作孔为中心，做一约 7cm 大小的横切口，从该切口取出标本，同时距离胆肠吻合口约 45cm 行胃空肠侧侧吻合。现我中心已全部采用体内完成胃肠吻合。具体操作为：距离胆肠吻合口约 45cm 处将空肠浆肌层与胃大弯侧浆肌层缝合固定一针，再用超声刀将胃及空肠各开约 1cm 大小小孔，置入切割吻合器行侧侧吻合，确认吻合口无出血，将胃管置入空肠输入端后用 4-0 血管缝线缝合关闭吻合口剩余部分。

第三节　联合血管切除重建的腹腔镜胰十二指肠切除术

一、适　应　证

肠系膜上静脉/门静脉受累但动脉未受累，或血管闭塞但其近端、远端有合适的血管能安全地切除重建。

二、禁　忌　证

联合血管切除重建的腹腔镜胰十二指肠切除术的禁忌证包括：①任何腹腔镜胰十二指肠切除术的禁忌证；②肿瘤巨大，累及的血管过长，无法安全的行血管切除重建；③肿瘤侵犯肠系膜上动脉或肝总动脉超过180°或侵犯腹腔干、腹主动脉。

三、体位及 Trocar 孔位置

联合血管切除重建的腹腔镜胰十二指肠切除术 Trocar 孔分布与普通腹腔镜胰十二指肠切除术 Trocar 分布类似，但可以根据术中实际情况及术者习惯增加 Trocar 孔以利于操作。患者采用仰卧分腿位，头高脚低位。主刀位于患者右侧，一助位于患者左侧，扶镜手位于患者两腿之间。患者双腿予以软垫保护，上半身使用保温毯维持患者体温。

观察孔（C）位于肚脐下（对于肥胖及腹腔空间较大者可位于肚脐上），建立二氧化碳气腹，压力控制在 13mmHg 左右。直视下建立其余 Trocar 孔，其余 Trocar 孔分布：S1，A1 对称分布与肚脐上方约 2cm 腹直肌外侧缘处；S2，A2 对称分布于腋前线肋缘下。

四、手术步骤（视频 12）

1. 探查腹腔　探查整个腹腔了解有无肿瘤播散、转移。评估肿瘤大小、周围累及情况及肿瘤活动度、动脉是否受累，结合术前影像学资料初步判断肿瘤是否可切除。

2. 打开胃结肠韧带　无损伤抓钳提起胃体，与胃大弯血管弓外用超声刀或结扎束等器械从左向右离断胃结肠韧带。继续向右分离，充分下降横结肠、结肠肝曲，显露十二指肠第二、三段。

3. Kocher 切口　行 Kocher 切口向左充分游离胰头、十二指肠，要求胰头下方使十二指肠可在系膜血管后方被牵拉至右上腹，上方游离至腹腔干根部水平。

视频 12　联合门静脉-肠系膜上静脉切除合并人工血管重建的腹腔镜胰十二指肠切除术

4. 胰颈的解剖及胰后隧道的建立　用超声刀解剖胰腺下缘，显露肠系膜上静脉（可沿胃网膜右静脉寻找肠系膜上静脉），建立胰颈后方隧道。但对于肿瘤可疑累及肠系膜上静脉范围超过180°但仍可切除者，不必强行建立胰颈后方隧道，避免造成难以控制的大出血，可远离肿瘤于脾静脉前方建立隧道。

5. 解剖、骨骼化肝十二指肠韧带　沿胰颈上缘解剖第 8a 组淋巴结，将其向头侧分离，显露肝动脉。解剖出胃十二指肠动脉，用 hem-o-lock 夹闭后离断。提起肝总动脉及肝固有

动脉，显露胰腺上缘门静脉，骨骼化肝十二指肠韧带。

6. 离断胃体/十二指肠 对于肿瘤未累及幽门、十二指肠第一段及第五组、第六组淋巴结未出现淋巴结转移的患者，仍可行保留幽门的胰十二指肠切除术。解剖分离幽门下方组织，清除第六组淋巴结，结扎、离断胃网膜右动、静脉。解剖分离胃右血管，于胃右动脉根部离断胃右动脉，清除第五组淋巴结。解剖、分离、离断十二指肠上缘血管分支，充分游离十二指肠后距离幽门环约 2~3cm 用腹腔镜下切割吻合器离断十二指肠。对于肿瘤累及幽门或第五组、第六组淋巴结可疑淋巴结转移者，我们选择不保留幽门的胰十二指肠切除术，用hem-o-lock 夹闭、离断胃大弯侧及小弯侧的血管后用腔镜下切割吻合器离断胃体。

7. 离断空肠 距离 Treitz 韧带约 15cm 用切割吻合器离断空肠，超声紧贴空肠系膜缘离断空肠系膜。

8. 离断胰颈 根据病灶性质及部位确定胰颈离断线，用超声刀离断胰腺实质，钳夹法显露主胰管后用剪刀锐性离断，胰颈断面用双极电凝充分止血。胰腺切缘可送病理检查确定有无肿瘤残留。

9. 离断肝总管 解剖胆囊三角，夹闭、离断胆囊动脉，顺行或逆行自胆囊床剥离胆囊，离断肝总管。肝总管切缘可送病理检查确定有无肿瘤残留。

10. 钩突系膜切除 充分游离肠系膜上静脉远端后悬吊肠系膜上静脉，悬吊肠系膜上静脉、脾静脉及肠系膜上动脉，将肠系膜上静脉向右侧牵拉，显露肠系膜上动脉，打开其动脉鞘，自下而上离断、切除其右侧 180° 以右所有淋巴、神经组织（图 13-11）。

11. 血管切除重建 评估受累血管的部位、长度：对于局限性的静脉侧壁侵犯，可行侧壁切除后缝合修补（图 13-12）或用切割吻合器切除，但应警惕造成血管狭窄；对于血管受累范围小于 3cm 者，可离断受累血管后行端端吻合（图 13-13）；对于血管受累介于 3~5cm 之间者，可离断受累血管及脾静脉后行端端吻合。对于受累血管长度长于 5cm、但仍能行血管重建者常需间置移植物（图 13-14）。用腔镜下血管阻断钳阻断肠系膜上静脉、门静脉及脾静脉血流后离断受累段血管，用 5-0 血管缝线分别行血管后壁、前壁吻合。吻合完成后开放血供，观察有无明显出血，必要时可予以再次缝合修补出血处。

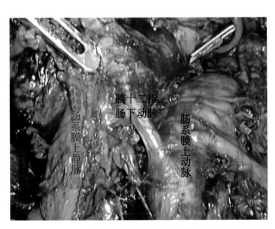

图 13-11 动脉入路的钩突切除

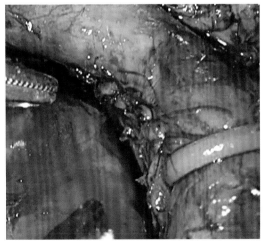

图 13-12 血管侧壁局部切除

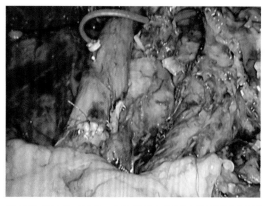

图 13-13　血管切除端端吻合

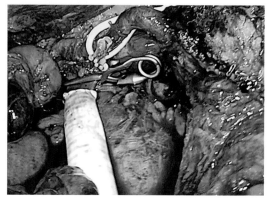

图 13-14　人工血管置换

12. 消化道重建、标本取出及引流管放置　胰肠吻合、胆肠吻合及胃肠吻合方式与第一节所描述的吻合方式一致；标本取出及引流管放置也与第一节描述方式一致，此处不再赘述。

五、手 术 要 点

1. 充分的术前评估　目前尚无手段能够准确评估胰腺肿瘤是否侵犯血管及侵犯范围。现使用最为广泛的是腹部联合血管三维重建的增强 CT。通过判断肿块与邻近血管有无明显脂肪间隙，血管壁有无僵硬、变形，血管有无狭窄，血管是否被肿瘤包绕等征象判断血管是否受累。

2. 术中评估　任何术前检查结果均可能与术中情况出现不一致的情况。术中再次评估血管是否受累及受累血管的部位、长度显得尤为重要。由于肿瘤累及动脉预后极差，如术中发现肿瘤累及动脉血管且超过 180°，以放弃手术为宜。术中评估受累血管远端是否能安全行血管重建也极为重要。

3. 胰颈后方隧道的建立　既往观点认为能否建立胰颈后方隧道对判断肿瘤是否可切除尤为重要。根据我院经验，对于仅有静脉受累而无动脉受累的胰头肿瘤，可不必强行建立胰颈后方隧道，避免强行分离肿瘤与血管间隙而导致难以控制的出血及肿瘤破裂、肿瘤细胞播散。可远离肿瘤建立胰腺与脾静脉间隙后离断胰腺。

4. 钩突切除　对于肿瘤累及血管，特别是累及范围较大者，彭兵教授提出"中间入路"的钩突切除。具体操作为：远离肿瘤建立胰腺与脾静脉间隙后离断胰腺，分离、悬吊肠系膜上静脉、脾静脉及门静脉、肠系膜上动脉及肝总动脉，用切割吻合器离断脾静脉后将肿瘤及肠系膜上静脉/门静脉朝右牵拉，显露肠系膜上动脉走行及腹腔干根部。于肠系膜上动脉正前方打开其血管鞘，完整切除其右侧 180°的神经、脂肪、淋巴组织及第 8、9 组淋巴结。待钩突完整切除、完成淋巴结清扫后才阻断肠系膜上静脉及门静脉，可明显缩短术中血流阻断时间。同时，该种方式术野显露良好，可清楚显露肠系膜上动脉及其至胰腺的分支以及可能出现的变异右肝动脉，防止动脉损伤。该种方式不用分离肿瘤与静脉血管之间间隙，实现肿瘤及受累血管的整块切除，更加符合肿瘤 en-bloc 切除原则。

5. 脾静脉断端的处理　对于肿瘤累及肠系膜上静脉与脾静脉结合处、肿瘤累及脾静脉则需离断脾静脉。另外，肿瘤累及血管范围较大时，离断脾静脉可明显降低血管吻合口张力。但脾静脉离断后有发生区域性门静脉高压、消化道出血等风险。因此离断脾静脉需谨慎，如果脾静脉离断后出现严重的胃壁、肝胃韧带水肿，脾脏严重淤血，可考虑行脾静脉与左肾静脉或下腔静脉吻合或行脾动脉结扎/脾脏切除术。

6. 门静脉阻断时限　总体来讲，门静脉阻断的安全时限无统一标准，应根据术中具体情况而定，但应尽量缩短血流阻断时间。门静脉阻断后对患者主要有两大方面的影响：①肠道血流回流障碍，肠道淤血水肿；②入肝血流减少。由于肝脏有门静脉和肝动脉双重血供，仅阻断门静脉对肝脏功能影响不大。因此，门静脉阻断时限与肠道淤血水肿出现的早晚相关，如肠道淤血水肿出现早，说明无明显侧支循环，应严格控制门静脉阻断时间，必要时行上腹部小切口辅助行血管重建。如门静脉阻断后肠道无明显淤血水肿，说明有足够的侧支循环，门静脉阻断时间可适当延长。国外学者认为：如门静脉阻断时间超过60分钟，可考虑阻断肠系膜上动脉，以减轻肠道淤血、水肿。

7. 移植物的选择　对于切除血管超过5cm者，直接吻合张力较高，强行吻合可导致血管撕裂、血管吻合口狭窄，需选用移植物。常见的移植物包括自体血管：颈内静脉、大隐静脉、脾静脉等和人工血管。人工血管一般选用0.8~1.2cm大小的人工血管进行血管重建。需注意的是人工血管置入需长期进行抗凝治疗，远期通畅率低于自体血管。

8. 中转开腹　中转开腹应视为手术方式的改变，而不是手术失败或手术并发症。对于术中难以控制的大出血，肿瘤巨大、显露困难，血管吻合困难或腹腔镜下难以安全进行血管吻合者，应及时中转开腹手术。

（蔡云强　王明俊　陈　雄　陈思瑞　罗　华　蒋晓忠　李剑波　夏先明　彭　兵）

参考文献

1. Yeo CJ, Cameron JL, Sohn TA, et al. Six hundred fifty consecutive pancreaticoduodenectomies in the 1990s: pathology, complications, and outcomes. Ann Surg, 1997, 226（3）：248-257.

2. Balzano G, Zerbi A, Capretti G, et al. Effect of hospital volume on outcome of pancreaticoduodenectomy in Italy. Br J Surg, 2008, 95（3）：357-362.

3. de Wilde RF, Besselink MG, van der Tweel I, et al. Impact of nationwide centralization of pancreaticoduodenectomy on hospital mortality. Br J Surg, 2012, 9（3）：404-410.

4. Jang JY, Kang MJ, Heo JS, et al. A prospective randomized controlled study comparing outcomes of standard resection and extended resection, including dissection of the nerve plexus and various lymph nodes, in patients with pancreatic head cancer. Ann Surg, 2014, 259（4）：656-664.

5. Kneuertz PJ, Pitt HA, Bilimoria KY, et al. Risk of morbidity and mortality following hepato-pancreato-biliary surgery. J Gastrointest Surg, 2012, 16（9）：1727-1735.

6. Seiler CA, Wagner M, Bachmann T, et al. Randomized clinical trial of pylorus-preserving duodenopancreatectomy versus classical Whipple resection-long term results. Br J Surg, 2005, 92（5）：547-556.

7. Lu B, Cai X, Lu W, et al. Laparoscopic pancreaticoduodenectomy to treat cancer of the ampulla of Vater. JSLS, 2006, 10（1）：97-100.

8. Asbun HJ, Stauffer JA. Laparoscopic vs open pancreaticoduodenectomy: overall outcomes and severity of complications using the Accordion Severity Grading System. J Am Coll Surg, 2012, 215（6）：810-819.

9. Kim SC，Song KB，Jung YS，et al. Short-term clinical outcomes for 100 consecutive cases of laparoscopic pylorus-preserving pancreaticoduodenectomy：improvement with surgical experience. Surg Endosc，2013，27（1）：95-103.

10. Lai EC，Yang GP，Tang CN. Robot-assisted laparoscopic pancreaticoduodenectomy versus open pancreaticoduodenectomy--a comparative study. Int J Surg，2012，10（9）：475-479.

11. Lei Z，Zhifei W，Jun X，et al. Pancreaticojejunostomy sleeve reconstruction after pancreaticoduodenectomy in laparoscopic and open surgery. Jsls，2013，17（1）：68-73.

12. Zhan Q，Deng XX，Han B，et al. Robotic-assisted pancreatic resection：a report of 47 cases. Int J Med Robot，2013，9（1）：44-51.

13. Wang M，Zhang H，Wu Z，et al. Laparoscopic pancreaticoduodenectomy：single-surgeon experience. Surg Endosc，2015，29（12）：3783-3794.

第十四章

动脉入路的腹腔镜胰十二指肠切除术

第一节 背 景

近年来，微创技术近乎用于所有的腹部外科手术，其中腹腔镜手术在对消化道肿瘤的治疗中取得长足进展，患者获益表现在更少的术后并发症、更短的住院时间和更快的术后恢复[1,2]。胰十二指肠切除术（pancreaticoduodenectomy，PD）作为根治胰头癌及壶腹周围肿瘤的手术方式，自 1994 年第一例腹腔镜下胰十二指肠切除术（laparoscopic pancreaticoduodenectomy，LPD）报道以来[3]，腹腔镜胰腺手术在国内外的应用发展迅猛。但对于不少胰腺外科中心，特别是面对可能切除的胰头癌类型（borderline resectable pancreatic ductal adenocarcinoma，BRPDA），手术需要涉及血管切除与扩大的淋巴结清扫时，LPD 仍然是高风险手术。针对复杂多变的手术情况，规避肿瘤切除不彻底和术中术后并发症增加的现象，建立一种规范的 LPD 手术模式显得尤为重要。近年来，围绕手术路径的探索一直是增加手术安全性和彻底性的重要临床研究之一，动脉入路无论是在开腹和腹腔镜胰十二指肠切除术中的运用均受到临床医生的广泛关注。

一、LPD 的临床应用与效果评价

目前，LPD 在世界范围内得到长足的发展，许多胰腺外科中心先后报道了关于腹腔镜手术与开腹手术相比可行性与安全性的问题，更多数的中心认为 LPD 更具优势。Asbun 等回顾性分析了该中心 2005—2011 年 215 例开腹胰十二指肠切除术（open pancreaticoduodenectomy，OPD）与 53 例 LPD 效果对比，除了手术时间较长外，LPD 组在快速康复、淋巴结清扫方面更具优势[4]。来自 Croome 的更大样本的研究也同样显示了这一优势：相比于OPD 组，LPD 组患者平均的住院时间更短，无疾病进展生存期更长，而两组病人在肿瘤大小、淋巴结转移情况、R0 切除率均无明显差异[5]。Qin 等人也收集整理了全世界 22 个回顾性研究，包含 1018 例微创胰十二指肠切除术（minimally invasive pancreaticoduodenectomy，MIPD）和 5102 例 OPD 进行荟萃分析发现，相比于施行 OPD，MIPD 手术病人组拥有更高的 R0 切除率（$P<0.001$）和淋巴结清扫程度（$P<0.001$）[6]。虽然，目前对 LPD

评价的研究多是回顾性分析，国内外尚缺乏多中心大样本的随机对照试验、规范的数据随访和跟踪评价体系来评估 LPD 的效果，但腹腔镜胰十二指肠切除已经代表了今后该术式的发展方向。

二、指导手术方式选择的胰腺癌分型与手术路径的选择

（一）指导手术方式选择的胰腺癌分型

有学者曾指出 LPD 的术后并发症与手术医师的技术水平密切相关[7]，LPD 手术最重要的环节是肠系膜上动脉（superior mesenteric artery，SMA）/肠系膜上静脉（superior mesenteric vein，SMV）以及门静脉（portal vein，PV）的处理，因为胰头部与上述血管毗邻紧密，致使 LPD 手术操作更加复杂，风险显著增高。因此为达到侵犯血管的肿瘤切除的最佳安全性，国外学者做了较多探索[8,9]。但如何选择合适的手术路径目前还没有一个规范的指南。为进一步明确和规范路径的选择，秦仁义等推出一种胰头癌的分型方式来指导手术：采用 CT 扫描和血管重建技术，对 SMV/PV、SMA 受侵犯的程度进行评估，来建立一个规范胰头癌 LPD 手术的分型方式[10]。

根据术前的影像学检查准确地评估 SMV/PV、SMA、肝动脉（hepatic artery，HA）、脾动脉（splenic artery，SA）、脾静脉（splenic vein，SV）、腹腔干（celiac trunk，CA）等是否受肿瘤压迫或侵犯，并可以根据肿瘤的位置和其与上述血管的关系将胰腺癌进行分型。Ⅰ型：肿瘤位于胰头部，SMV/PV 和 SMA 等均未受肿瘤压迫和侵犯；Ⅱ型：肿瘤位于胰头部，仅 SMV/PV 受肿瘤压迫或侵犯，SMA 等未受肿瘤压迫或侵犯；Ⅲ型：肿瘤位于胰头的钩突部，SMA 受肿瘤压迫，但 SMV/PV 等未受肿瘤压迫或侵犯；Ⅳ型：肿瘤位于胰头部，SMV/PV 受肿瘤压迫或侵犯和 SMA 受压迫。上述分型的方式主要目的是根据肿瘤和血管处于不同的位置关系，选择不用的手术路径，对手术路径选择起到规范作用。

（二）手术路径的选择

1. 静脉优先处理方式　如果术前 CT 评估显示肠系膜上静脉和门静脉通畅，无肿瘤侵犯，建议采用静脉优先处理方式。主要步骤：沿肠系膜上静脉或门静脉游离胰头及钩突部，切断其静脉回流血管后将肠系膜上动脉从肠系膜上静脉后方拉至右侧，充分显露肠系膜上动脉，控制肿瘤与肠系膜上动脉之间的血流后，沿肠系膜上动脉血管鞘，并将肠系膜上动脉右后侧与钩突部之间的血管阻断结扎，同时清除肠系膜上动脉周围的所有淋巴结和结缔组织。静脉优先处理的方式特点是优先处理肠系膜上静脉和门静脉系统。

2. 动脉优先处理方式　如果术前 CT 评估显示肠系膜上静脉或门静脉受肿瘤侵犯或可疑侵犯，建议采用动脉优先处理方式。2006 年法国 Pessaux 等[11]提出了动脉优先入路（artery first approach）的胰十二指肠切除术概念，其旨在早期探查 SMA 和腹腔干，判断切除性后，完成 SMA 和腹腔干为轴的右侧神经和淋巴组织的完全切除，其关键不仅在于对 SMA 根部的长程显露，而且强调 SMA 周围"胰腺系膜"的清除，以达到后腹膜切除 R0 切除的目的。目前报道一共有六种不同的动脉处理方式，其核心是在没有处理肠系膜上静脉和门脉系统之前优先的探查或者离断肠系膜上动脉系统和腹腔镜干与钩突的连接。

第二节 动脉入路的腹腔镜胰十二指肠切除术

动脉入路目前一共报道了六种处理方式：右后方入路、中部钩突入路、横结肠系膜下入路、左后方入路、前入路、上入路[12]。根据腹腔镜操作特点，目前用于腹腔镜胰十二指肠切除术的主要动脉入路为：右后方入路、横结肠系膜下入路、左侧入路和前入路。现主要介绍以上四种动脉入路的运用（图14-1）。

（一）右侧动脉入路

1. Kocher 切口起始的右后入路 胰前间隙和胰后间隙及其延伸是手术的两个主要的宏观外科平面，胰腺上下缘与周围的间隙是寻找和定位血管的精确标志，同时也是对各组淋巴结进行清扫的主要标志。胰腺后融合筋膜及筋膜间隙是腹腔镜下外科手术操作的天然平面，尤其是在放大的腹腔镜术野中更容易分辨和解剖定位，偏离其平面会损伤邻近的血管和脏器。分离胰腺下缘时要注意辨识肾前筋膜，其位于肾上腺和肾前方，操作勿超越此筋膜，避免损伤肾上腺以及腹后壁的血管。传统开腹胰十二指肠手术时，判断可切除最后步骤是探查腔静脉。探查时多左手紧贴十二指肠侧壁钝性分离，为了完全显露术野，横结肠肝曲部都要游离拉开。在腹腔镜下胰十二指肠切除术中，由于腹腔镜放大作用，术中视野是一个放大的局

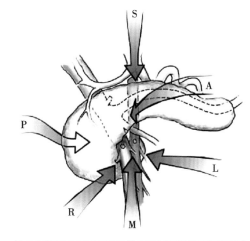

图14-1　常见的动脉优先入路的胰十二指肠切除术

引自 Sanjay P, Takaori K, Govil S. 'Artery-first' approaches to pancreatoduodenectomy. Br J Surg, 2012, 99: 1027-1035.

部，容易辨认十二指肠侧壁。十二指肠与横结肠间隙，十二指肠后壁、胰头、腔静脉肝下段都可以清晰显露，紧贴十二指肠外侧间隙，保持十二指肠侧壁浆膜的完整就可以顺利完成腔静脉、胰头部的游离、探查。手术操作中可减少重复动作，既可缩短手术时间又能减少出血。

经全腹扫视探查后，如果未见肝脏、盆腔、大网膜及肠系膜等无明显转移结节，胰头部肿瘤尚可推动，初步决定可行胰十二指肠切除术。术者左手用无损伤钳牵拉横结肠，助手用抓钳钳夹十二指肠，并往上往左牵拉，术者右手使用超声刀紧贴十二指肠侧壁切开后腹膜至十二指肠、胰头后壁，探查肿物是否已侵及下腔静脉，如果能完全显露腔静脉肝下段，表明肿瘤尚未侵犯腔静脉，手术可继续进行，反之应放弃胰十二指肠切除术。沿十二指肠侧壁解剖，寻找肠系膜血管根部，探查病变与肠系膜静脉、门静脉关系。紧贴十二指肠外侧壁往下往左切开结缔组织，往下推开横结肠，在十二指肠水平部前即见肠系膜血管根部、肠系膜上静脉，沿此静脉寻找即可见门静脉的胰后段，紧贴门静脉前壁从下往上轻轻分离可获得病变与门静脉是否粘连、浸润的信息。沿左侧方向暴露腹主动脉前壁，探查肠系膜上动脉，腹腔干受肿瘤侵犯情况，如确定肿瘤侵犯或压迫肠系膜上动脉未超过180°

便可以行根治性切除手术。分离肠系膜上动脉根部周围淋巴结，悬吊带悬吊肠系膜上动脉，沿肠系膜上动脉鞘向远端清扫肠系膜上动脉周围淋巴结至胰十二指肠下动脉。沿根部离断胰十二指肠下动脉。沿肠系膜上动脉根部向上探查、暴露、悬吊腹腔干，清扫肠系膜上动脉根部和腹腔干根部直接神经淋巴结组织，清扫腹腔镜干右侧缘神经淋巴结至脾动脉起始段。

2. 十二指肠水平部起始的右后入路　由于腹腔镜胰十二指肠切除术的视角和操作角度均为自下而上，因此传统的自右向左的 Kocher 切口路径并不符合腔镜下的操作角度。十二指肠水平部起始的右后入路是指将横结肠提起，优先在横结肠系膜根部确定十二指肠水平部的位置，从十二指肠水平部和横结肠系膜交界区向后方游离，建立自右下向左上的后腹膜游离路径。其向左侧游离的方法和上述的 Kocher 切口路径相似，关键点为优先处理副结肠血管和十二指肠水平部。该方法一方面更符合腹腔镜下的操作视角，另一方面能更充分的达到扩大的 Kocher 切口，充分暴露肠系膜上动脉和腹腔干系统。

（二）左侧动脉入路

2011 年，Kurosaki 描述了左侧动脉入路行胰十二指肠切除术的入路。此方法着重于钩突边缘淋巴结的清除，其核心手术步骤简述如下：纵行切开后腹膜，将横结肠牵向左上方，触及 SMA 搏动后于 SMA 左侧打开动脉鞘，同时将上段空肠向左牵开，结扎及离断空肠动脉第一支和第二支，逆时针旋转 SMA，继而游离其右侧及后方软组织。此时空肠静脉第一支即暴露，将钩突与十二指肠第三段向左边牵拉，SMV 即出现在 SMA 后方，离断空肠静脉第一支后，SMV 即可完全骨骼化至脾静脉汇入点，至此钩突与肠系膜血管完全分离。再将上段空肠向右侧牵拉，即可分离 SMA 前方结缔组织。至此肠系膜上血管周围软组织完整、整块切除。此方法优点在于：钩突及钩突系膜无残留，肠系膜上血管周围淋巴结完整清除。

（三）横结肠系膜下方动脉入路

横结肠系膜下方动脉入路的特点在于可早期解剖胰十二指肠下后动脉和 SMA 右侧。常规由横结肠系膜下方、腹主动脉根部开口进行解剖分离，分离出 SMA（左）、SMV（右）后可见结肠中动脉自 SMA 的起始部向横结肠走行，而胰十二指肠下动脉则发自 SMA 右侧，自 SMV 汇入钩突段的后方。此入路可在肠系膜根部解剖分离 SMA，可在手术的早期阶段处理胰头和肿瘤之前评估动脉侵犯情况，并优先处理胰十二指肠下后动脉，适用于钩突部的肿瘤。

（四）前方入路

此种入路方式是自"无血管区"切开胃结肠韧带，向右到达胃网膜右动静脉，向左到达胃短血管，显露胰腺颈部、体部的前面，根据肿瘤的位置直接切开胰腺被膜进行手术操作。

该技术的下一步是切开胰颈以暴露 SMV/PV，可通过胰腺的下缘间隙进行解剖以确定可切除的胰腺组织。分别沿着腹主动脉根部、SMA 和腹腔干的起始部预置阻断带。牵引暴露腹膜后边缘与神经丛和淋巴管。下一步是沿"反向 Kocher 切口"：沿十二指肠和胰头内右侧方向，分离到达左肾静脉前和下腔静脉。这种入路可在手术的早期阶段评估动脉侵犯情况，且可遵循"no-touch"原则，控制血供后整体切除肿瘤标本。

第三节 手术步骤 （ 视频 13 ）

1. 采用气管插管吸入和静脉复合全身麻醉，患者仰卧位，头部轻度抬高。主刀者站于患者右侧，第二助手（持镜）及第一助手站于患者左侧。

视频 13 动脉入路的腹腔镜胰十二指肠切除术

2. 采用 5 孔法置入 Trocar 脐下 10mm Trocar 放置腹腔镜作为观察孔，左锁骨中线脐上 12mm Trocar 作为主操作孔，右侧锁骨中线脐上 12mm 位置处及左右侧肋缘下腋前线位置处 2 个 5mm Trocar 均作为辅助操作孔。

3. 术中探查排除远处脏器、腹膜等转移灶后，使用超声刀打开胃结肠韧带，探查肿瘤可切除性后，行全腹腔镜下根治性胰十二指肠切除术。

4. 手术入路的选择（见上文）。

5. 离断胃 应用腔镜直线型切割闭合器横断胃窦体交界处，切除远端胃（约占整体 1/3）。沿胰腺上缘解剖显露肝总动脉、肝固有动脉、胃十二指肠动脉，肝总动脉旁淋巴结常规送冰冻切片检查。于血管根部夹闭离断胃十二指肠动脉，显露门静脉。注意肝总动脉预置阻断带。

6. 贯通胰后隧道 用超声刀切开胃结肠韧带，暴露胰腺。沿胰腺下缘分离显露肠系膜上静脉，沿肠系膜上静脉/门静脉前方贯通胰后隧道，置入系带悬吊（图 14-2）。断胰颈：在门静脉左侧胰腺预定离断处，用超声刀逐步切断胰腺，胰腺断面确切止血。若见到胰管，采用剪刀剪开，易于胰肠吻合（图 14-3）。

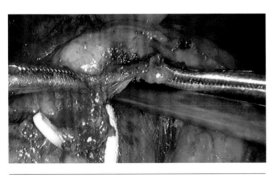

图 14-2 贯通胰后隧道并置入系带悬吊

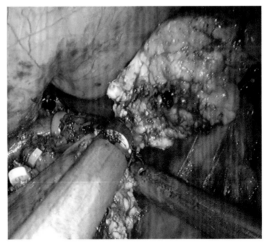

图 14-3 离断胰颈

7. 游离胆总管 解剖胆囊三角，夹闭并离断胆囊动脉。将胆囊从胆囊窝中剥离，夹闭胆囊管，暂不离断。解剖游离胆总管，用血管吊带悬吊，暂不离断，以减轻胆汁污染。

8. 离断空肠 在距 Treitz 韧带约 15cm 处应用腔镜直线型切割闭合器切断空肠，用超声刀离断近端空肠系膜及十二指肠系膜。将游离后的近端空肠经肠系膜上血管后方推向右侧。

9. 离断钩突 提出已经肠系膜上血管后方推向右侧的近端空肠，用超声刀逐步沿肠系膜上动脉鞘右侧完整逐步离断胰腺钩突系膜（全系膜切除）。对肠系膜上动脉至胰腺钩突的分支及钩突至门静脉的属支，分别夹闭后离断（图 14-4）。

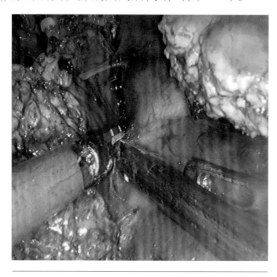

图 14-4 离断肠系膜上动脉至胰腺钩突的分支及钩突至门静脉的属支

10. 离断胆管 在胆囊管与胆总管汇合部上方切断肝总管。一般采用剪刀，并使前壁稍高于后壁，右侧稍低于左侧，有利于腹腔镜下胆肠吻合。

11. 标本取出及处理 标本完全游离后，将标本袋放入腹腔，标本装入袋中。扩大脐部穿刺孔成绕脐半周切口，取出标本。标本切缘进行标记，送冷冻切片，确保肝总管、胰颈、钩突切缘阴性。

12. 常规行 Child 消化道重建，可采取全腹腔镜下吻合或正中小切口辅助。

第四节 展 望

LPD 术后患者的受益建立在成功手术的基础上，基于胰头癌与受侵犯血管关系建立的分型，可为每种类型的胰头癌患者提供规范化的手术方式，保证了 LPD 手术的安全性和有效性，有助于客观评价 LPD 的效果，推进我国微创胰腺事业的发展。而随着 LPD 的进一步推广，全动脉优先离断法（total arteries devascularization first，TADF），将会得到更长足的发展和应用。

（秦仁义 王 敏）

参考文献

1. Inokuchi M, Kojima K, Kato K, et al. Laparoscopy versus open distal gastrectomy for advanced gastric cancer: a systematic review and meta-analysis. Surg Laparosc Endosc Percutan Tech, 2014, 24 (6): 542.

2. Jiang X, Liu L, Zhang Q, et al. Laparoscopic versus open hepatectomy for hepatocellular carcinoma: long-term outcomes. J BUON, 2016, 21 (1): 135-141.

3. Gagner M, Pomp A. Laparoscopic pylorus-preserving pancreatoduodenectomy. Surg Endosc, 1994, 8 (5): 408-410.

4. Asbun HJ, Stauffer JA. Laparoscopic vs open pancreaticoduodenectomy: overall outcomes and severity of complications using the Accordion Severity Grading System. J Am Coll Surg, 2012, 215 (6): 810-819.

5. Croome KP, Farnell MB, Que FG, et al. Total laparoscopic pancreaticoduodenectomy for pancreatic ductal adenocarcinoma: oncologic advantages over open approaches? Ann Surg, 2014, 260 (4): 633-638.

6. Zhang H, Wu X, Zhu F, et al. Systematic review and meta-analysis of minimally invasive versus open approach for pancreaticoduodenectomy. Surg Endosc, 2016, 30 (12): 5173-5184.

7. Gumbs AA, Rodriguez Rivera AM, Milone L, et al. Laparoscopic pancreatoduodenectomy: a review of 285 published cases. Ann Surg Oncol, 2011, 18 (5): 1335-1341.

8. Lloyd S, Chang BW. A comparison of three treatment strategies for locally advanced and borderline resectable pancreatic cancer. J Gastrointest Oncol, 2013, 4 (2): 123-130.

9. Ravikumar R, Sabin C, Abu Hilal M, et al. Portal vein resection in borderline resectable pancreatic cancer: a United Kingdom multicenter study. J Am Coll Surg, 2014, 218 (3): 401-411.

10. Wang M, Zhu F, Qin R, et al. Which Is the Best Surgical Approach for the Pancreatic Cancer? A Classification of Pancreatic Cancer to Guide Operative Decisions Is Needed. Ann Surg, 2017, 265 (6): E81-E82.

11. Pessaux P, Varma D, Arnaud JP. Pancreaticoduodenectomy: superior mesenteric artery first approach. J Gastrointest Surg, 2006, 10 (4): 607-611.

12. Sanjay P, Takaori K, Govil S, et al. 'Artery-first' approaches to pancreatoduodenectomy. Br J Surg, 2012, 99 (8): 1027-1035.

第十五章

腹腔镜胰十二指肠切除术
——序贯优化多角度动脉入路
(SOMA LPD 谭氏三步法)

第一节 背 景

胰十二指肠切除（pancreaticoduodenectomy，PD）作为胰头癌、壶腹癌的基本术式，近年来出现的多种改良术式多为提高肿瘤的 R0 切除术率。2006 年 Pessaux 等[1]首先提出了后入路的动脉优先显露，对于术前无法评估的肿瘤，率先游离肠系膜上动脉（superior mesenteric artery，SMA）评估肿瘤是否可切除。此后文献报道了多种不同的动脉入路[2,3]。动脉入路（artery approach，AA）作为可早期判断有无血管侵犯及评估肿瘤可切除性被广泛认可[4]。

腹腔镜胰十二指肠切除（laparoscopic pancreaticoduodenectomy，LPD）早期发展受学习曲线影响，手术时间长、并发症和死亡率高[5]。近 10 年 LPD 迎来了快速发展期，部分超过 100 例 LPD 的胰腺外科中心研究数据表明，LPD 近期效果与开腹胰十二指肠切除术（open pancreaticoduodenectomy，OPD）相近甚至更优。

在开放手术中，动脉入路已成为可行并显示其作用。在实践过程中我们认识到，在 LPD 切除环节中动脉入路更独具价值。同时，我们也注意到，腹腔镜下操作有其特点与难点，如何利用腹腔镜长处、克服其局限性，使 LPD 动脉入路成为安全可行、有效的措施，是值得术者思考的问题。

为了更全面掌握动脉入路特点与技巧，达到高效发挥动脉入路作用的目标，作者单位团队经过反复摸索、改进，归纳为三步法采用序贯优化多角度动脉入路（sequential optimization for multi-angle arterial approach，SOMA），简称谭氏三步法。

三步法序贯优化多角度动脉入路设计构思基于是围绕肠系膜上动脉-腹腔干动脉轴的主干及分支，从多角度结合的入路行 LPD。序贯优化是遵循一定的优化路径，逐渐寻找最优化点的方法，它是单向寻优，后一阶段优化是在前一阶段优化的基础上进行的。三步法 SOMA-LPD 是遵循序贯优化的原理，根据 LPD 核心部位手术特点而设计的操作流程。其有效克服腹腔镜下单一角度的局限性，又达到多而不乱的最优化效果。

第二节　手术适应证

技术掌握和成熟后与开放的胰十二指肠切除术相当。

第三节　术 前 评 估

1. 术前应当对患者进行可切除性评估，如薄层增强 CT、MRI 等，以充分评估肿瘤与邻近血管之间的关系，术前识别变异的右肝动脉。必要时行 PET-CT 检查，除外远处转移可能。

2. 手术前应当和病人进行充分的沟通交流，交待围术期可能出现的并发症，包括术后出血、胰漏、内外分泌功能不足等。

第四节　手术步骤（视频 14）

病人采取平卧位两腿分开，主刀医生位于患者右侧，助手位于患者左侧，扶镜助手位于患者两腿之间，三者均可坐位手术。常规采用五孔法，右下腹 12mm 戳孔，脐观察孔为 10mm 戳孔，余为 5mm 戳孔。探查腹腔，排除腹腔转移。悬吊左肝及空虚胆囊以利于暴露，打开胃结肠韧带，探查胰腺及胰下缘 SMV，评估切除可行性。

视频 14　腹腔镜胰十二指肠切除术 SOMA

一、横结肠下区角度

常规牵引横结肠肝曲、中部及左侧横结肠系膜。将手术床左侧倾斜，手术路线为"X"形，于横结肠系膜根部下缘从左侧十二指肠的水平部下缘至右侧 Treitz 韧带切开腹膜（图 15-1）。

在横结肠系膜根部下缘回结肠血管的外侧切开后腹膜，游离十二指肠外侧方及后方。打通左侧空肠起始部腹膜，显露肠系膜下静脉左侧，向上沿下腔静脉、腹主动脉分离，显露左肾静脉，直达肝十二指肠韧带后方温氏孔，必要时清扫下腔静脉、左肾静脉下缘与腹主动脉之间的淋巴结。对胰头癌病例，向下可沿主动脉清扫显露出肠系膜下动脉为下界。

结肠下区解剖显露肠系膜上静脉（superior mesenteric vein，SMV）、肠系膜上动脉（superior mesenteric artery，SMA）主干（图 15-2），沿 SMV 解剖出 Henle 干，结扎胰腺钩

突汇入 SMV 的小分支。解剖分离出结肠中动脉主干、右结肠动脉，沿右结肠动脉或结肠中，直达十二指肠外侧，清扫腹膜后淋巴结（图 15-3）。打开结肠中动脉上方的 SMA 血管鞘前方及左侧，解剖显露空肠动脉第一支。离断空肠起始部，解剖出空肠动静脉第一支分离至 SMA 的左侧主干（图 15-4）。分离胰腺钩突与肠系膜间隙，从而从 SMA 后壁解剖出胰十二指肠下动脉（inferior pancreaticoduodenal artery，IPDA），结扎并离断 IPDA，进一步旋转可使显露出 SMA 下方的 SMV 主干。将空肠起始部推至右侧。

美蓝标识空肠动脉第一支及 SMA 主干左后侧。至此完成结肠下曲入路。

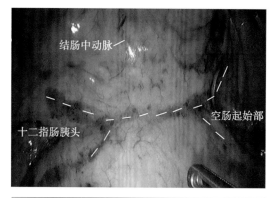

图 15-1 结肠下区入路 "X" 形手术线路

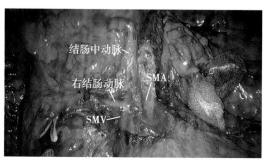

图 15-2 结肠下区入路解剖出结肠中动脉、右结肠动脉、肠系膜上动静脉

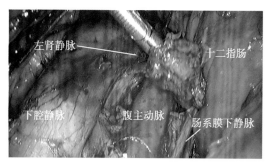

图 15-3 结肠下区入路：腹膜后淋巴结清扫

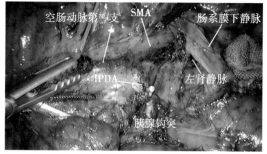

图 15-4 结肠下区入路：左侧方行 SMA，IPDA 结扎，钩突切除

二、右后侧入路角度

助手将十二指肠和胰头向左侧提起。SMA 主干的解剖可由根部开始向尾侧解剖，也可以由尾侧向头侧沿主干解剖。先离断肝总管，血管夹夹闭肝总管以避免胆汁污染术野。解剖肝固有动脉、右肝动脉、门静脉主干，探查胆管后方、门静脉前方有否变异的右肝动脉。打开胰腺被膜及 SMA 血管鞘，向尾侧游离，离断由 SMA 发出的进入钩突的分支、结扎 SMA 主干发出或空肠动脉第一支发出的胰十二指肠下动脉（图 15-5）；也可以由第一支空肠动静脉为起点，由尾侧向头侧开始解剖 SMA。离断腹腔干周围部分动脉鞘及神经丛，

在腹腔干动脉根部右侧、上侧、下侧游离，直达肝总动脉的根部。此时可显露腹腔干、SMA 根部的"V"型区域，或腹腔干、SMA 根部、PV/SMV 后外侧组成的血管三角（图15-6）。美蓝标识血管三角及 SMA 上方游离的动脉鞘。至此完成右后侧入路。

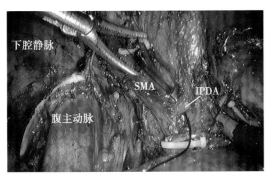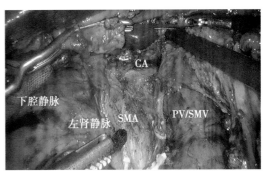

图 15-5　右后侧入路解剖 SMA 主干、结扎 IPDA　　　图 15-6　右后侧入路显露腹腔干、SMA 根部、PV/SMV 后外侧形成"血管三角"

三、正前方入路角度（上区：腹腔干区；下区：肠系膜上动脉区）

幽门近端 3~5cm 断胃并将其翻向右侧。正前方解剖肝固有动脉、肝总动脉及胃十二指肠动脉，打开动脉正前方血管鞘，分离血管旁淋巴脂肪组织，悬吊肝总动脉，结扎胃右动静脉。探查确认右肝动脉之后，结扎离断胃十二指肠动脉。游离胰腺上缘门静脉，上下贯通胰颈部后方门静脉前方隧道。超声刀离断胰腺颈部，使用剪刀锐性离断胰管，取胰颈部切缘送快速病理，断面止血。

游离 SMV 右侧，悬吊 SMV 主干，注意先保留胰十二指肠上后静脉分支（最后才离断），悬吊脾静脉，必要时断扎肠系膜下静脉。胰腺下缘脾静脉下方解剖 SMA 主干与第一步左后方染色的 SMA 会师，沿 SMA 正前方及右侧往脾静脉后方 SMA 根部分离血管鞘，与第二步右后侧入路美蓝染色的 SMA 主干会师。

自此，需要手术切除的目标、边界明确清晰，分为腹腔干区目标组织、肠系膜上动脉区目标组织。分向下提拉脾静脉主干，切除 SMA 根部右侧脂肪淋巴神经组织，沿肝总动脉干根部切除腹腔干根部右侧脂肪淋巴神经组织，腹腔干区目标组织工作完成（图15-7）。

往左侧牵引 SMV 主干，清晰显露 SMA 主干正前方及右侧，自第一支空肠动静脉往沿 SMA 主干右侧彻底切除胰腺钩突组织，自此肠系膜上动脉区目标组织工作完成（图15-8）。

自此，胰头区目标已完全被瓦解，剩下薄层的纤维组织及小静脉分支与 SMV/PV相连。沿 SMV/PV 血管壁切除薄层组织，与 SMV/PV 相连的静脉分支过线结扎后离断，胰头十二指肠及脂肪淋巴神经组织 en-block 切除（图15-9），标本装袋放至下腹部。

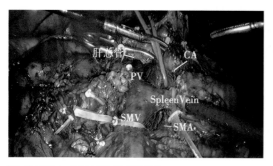

图 15-7　正前方入路：腹腔干区

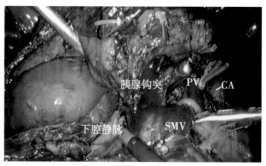

图 15-8　正前方入路：肠系膜上动脉区

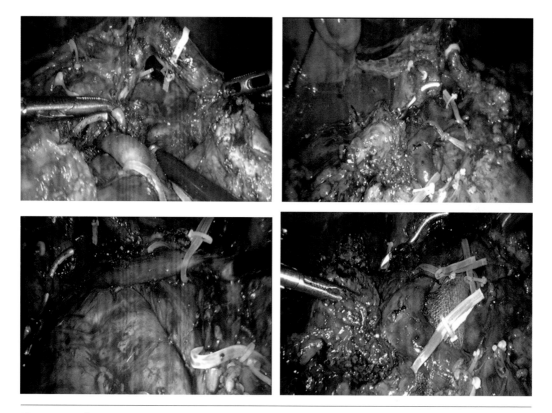

图 15-9　三步法 SOMA-LPD 切除的效果

四、消化道重建

采用全腹腔镜下经典 Child 吻合。胰肠吻合方式：胰管空肠黏膜吻合。胰管直径小于 3mm：间断缝合；胰管直径大于 3mm：连续缝合；胰腺实质与空肠浆肌层：间断缝合。胆肠吻合：胆管直径大于 8mm，胆肠吻合采用连续缝合，胆管直径小于 8mm，胆肠吻合采用间断缝合。

腹腔镜胰十二指肠切除术的重建过程，其变化相对少。通过台下腹腔镜下缝合打结技术的训练，掌握基本功；通过优化吻合操作流程，提高实战技巧。对相对困难的小胰管、小胆管、血管重建也能应付自如。稳定、高效、快速的重建过程为切除赢得时间和信心。目前我们广东省中医院胰腺微创中心的经验，胰肠吻合用时约20~30分钟，胆肠吻合用时约10~20分钟，胃肠吻合用时约15~20分钟，并掌握血管重建技术。术后并发症相对减少。

五、引流的处理

引流管的处理原则：风险分层管理个体化原则。对引流管的材料、类型、放置的位置等环节应该重视。术后密切观察引流液是否异常，保持引流管的通畅。对风险评估相对较低的，引流管可少放置，早撤退，早拔除；对风险评估相对较高的病例尤其要重视引流。

六、讨　　论

1. 常规化开展腹腔镜胰十二指肠切除术，不仅仅是为了开展胰腺高难度新技术，也不仅仅是追求缩短手术时间，我们追求提高切除质量和重建质量、降低手术并发症、快速康复以及提高术后长期生存率。从尝试开展到常规化开展LPD，需要解决"一揽子"技术难点。至2013年7月至今，笔者所在广东省中医院胰腺微创中心完成腹腔镜胰十二指肠切除术130余例。在开展的过程中，我们认为需要解决系列环节，如培养默契的手术团队（图15-10，图15-11）、LPD布点规律及站位的研究（图15-12）、腹腔镜下缝合打结技术训练等（图15-13）。

2. 动脉入路胰十二指肠切除术从开放手术到腹腔镜手术的历程　开放胰十二指肠切除术经验，动脉入路对于开放胰十二指肠切除手术十分重要，彭淑牖教授指出："谁掌握了动脉入路，谁就掌握了胰十二指肠切除的关键技术"（图15-14）。

我们认识到：LPD与开放手术紧密相关，但又有所不同；腹腔镜下切除时开放技术"用不上"，重建时过去基础"不够用"。LPD切除过程变化多，特别是钩突中央区域切除，以及肿瘤体积大、右肝动脉变异、可能切除的胰头肿瘤涉及SMV/PV受累、炎症水肿粘连、肥胖等困难因素等。

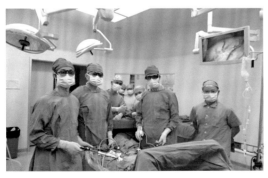

图 15-10　手术团队建设

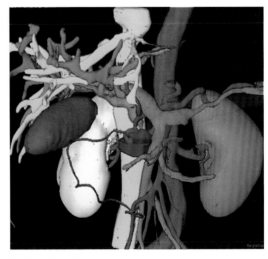

图 15-11　数字胰腺外科

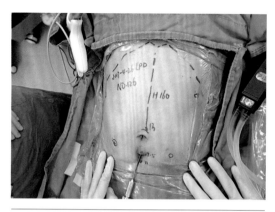

图 15-12　LPD Trocar 布局

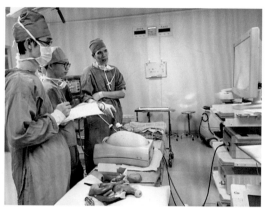

图 15-13　腹腔镜缝合打结训练

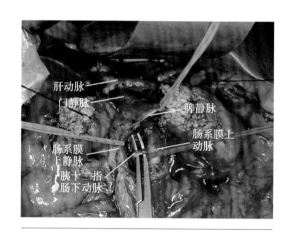

图 15-14　开放的动脉入路胰十二指肠切除术

　　在开展 LPD 过程中，针对的切除术切除过程变化多的特点及难点，是否有办法？作者结合 LPD 的特点，同时借鉴开放动脉入路的思路，探索是否可以在腹腔镜下做好动脉入路胰十二指肠切除术。早期尝试腹腔镜下做动脉入路胰十二指肠切除术，觉得可行，但比较困难。究其原因：①早期腔镜技术的不成熟；②腹腔镜与开放 PD 手术的差异巨大。笔者在彭淑牖教授的指导下，长期实践并研究刮吸解剖技术在开放的普通外科手术及肝胆胰外科手术应用，并开展肝胆胰微创手术超过 20 年，作者所在单位完成腹腔镜肝切除术超过 500 例。在临床过程中认识到，开放手术与腹腔镜手术解剖均应遵守"三分技术——分辨、分离、分别处理"的原则；如何利用并强化腹腔镜的优势并克服不足？我们在 LPD 中实施三分技术，帮助做好动脉入路，探索出一些实用技巧，包括腹腔镜下暴露技术、染色识别技术、血管悬吊技术、器械组合技术，以及刮吸解剖技术及理念。

　　腹腔镜视野更清晰，操作更精准。腹腔镜的放大效果为术者在手术中提供了更清晰的视野和开腹手术无法提供的视角，使得术中操作更精准，从而降低了术中出血和损伤。科技的进步使得腹腔镜的视觉越来越清晰，操作越来越精准、便利。深刻理解腹腔镜的特点，利用并强化腹腔镜的优势并克服不足，微创手术不仅使患者受益，同时也受到医生的青睐。

3. 腹腔镜胰十二指肠切除术——序贯优化多角度动脉入路（SOMA LPD）的哲学指导思想是天下难事必作于易，天下大事必作于细（老子）。SOMA-LPD 切除战略是切除过程犹如战斗进攻杀敌，如何避免"杀敌一千，自伤八百"，策略是"宜巧夺，不宜强攻"，这也符合损伤控制理念。

第一步：结肠下区入路——兵临城下，安营扎寨；

第二步：右后侧入路——深入敌后，直捣黄龙；

第三步：正前方入路——城上插旗，胜利会师。

SOMA-LPD 手术实现复杂手术简易化的理念——达到化繁为简，化难为易，化险为安的目标。切除组织由厚变薄、切除范围由大变小、切除距离由长变短、切除界限由模糊变清晰、血管处理由危险变安全（图 15-15）。

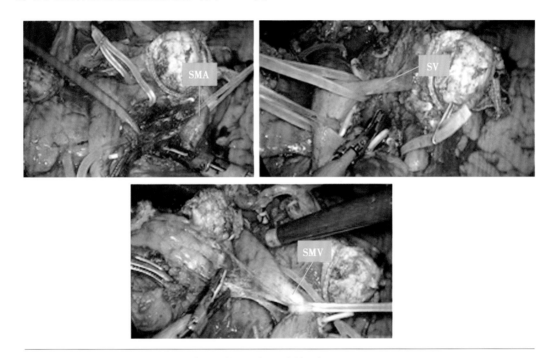

图 15-15　三步法 SOMA-LPD，胰十二指肠目标区域被瓦解

我们实施三步法 SOMA-LPD 旨在追求高质量、安全的切除，临床显示能有效减少手术出血、缩短手术时间，具体优势包括：①血供控制；②淋巴脂肪神经彻底清扫、en-block 切除（图 15-16）；③识别并保护 SMA、变异肝动脉（图 15-17）；④有利于胰头癌根治性切除；钩突全系膜切除的安全、彻底；⑤合并血管切除重建的安全、可行（图 15-18）；⑥困难切除有办法（图 15-19）。

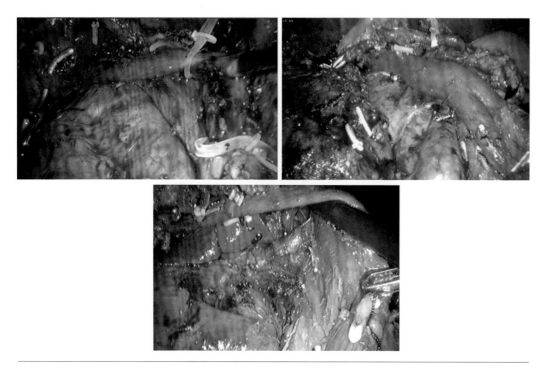

图 15-16　三步法 SOMA-LPD，淋巴结清扫

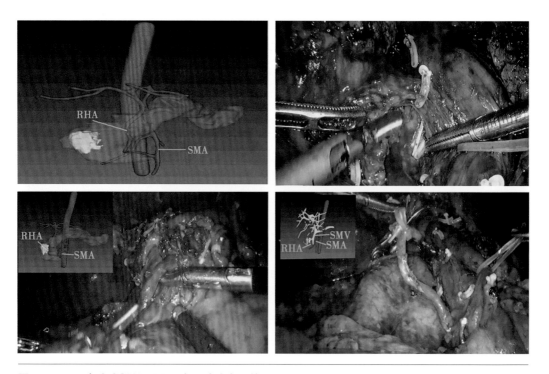

图 15-17　三步法 SOMA-LPD，右肝动脉变异的处理

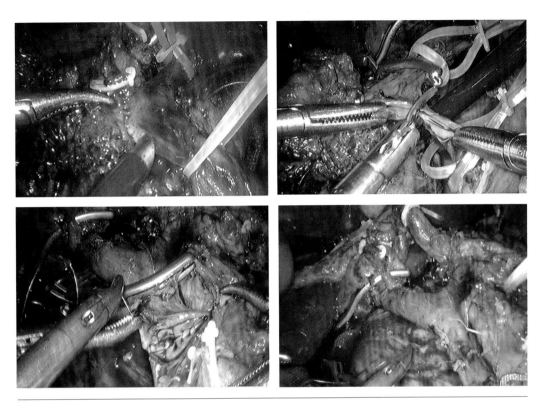

图 15-18　三步法 SOMA-LPD，可能切除胰头癌联合 SMV 部分切除重建

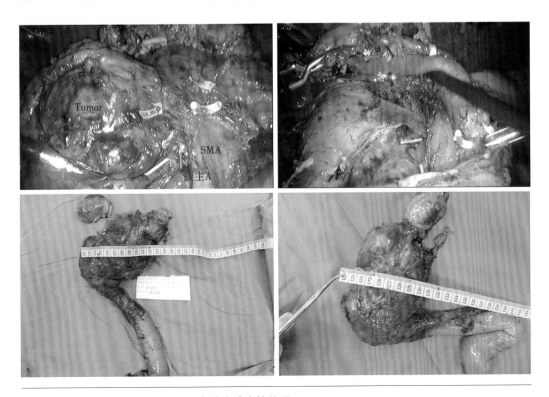

图 15-19　三步法 SOMA-LPD，巨大胰头肿瘤的处理

七、展　望

三步法 SOMA-LPD 是解决 LPD 核心、关键部位的优化手术流程；可使 LPD 的手术质量更高，是解决困难 LPD 的金钥匙。但是有较高的技术要求，需要一定的技术积累。

（谭志健　钟小生）

参考文献

1. Pessaux P, Varma D, Arnaud JP. Pancreaticoduodenectomy：superior mesenteric artery first approach. J Gastrointest Surg, 2006, 10（4）：607-611.

2. Isao K, Masahiro M, Kabuto T. Left Posterior Approach to the Superior Mesenteric Vascular Pedicle in Pancreatico-duodenectomy for Cancer of the Pancreatic Head. Pancreas, 2011, 12（3）：220-229.

3. Sanjay P, Takaori K, Govil S, et al. 'Artery-first' approaches to pancreatoduoden-ectomy. Br J Surg, 2012, 99（8）：1027-1035.

4. 秦仁义，朱峰，王敏，等. 胰头部动脉优先离断在根治性胰十二指肠切除术中的运用. 中华消化外科杂志, 2014, 13（4）：268-271.

5. Gagner M, Pomp A. Laparoscopic pylorus-preserving pancreatoduodenectomy. Surg Endosc, 1994, 8（5）：408-410.

第十六章

手辅助技术在腹腔镜胰腺外科中的应用

一、背　　景

手助腹腔镜外科（hand-assisted laparoscopic surgery，HALS）是 20 世纪 90 年代中期兴起的，将开腹手术的简便和腹腔镜手术的微创相结合的一种新型腹腔镜手术方法[1]。由于该手术方式恢复了传统手术时的触觉，手术操作更加顺利，手术时间显著缩短；同时也保留了微创外科的特点：手术创伤小，围术期并发症的发生率低，术后恢复快及更好的生活质量等优点，广泛地应用于胰腺外科[2]。尽管随着微创技术与设备的进步发展，完全腹腔镜技术在胰腺外科普及，HALS 目前在完成涉及复杂的切除及重建步骤各类胰腺手术以及促进基层单位腹腔镜技术发展方面仍具有重要作用。下面基于我们开展手辅助腹腔镜胰腺切除术所得到的一些经验，分为以下几个方面对该技术的应用进行具体阐述。

二、适 应 证

1. 壶腹周围、胰腺良恶性肿块，胰腺炎后胰腺假性囊肿等。
2. 手术者腹腔镜技术不熟练，不能够完成复杂的完全腹腔镜胰腺手术时。
3. 病人肥胖明显，或肿瘤较大等常规腹腔镜手术较困难时。

三、术 前 评 估

和常规腹腔镜手术一样，术前应全面检查患者，评估患者心、肺、肝、肾及凝血功能状况。

四、特殊仪器设备

除常规腹腔镜手术设备外，在应用 HALS 技术过程中为使术者的辅助手能够伸入腹腔，同时维持气腹状态，手助器起到至关重要的作用。传统的手助器采用胶水黏着或者充气固定于皮肤的组合结构设计，不仅使用繁琐费时，而且术者的手也被限制在手助器内，不能方便进出。随着新一代手助器的出现，很好地克服了上述缺陷。

五、手术操作要点（视频 15）

（一）病人体位、手术辅助切口及 Trocar 位置（图 16-1，图 16-2）

病人处于仰卧位，两腿分开，并在术中维持 20° 左右倾斜（根据胰头或体尾部术式决定）以便于术中上腹部器官的暴露与操作。根据术前诊断，合理安排手助器的位置和其他 Trocar 的位置，以左手既能控制手术区域又不妨碍手术操作为原则，根据病变部位、术者左手掌大小及蓝碟直径确定安放手助器切口的大小和部位。Trocar 呈半圆形围绕目的器官（胰腺）。其中脐缘 10mm 切口作为腹腔镜观察使用。其余 12mm Trocar 操作孔分别位于患者左侧及右侧。持镜助手站于患者两腿之间，主刀医生立于患者右侧，负责术中大部分游离，切除与重建工作。助手立于患者左侧，负责大部分暴露，吸引等工作。此外，必要时可在剑突下方增加一个 2mm 切口以便于进行肝脏及胃悬吊。

视频 15　手辅助胰体尾切除术

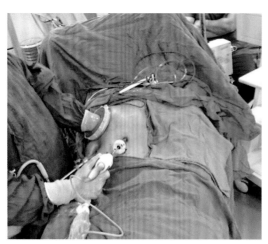

图 16-1　胰体尾部切除手通路切口位置

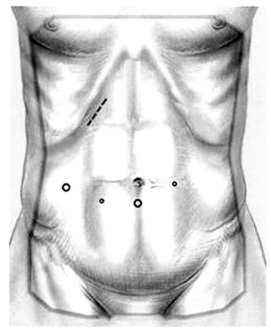

图 16-2　胰十二指肠切除手通路切口位置

（二）一般性探查及可切除探查

结合腹腔镜及辅助手触诊（图 16-3），明确有无远处转移和病变性质。如肿瘤与腹后壁固定，侵及腹腔主要动脉（腹腔干、肠系膜上动脉等）或广泛转移，应放弃切除手术。对于未发现有转移的胰腺肿块，需要明确病变性质。可行切割式活检穿刺获取组织做冰冻切片病理学检查。如术中确认为恶性肿瘤，则一期进行肿瘤根治术。如术中不能判断病变性质，切忌将肿瘤视为炎性包块而延误治疗，应再次活检，必要时切除包块送检。

（三）胰体尾部切除术操作要点

1. 探查　超声刀切开胃结肠韧带，显露胰腺。确定胰腺病变位置、大小及毗邻关系。

必要时辅以腹腔镜超声检查。

2. 处理脾动脉（图 16-4）　在胰体及颈部上缘，游离脾动脉起始部，根据是否保留脾脏给予相应处理。如确定施行联合脾脏切除，可用血管夹夹闭脾动脉后切断。以减少术中失血，并使脾脏内部分血液回流而达到"自身输血"。否则，应先保留脾动静脉血流。

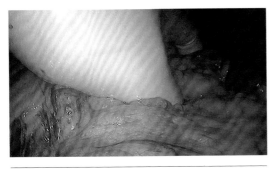

图 16-3　辅助手术触诊探查

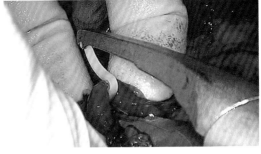

图 16-4　脾动脉处理

3. 游离胰体尾　如确定施行联合脾脏切除。此时提起胰腺远端，用超声刀沿胰体尾背面向左游离，离断脾胃韧带、脾膈韧带、脾结肠韧带，即可完全游离脾脏。但若拟行保留脾脏胰体尾切除术，则应轻轻提起胰体尾，用超声刀将脾动静脉从胰体尾中游离出来，遇较粗分支需用血管夹夹闭，尽可能保留脾动静脉血供。

4. 横断断胰（图 16-5）　切开胰腺与横结肠系膜根部交界处腹膜，游离胰腺下缘。显露肠系膜上静脉、脾静脉及门静脉，于胰颈或拟定胰腺切线处用腔镜切割闭合器离断胰腺。

5. 处理脾静脉（图 16-6）　同理，如确定施行联合脾脏切除。此时即可离断脾静脉。根据脾静脉的大小，可用血管夹夹闭或用腔镜切割闭合器离断。也可在断胰时与胰腺实质一并离断。若拟保留脾脏，则应先保留脾静脉血流。

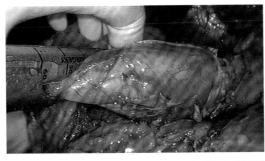
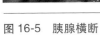

图 16-5　胰腺横断

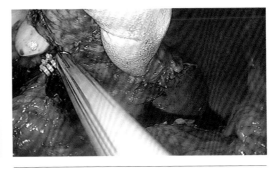

图 16-6　脾静脉处理

6. 取出标本（图 16-7）　将标本装入袋中，经手助器切口完整取出。胰腺残端胰漏高风险者，如术中发现残端出血或渗液可通过手助器切口在直视下进行胰腺残端缝合（图16-8）。胰床处放置一根引流管，缝合切口。

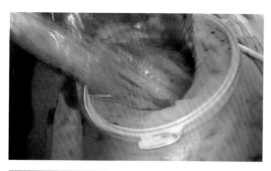

图 16-7　完整取出标本

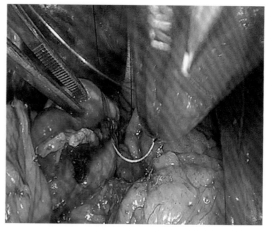

图 16-8　直视下胰腺断端处理

（四）胰十二指肠切除操作要点

腔镜探查腹腔排除肿瘤转移或腹膜种植，从横结肠上缘用超声刀分离进入小网膜囊，沿肠系膜上静脉钝性分离，建立胰颈后方隧道，探查肠系膜血管是否受累。胰腺上缘分离显示肝总动脉，清扫第 8 组淋巴结，向右侧分离，显示胃右血管和肝动脉，离断胃右血管，清扫第 12a 组淋巴结；进入胃前方，从胃角处分离切断血管及神经，裸化胃角，为胃切除做好准备。直视下清扫肝十二指肠韧带内的第 12b、12p 组淋巴结至肝门部，并切除胆囊。沿结肠中血管向右侧分离至横结肠上缘，清扫第 14v 和第 6 淋巴结，并分离大网膜至结肠肝曲；于十二指肠外侧作 Kocher 切口，游离十二指肠、胰头至下腔静脉左侧水平，于下腔静脉前方，向上分离至肝门下方，完全游离十二指肠球部后侧，向下分离十二指肠水平部。沿肠系膜上静脉前方，用超声刀切断胰腺，于胆囊管平面横断胆总管。距 Treitz 韧带 15cm 处横断空肠，将空肠起始部经肠系膜上血管后方拖至右上腹部。自下而上离断胰腺钩突，将标本装袋后自手辅助口移除肿瘤标本。采用端-端套入式吻合行胰肠吻合术；距胰肠吻合口 10cm 处，全层间断缝合胆肠吻合术。距离胆肠吻合口约 45cm 行胃肠吻合（可将胃及空肠拖出手辅助切口吻合）。右上腹肋缘下穿刺器戳孔处置血浆引流管至温氏孔行右上腹腹腔引流，冲洗、整理腹腔后关腹。

六、讨　　论

手助腹腔镜技术，是将开腹手术的简便和腹腔镜手术的微创相结合的一种技术。随着微创技术与设备的进步发展，以及腹腔镜技术的普及，作为腹腔镜技术发展过渡阶段的手辅助腹腔镜技术在完成涉及复杂的切除及重建步骤各类胰腺手术以及促进基层单位腹腔镜技术发展方面仍具有举足轻重的作用[2]。

手助腹腔镜胰腺切除术成败的关键是手术辅助切口的选择及手助器放置[3]。成功运用 HALS 技术确保手术安全，除选择合适的手术适应证外，在具体手术中还应该注意：①根据病变部位、术者左手掌大小及手辅助器直径合理安排切口的大小、部位及其他 Trocar 的位置，以左手既能控制手术区域又不妨碍手术操作为原则，且要防止 Trocar 损伤手助器的底圈，造成术中漏气。此外、该位置还要便于在必要时的中转开腹手术。②放置手助器的切口长度适合，长度一般为手助器直径的 1/2（5～10cm）。③当手助器的柔性底圈伸入腹腔并伸展后，应顺逆时针不同方向旋转手助器数次，以确保底圈和腹内壁完全贴附，保证其密闭性能。④根据对术前诊断，酌情采用先放置腹腔镜或者先放置手助器再建立气腹的顺序。前者可以在腹腔镜下进一步明确病变范围和程度，从而为手助器的放置提供指导，不足之处在于需要两次建立气腹。后者可以在术者左手辅助下植入穿刺鞘，可有效避免穿刺引起的副损伤。

手辅助腹腔镜技术，有助于术中明确诊断，评估手术切除的可能性。与传统腹腔镜技术相比（表 16-1），HALS 技术的最大特点是恢复了触觉感和手术操作的手眼协调性，术中手的协助和保护，使得腹腔镜下操作更为安全直观。尤其是在分离肿瘤与基底部的粘连及分离大血管时，辅助手既可以帮助暴露术野，保护周围血管，又能够始终牵引瘤体，保持瘤体与基底部的适度张力，方便分离止血为手术安全进行提供保障。对于术中出现的难以控制的大出血，辅助手可以迅速控制出血。另外，辅助切口使较大的标本更容易取出，从而使原来在腹腔镜下困难的操作变得容易[4]。一些在腹腔镜下难以完成的腹部复杂手术可以通过 HALS 技术完成。

表 16-1　手辅助腹腔镜技术优势及缺点

优势	缺点
保留手术操作触觉感及手眼协调性	辅助手影响腹腔操作空间及视野
手辅助切口易于完整取出较大标本	较大切口，有悖于"微创"理念
手辅助小切口直视下吻合重建	手辅助通道漏气
有效快速控制突发性大出血	易致前臂及手部疲劳
提高深度感知、缩短学习曲线	手辅助设备增加费用
避免中转开腹	
缩短手术时间	

手辅助切口一般位于手术中心位置前方，不仅便于术中控制突发大出血，而且便于完成胰腺-空肠吻合在内的吻合重建等复杂操作，降低了在腹腔镜下的操作难度和手术风险，提高了吻合的可靠性，降低了手术并发症的发生率[5,6]。

（麦　刚）

参考文献

1. Klingler PJ, Hinder RA, Menke DM, et al. Hand-assisted laparoscopic distal pancreatectomy for pancreatic cystadenoma. Surg Laparosc Endosc, 1998, 8（3）: 180-184.

2. Gagner M, Gentileschi P. Hand-assisted laparoscopic pancreatic resection. Semin Laparosc Surg, 2001, 8（2）: 114-125.

3. Meijer DW, Bannenberg JJ, Jakimowicz JJ. Hand-assisted laparoscopic surgery: an overview. Surg Endosc, 2000, 14（10）: 891-895.

4. Wolf JS Jr. Expert Rev Med Devices, 2005, 2 (6): 725-730.

5. Sosa RE, Seiba M, Shichman S. Hand-assisted laparoscopic surgery. Semin Laparosc Surg, 2000, 7 (3): 185-194.

6. Milone L, Turner P, Gagner M. Laparoscopic surgery for pancreatic tumors, an uptake. Minerva Chir, 2004, 59 (2): 165-173.

第十七章

单孔腹腔镜胰腺手术

一、背 景

单孔腹腔镜手术（single incision laparoscopic surgery，SILS）是在常规（多孔）腹腔镜技术基础上发展起来的，最早应用于胆囊切除。与常规腹腔镜技术相比，单孔腹腔镜技术通过减少 Trocar 数量，将分散在腹壁几个距离较远的操作孔集中于脐部一处，从而减少手术对腹壁的创伤，达到了"无瘢痕手术"的美容效果[1]。该项技术最大的难点是术者操作孔与观察孔相距甚近，相互干扰、碰触，影响视野显露，增加了分离等操作的难度。在过去的近 20 年里，随着先进手术器械和设备，特别是超声刀、切割闭合器、腹腔镜超声等的应用，手术经验和技巧的积累，单孔腹腔镜技术不断成熟，并在普外科各种疾病的治疗中逐渐开展起来。

目前，除病变位置特别深在、危险（如第二肝门、第三肝门等），或非常复杂的手术（胰十二指肠切除术）之外，普外科多种手术均可通过单孔腹腔镜技术顺利完成。综合国内、外资料，在胰腺外科中，单孔腹腔镜技术现主要应用于胰腺体尾部的囊性疾病、神经内分泌肿瘤、实性假乳头状肿瘤等良性、低度恶性的疾病治疗。下面将基于我们在开展单孔腹腔镜胰腺手术所获得的经验及相关文献报道，对该技术的应用进行具体阐述。

二、适 应 证

目前，文献报道成功通过单孔腹腔镜技术治疗的胰腺疾病包括：胰腺囊肿、胰腺假性囊肿、慢性胰腺炎、胰腺神经内分泌肿瘤、胰腺导管内乳头状黏液瘤、浆液性囊腺瘤、黏液性囊腺瘤、胰腺实性假乳头状瘤、胰腺癌、胰腺转移性肿瘤等[2-4]。病变位置以胰体尾部为主，手术方式包括胰体尾切除、胰腺囊肿内引流手术等。

（一）胰腺囊肿

胰腺囊肿分为先天性和后天性胰腺囊肿。前者临床罕见，属于胰腺外分泌腺的先天性畸形病变，需与胰腺囊性肿瘤鉴别，一般不需要手术治疗；后者属潴留性囊肿，多因胰管阻塞导致远端胰管或腺泡发生囊性扩张和胰液潴留而形成，以手术治疗为主，可考虑行囊肿肠道吻合术，对胰管梗阻病因需积极治疗[5]。

（二）胰腺假性囊肿

急性胰腺炎或胰腺外伤后，胰液外溢，伴随血性和炎性渗液，刺激胰腺周围腹膜，引起纤维组织增生而形成囊性包裹。因囊壁无上皮细胞覆盖，故称为假性囊肿。胰腺假性囊肿诊断明确后，如无合并严重感染等，多随诊观察 4~6 周，待囊壁已成熟，如假性囊肿仍未吸收消散，则需手术治疗，多采用假性囊肿和胃肠道作吻合[6]。

（三）慢性胰腺炎

各种原因所致的胰腺实质和胰管的不可逆慢性炎症，特征是反复发作的上腹部疼痛伴不同程度的胰腺内、外分泌功能减退或丧失。外科手术不能从根本上治愈本病，仅能解除或缓解疼痛症状。在有严重胰腺纤维化而无胰管扩张者可根据病变范围行胰腺部分切除术[7-8]。

（四）胰腺内分泌肿瘤

胰腺内分泌瘤来源于胰岛细胞。根据细胞来源可分为胰岛素瘤、胃泌素瘤、肠肽瘤、胰高血糖素瘤、生长抑素瘤、胰多肽瘤、神经降压素瘤、类癌以及无功能胰腺内分泌瘤等。准确定位，完整手术切除肿瘤是可能治愈该类疾病的最佳选择[9-10]。

（五）胰腺癌

70%~80% 发生于胰头部，恶性程度高。90% 以上的胰腺癌为导管细胞腺癌，少部分为黏液性囊腺癌和腺泡细胞癌。一经确诊，如无禁忌，应首选手术治疗。胰尾部癌较少见，如发现早，手术一般不困难[11]。早期的胰体尾癌，可通过单孔腹腔镜手术完成。

（六）其他胰腺罕见肿瘤

包括胰腺囊腺瘤、导管内乳头状瘤、实性假乳头状瘤以及转移性肿瘤等。虽然少见，但是近些年有增多的趋势。治疗方式亦以手术切除为主。

三、术 前 评 估

包括术前查体，实验室检查，影像学检查等，与传统多孔腹腔镜手术相类似，对患者的一般情况进行评估。

四、手术步骤（视频 16）

（一）胰体尾切除术

1. 病人体位及 Trocar 位置。病人取仰卧"大"字体位，并在术中维持 20° 左右反 Trendelenburg 位，以便于术中上腹部器官的暴露与操作。显示器位于患者左侧头侧，术者位于患者两腿之间，持镜助手位于患者右侧。Trocar 放置（图 17-1）。脐部纵切口长约 3cm，3 个 Trocar 呈倒三角形排列。下方 10mm Trocar 作为腹腔镜观察孔，其余 2 个 Trocar，左侧为 5mm，用于放入抓钳，右侧 12mm，为主操作孔。

视频 16 单孔腹腔镜胰体尾切除术

2. 肝脏粘贴式悬吊方法（图 17-2，图 17-3）。我们在临床实践中开发、选择性应用"粘肝法"辅助暴露视野，效果良好。完成腹腔探查后，如肝左外叶影响手术操作，可应用"粘肝法"辅助暴露视野。具体操作方法：将肝脏膈面及对应膈肌用无菌纱布擦干，均匀喷涂生物胶水，然后在肝脏脏面垫一纱布，将肝脏左外叶抬起并靠近膈肌，停留 30 秒，使肝脏黏附于膈肌上。

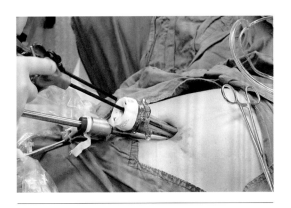

图 17-1　Trocar 位置

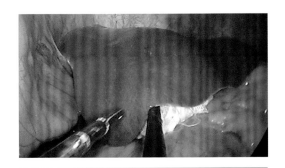

图 17-2　粘肝法辅助暴露视野之前

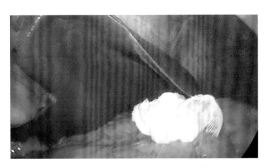

图 17-3　粘肝法辅助暴露视野

3. 显露胰腺（图 17-4，图 17-5）。超声刀游离部分胃结肠韧带，显露胰腺，寻找（必要时应用术中超声）胰腺病变。此时需探查胰腺病变与脾血管的关系，如两者界限较清楚，术中可保留脾脏。如采用 Warshaw 法，在游离过程中需注意保护脾胃韧带，即通过保留一些脾脏周围侧支如胃短血管及胃网膜左血管提供脾脏血供而保留脾脏。

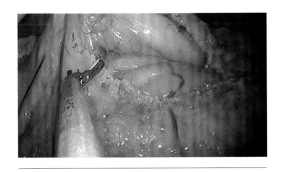

图 17-4　打开部分胃结肠韧带

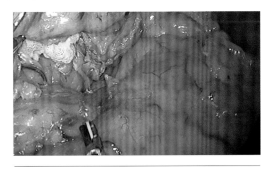

图 17-5　显露胰腺

4. 游离胰腺（图 17-6，图 17-7）。游离胰腺病变周围粘连组织，尽量靠近胰腺分离，避免损伤其周围血管和肠管。超声刀配合把持钳或吸引器打开胰腺下缘覆盖的腹膜，游离并显露胰腺后方疏松结缔组织，扩大胰后间隙，直至胰腺上缘，切开胰腺上缘的后腹膜。

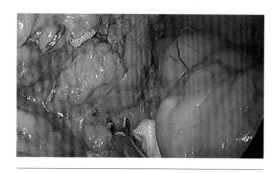

图 17-6　游离胰腺下缘

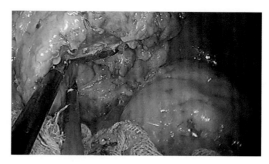

图 17-7　打开胰腺下方隧道

5. 切断胰腺（图 17-8）。利用一次性导管穿过胰腺后间隙，向上牵引起胰腺、脾静脉和脾动脉。经 12mm 一次性 Trocar 置入内镜下直线型切割闭合器，将胰腺连同脾血管夹闭、离断，切断胰体尾部。根据胰腺断端情况，适当加以缝合，以预防胰瘘及出血的发生。

6. 游离远端胰腺，切除胰体尾部（图 17-9）。提起远端胰腺，以超声刀或结扎束逐步游离远端胰腺及病变，直至脾门，可吸收夹或切割闭合器夹闭脾门血管，观察脾脏颜色，如脾脏颜色红润，则可离断该处脾血管，完成保留脾脏的胰体尾切除。如脾脏缺血明显，则行联合脾脏切除的胰体尾切除术。

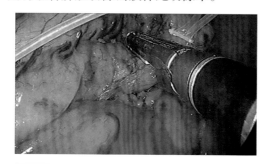

图 17-8　切割闭合器切断胰腺

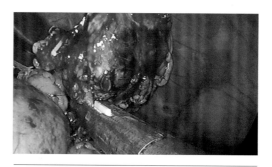

图 17-9　切割闭合器切断脾门血管

7. 取出标本（图 17-10，图 17-11）。经 12mm 一次性 Trocar 置入取物袋，标本装入后，收紧取物袋，将其拖至 Trocar 内口。全层切开脐部切口，将标本袋连同 Trocar 一同经脐部取出。如标本体积过大，必要时展开标本袋，分次取出标本。

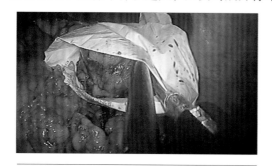

图 17-10　标本装入取物袋

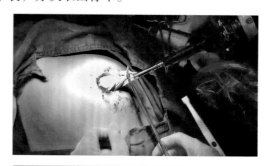

图 17-11　标本经脐部取出

8. 冲洗引流，缝合切口（图 17-12～图 17-14）。部分缝合脐部切口，重新置入 Trocar，建立气腹。局部冲洗，必要时应用生物蛋白胶喷洒创面。查无出血及渗漏，如术中应用"粘肝法"辅助暴露视野，应用无损伤钳将肝脏膈面与对应膈肌钝性分离，恢复原位。清点纱布器械无误后，胰腺残端放置引流管 1 根，经脐部引出固定。引流管周围可预留荷包缝合 1 圈，可于术后拔管后收紧荷包缝线，闭合脐孔。双层缝合脐部切口，无菌刀口贴封盖切口。

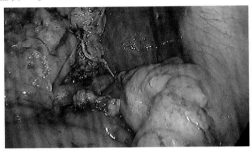

图 17-12　放置胰腺断面引流管

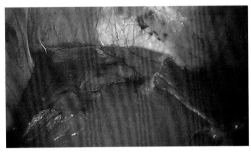

图 17-13　肝左外叶恢复原位

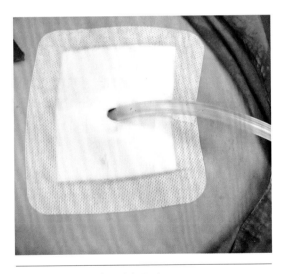

图 17-14　引流管经脐部取出

9. 如胰腺病变与脾门关系密切，分离困难，需联合行胰体尾、脾切除术。病人体位、胰腺游离、切割均与保脾手术相同，但术中游离胰体尾时，同时需将脾结肠、脾膈、脾肾、脾胃韧带相继离断，于切割闭合器切断胰腺后将胰体尾连带脾脏一同移出体外（图 17-15～图 17-18）。

（二）胰腺假性囊肿空肠吻合术

1. 探查腹腔（图 17-19）。胰腺假性囊肿多继发于急性胰腺炎、胰腺外伤或胰腺手术术后，腹腔内粘连多较重，探查需注意囊肿大小、壁厚情况，与周围脏器关系等。

2. 显露胰腺囊肿（图 17-20，图 17-21）。病人体位及 Trocar 放置同前。超声刀游离部分胃结肠韧带，暴露胰腺囊肿。

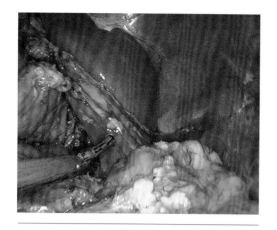

图 17-15　切断脾结肠韧带

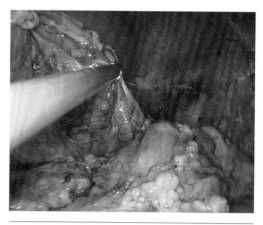

图 17-16　切断脾肾韧带

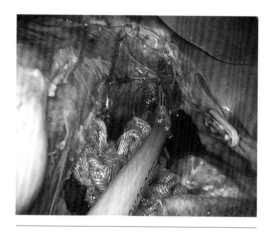

图 17-17　切断脾膈韧带（一）

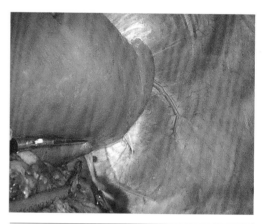

图 17-18　切断脾膈韧带（二）

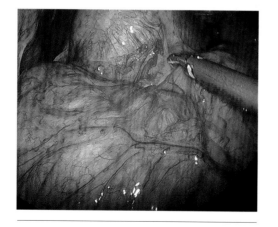

图 17-19　探查腹腔，见胰腺囊肿

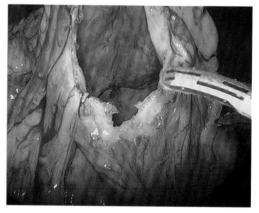

图 17-20　打开部分胃结肠韧带

3. 切开胰腺囊肿（图 17-22，图 17-23）。于胰腺囊肿约最下端位置穿刺针穿刺，抽出囊液，切开囊肿，吸净囊液，观察囊肿内壁是否光滑，有无赘生物。

4. 切断上段空肠（图 17-24）。寻找 Treitz 韧带，游离上段空肠系膜组织，内镜下直线型切割闭合器切断肠管，远端肠管上提至胰腺囊肿下端。

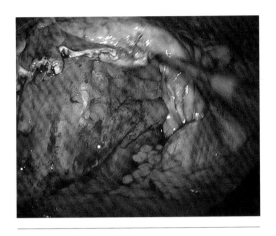

图 17-21　暴露胰腺囊肿

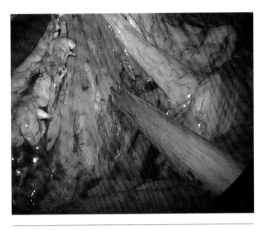

图 17-22　穿刺针穿刺胰腺囊肿

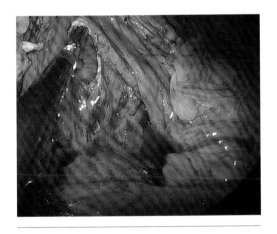

图 17-23　观察胰腺囊肿内壁

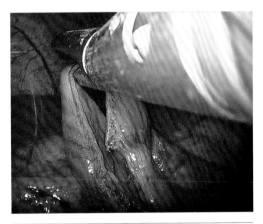

图 17-24　切割闭合器切断空肠肠管

5. 囊肿空肠吻合（图 17-25）。超声刀切开空肠肠腔，置于胰腺囊肿切开处，应用内镜下直线型切割闭合器完成囊肿空肠吻合。

6. 缝合囊肿空肠吻合后残口（图 17-26）。腔镜下可吸收线连续全层、浆肌层缝合囊肿空肠吻合后残口。

7. 肠肠吻合（图 17-27，图 17-28）。腹腔镜下缝线标记近端和远端拟吻合处空肠后，全层切开脐部切口，将拟吻合肠管提出腹腔，距离假性囊肿空肠吻合口以远约 45cm 用切割闭合器完成肠肠吻合，全层、浆肌层缝合肠肠吻合后残口，将吻合后肠管还纳腹腔。

8. 冲洗引流，缝合切口（图 17-29）。重新建立气腹，局部冲洗，查无出血及吻合口渗漏，清点纱布器械无误后，留置胰腺囊肿空肠吻合口后引流管 1 根，经脐部引出。缝合脐部切口。

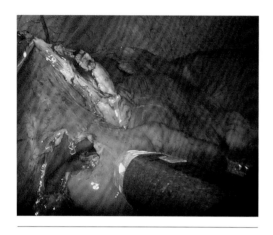

图 17-25　胰腺囊肿空肠吻合

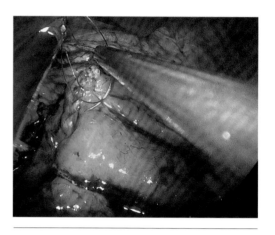

图 17-26　可吸收线缝合囊肿空肠吻合后口残口

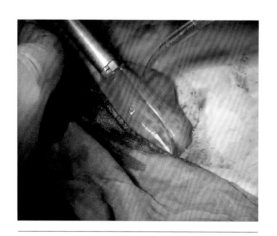

图 17-27　切割闭合器完成肠肠吻合

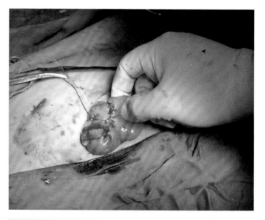

图 17-28　全层、浆肌层缝合肠肠吻合口后残口

五、围术期管理

（一）术后出血

腹腔内出血多发生于术后早期，主要是由于术中止血不彻底。术后早期出血量多且不能很快停止时，应尽早采取紧急措施，手术探查止血，避免盲目补液或使用升压药。晚期出血通常是因为胰瘘腐蚀血管断端或者假性动脉瘤破裂，应先采用放射介入方法明确出血部位，尽可能栓塞止血；如以上方法无效，应手术探查止血，确保病人安全。

（二）胰瘘

术后观察引流液量及颜色等变化，监测胰腺断面引流液淀粉酶活性，以便早期发

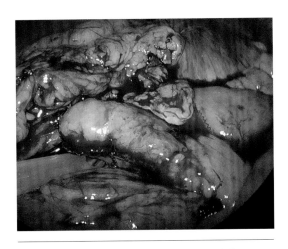

图 17-29　留置胰腺囊肿空肠吻合口后引流

现胰瘘。注意保持引流管通畅，充分引流是治疗胰瘘的首要措施。如发现胰瘘，不宜过早进食，需给予静脉营养支持，必要时结合生长抑素治疗。待胰瘘停止再考虑拔除引流管。

（三）腹腔积液、感染

患者出现腹胀腹痛，或发热等症状时，需完善腹部超声或 CT 检查，以便发现上腹部积液等情况，可通过调整引流管位置或必要时行腹腔穿刺引流等方法达到充分引流的目的。

（四）高血糖

胰体尾切除术后可出现短时间的高血糖，给予对症治疗，一般多可治愈。少部分出现持续性高血糖者，需要按照糖尿病处理，长期给予药物治疗。

六、讨　　论

（一）手术入路的建立

单孔腹腔镜手术已开展了近 20 年。该技术的目的是减少腹腔镜手术戳孔数量，进而达到更小的手术创伤和更佳的美容效果。SILS 中各器械和镜头之间位置紧密，需注意维持良好气腹压力。目前国外多使用专门的单孔腹腔镜 Port 安置镜头和器械，费用昂贵。而国内多于脐周应用普通腹腔镜设备构建器械通道[12]。手术切开皮肤及皮下组织时要注意保持前鞘的完整性，从而防止操作孔道"漏气"。脐部各腹腔镜设备之间间距约 1~2cm，避免腹腔镜及各操作器械之间的干扰。而且，扶镜助手与术者之间良好配合更能使得操作有序，加快手术进程。

（二）扶镜助手与术者之间的配合

SILS 手术过程中，各操作器械与腹腔镜排列紧密，扶镜助手应始终关注镜头与操作器械间的相对运动顺序。当两把操作器械同时在腹腔内运动，如术者拟更换牵拉位置以改变显露术野时，助手应将镜头向外适当回撤，适当调节视野方向，远望术野；当术者把持器械（一般为把持钳或无损伤钳）位置固定后，再次调整镜头深度，并适当调节镜头楔面，显露视野。该操作可在保证术野清晰显露的同时，较大程度上避免镜头与操作器械碰撞[4]。

（三）肝脏粘贴式悬吊方法

腹腔镜技术具有创伤轻，术后恢复快等诸多优点，但腹腔镜手术无手触感，因此，良好的视野暴露成为手术成功的关键。传统腹腔镜上腹部手术时，常通过牵拉、悬吊等方法辅助暴露视野，以利于手术操作[13]。SILS中，操作器械有限，如应用肠钳或抓钩等维持挑起或托起肝左外叶或胃辅助暴露操作视野，操作多不稳定，需再置入一枚器械，增加了操作器械间的干扰。早期文献所报道的单孔腹腔镜胰体尾手术中多采用胃悬吊方法辅助暴露胰腺，保证充足的手术视野[14,15]。但该方法操作复杂，且有增加副损伤的风险。我们在早期手术中并未采用提拉或悬吊等方法，仅仅通过变换体位，利用重力因素辅助暴露术野，效果亦可观。在近期，当肝左外叶较肥大时，我们尝试应用生物胶水粘肝法辅助悬吊肝左外叶，从而辅助增加肝下空间，降低了胰体尾部暴露的难度。因该方法安全、简单、有效、易行，无需特殊训练，仅需要2分钟左右即可完成，同时避免了以往提拉、悬吊法等造成的肝脏或胃撕裂、血肿、肝功损伤等并发症，也并不明显增加手术费用，值得在必要时予以采用[16]。

（四）保脾方法

由于胰腺与脾脏毗邻的解剖学关系，在某些情况下，胰体尾切除往往伴随着脾脏切除。但认识到脾脏在人体免疫中所起的作用，现在在胰体尾手术切除中保留脾脏越来越得到重视。我们在单孔腹腔镜胰体尾手术中多采用Warshaw法保留脾脏，即通过保留一些脾脏周围侧支如胃短血管及胃网膜左血管提供脾脏血供[4]。在离断胰体部时同时切断脾动静脉，但术中应注意保留胃网膜血管弓及胃短血管的完整性，同时脾门处血管结扎应尽量远离分叉点，以保留分支血流和侧支循环，从而使得胃区的动脉血通过胃短、胃网膜左和可能存在的胃后动脉逆行灌注脾脏，维持脾脏的血液供应，保持脾脏的生理功能和新陈代谢[17]。另一种保留脾脏的方法，Kimura法[18]，通过完整保留脾动静脉保留脾脏，文献中亦有报道[19]。但因为胰腺与脾动静脉的解剖关系，游离胰腺与脾动静脉难度很大，存有较大的风险，因此，选择该方法需谨慎。

（五）胰腺断面引流管放置

术中常规于胰体尾断端处留置引流，引流管经脐部引出并固定，可于引流管周围预留荷包缝合，引流管拔除之后收紧荷包缝线，闭合脐孔。对于有轻度胰瘘的病例通过延长引流管留置时间，控制饮食等方法亦可治愈。目前有行双切口腹腔镜胰体尾切除术的文献报道[20]。即在单孔腹腔镜手术基础上，额外增加一切口，用于术中放置Trocar，以辅助手术操作或暴露术野等，手术结束后可作为腹腔引流的出口。该方法操作比SILS简单、美容效果相似，可尝试扩展应用，而引流效果，还有待于今后更多的临床资料对比分析。

（六）经腹膜后入路腹腔镜胰体尾手术

胰腺是腹膜后器官，经腹腔入路的腹腔镜胰腺手术在显露胰腺过程中需要打开网膜囊及左右结肠韧带等，而且在游离、切割胰腺过程中需不断牵拉、挤压周围器官，难免对腹腔内脏器造成一定的损伤，而经腹膜后入路腹腔镜胰腺手术可能解决此种问题。SILS中，目前有少数文献报道经腹膜后入路胰腺手术，证明了经此入路行胰腺切除的可行性及安全性，而且具有暴露更直接，操作更简便，对周围腹腔脏器干扰小等潜在优点[21]。但是，与经腹腔入路方式相比，该入路方式的手术安全性、手术时间、出血量、胰瘘等并发症发生率等还有待于进一步探讨。

（吴硕东）

参考文献

1. Weiss HG，Brunner W，Biebl MO，et al. Wound complications in 1145 consecutive transumbilical single-incision laparoscopic procedures. Ann Surg，2014，259（1）：89-95.

2. Han HJ，Yoon SY，Song TJ，et al. Single-port laparoscopic distal pancreatectomy：initial experience. J Laparoendosc Adv Surg Tech A，2014，24（12）：858-863.

3. Ryan CE，Ross SB，Sukharamwala PB，et al. Distal pancreatectomy and splenectomy：a robotic or LESS approach. JSLS，2015，19（1）：e2014. 00246.

4. Yao D，Wu S，Tian Y，et al. Transumbilical single-incision laparoscopic distal pancreatectomy：primary experience and review of the English literature. World J Surg，2014，38（5）：1196-1204.

5. Pitman MB，Lewandrowski K，Shen J，et al. Pancreatic cysts：preoperative diagnosis and clinical management. Cancer Cytopathol，2010，118（1）：1-13.

6. Frey CF. Pancreatic pseudocyst-operative strategy. Ann Surg，1978，188（5）：652-662.

7. Mergener K，Baillie J. Chronic pancreatitis. Lancet，1997，350（9088）：1379-1385.

8. Braganza JM，Lee SH，McCloy RF，et al. Chronic pancreatitis. Lancet，2011，377（9772）：1184-1197.

9. Anderson MA，Carpenter S，Thompson NW，et al. Endoscopic ultrasound is highly accurate and directs management in patients with neuroendocrinetumors of the pancreas. Am J Gastroenterol，2000，95（9）：2271-2277.

10. Rindi G，Wiedenmann B. Neuroendocrine neoplasms of the gut and pancreas：new insights. Nat Rev Endocrinol，2011，8（1）：54-64.

11. Ruess DA，Makowiec F，Chikhladze S，et al. The prognostic influence of intrapancreatic tumor location on survival after resection of pancreatic ductal adenocarcinoma. BMC Surg，2015，15：123.

12. Ge JY，Wang L，Zou H，et al. Periumbilical laparoscopic surgery through triple channels using common instrumentation. Exp Ther Med，2013，5（4）：1053-1056.

13. Ladwa N，Sajid MS，Pankhania NK，et al. Retraction techniques in laparoscopic colorectal surgery：a literature-based review. Colorectal Dis，2013，15（8）：936-943.

14. Machado MA，Surjan RC，Makdissi FF. Laparoscopic Distal Pancreatectomy Using Single-Port Platform：Technique，Safety，and Feasibility in aClinical Case Series. J Laparoendosc Adv Surg Tech A，2015，25（7）：581-585.

15. Kuroki T，Adachi T，Okamoto T，et al. Single-incision laparoscopic distal pancreatectomy. Hepatogastroenterology，2011，58（107-108）：1022-1024.

16. Wu S，Yu H，Fan Y，et al. Liver retraction using n-butyl-2-cyanoacrylate glue during single-incision laparoscopic upper abdominalsurgery. Br J Surg，2014，101（5）：546-549.

17. Warshaw AL. Conservation of the spleen with distal pancreatectomy. Archives of surgery，1988，123（5）：550-553.

18. Kimura W，Inoue T，Futakawa N，et al. Spleen-preserving distal pancreatectomy with conservation of the splenic artery and vein. Surgery，1996，120（5）：885-890.

19. Misawa T，Ito R，Futagawa Y，et al. Single-incision laparoscopic distal pancreatectomy with or without

splenic preservation：how we do it. Asian J Endosc Surg，2012，5（4）：195-199.

20. Kim EY，You YK，Kim DG，et al. Dual-incision laparoscopic spleen-preserving distal pancreatectomy. Ann Surg Treat Res，2015，88（3）：174-177.

21. Zhao G，Hu M，Liu R，et al. Single-port retroperitoneoscopic pancreatectomy：preliminary results from the first 3 patients. J Clin Gastroenterol，2014，48（6）：559-562.

第十八章

胰腺穿刺活检术

一、背 景

由于胰腺位置深在，周围解剖关系复杂，加之早期胰腺肿瘤症状不典型，故胰腺肿瘤早期诊断较为困难，有明显症状时往往分期较晚，且多发生了转移，导致适合手术切除的比例较低，所以胰腺肿瘤的早期诊断具有特别的临床意义。

胰腺肿瘤的检查手段主要有肿瘤标记物、B 超、CT、MRI、内镜下逆行胰胆管造影（endoscopic retrograde cholangiopancreatography，ERCP）、超声内镜等检查，但每种手段均有一定的局限性，且多为间接诊断依据，不能直接明确病变性质。

胰腺穿刺活检术能够早期直接明确胰腺占位性病变的性质，一般多在 B 超、CT 或 MRI 引导下进行，亦可在剖腹探查或腹腔镜下取得活组织。但在剖腹探查或腹腔镜下取活组织时，病人创伤较大，费用较高，要求条件较多，恢复也较慢，故临床上积极开展影像引导下的胰腺穿刺活检术意义重大。鉴于 MRI 引导只在极少数医院使用，不宜临床广泛推广。B 超普及最广，但由于胰腺位置深在，往往需要有经验的医生操作，且有时候有肠道气体干扰，胰腺占位显示稍差或不能显示，导致有时候 B 超引导下穿刺困难或者不能进行。由于我国县及县级以上医院均普及了 CT 机，甚至部分乡镇医院都已安装了 CT 机，加上 CT 扫描本身检查部位广泛、定位精准，所以适宜在广大基层医院推广，故本章详细介绍 CT 引导下胰腺穿刺活检术。

二、适 应 证

1. 胰腺占位性病变的定性诊断。
2. 胰腺癌与胰腺转移性肿瘤的鉴别。

三、禁 忌 证

1. 有严重出血倾向（一般 PT 时间延长 3 秒以上）。
2. 患者不能保持穿刺时的体位。
3. 急性重症胰腺炎发病时。

四、术前检查及准备

（一）评估患者基本情况和术前沟通

术前一周内常规完善血压、血常规、输血前全套、术前凝血常规。和患者及家属进行术前沟通，并签署穿刺活检同意书。术前 8 小时禁食，4 小时禁饮，穿刺路径如需经过胃或肠道者行术前清洁灌肠。

（二）判断疾病性质

结合肿瘤标记物、病史和影像学资料，可以大致判断疾病性质。

（三）肿瘤位置大小和周围毗邻血管关系的评估

术前增强 CT 检查以清晰显示胰腺占位的位置、大小以及和周围血管的关系，准确地评估肠系膜上静脉（superior mesenteric vein，SMV）、脾静脉（splenic vein，SV）、门静脉（portal vein，PV）、肠系膜上动脉（superior mesenteric artery，SMA）、肝动脉（hepatic artery，HA）、脾动脉（splenic artery，SA）、腹腔干（celiac trunk，CT）、肾动脉（renal artery，RA）、肾静脉（renal vein，RV）等是否受肿瘤压迫或侵犯，利于穿刺路径的选择和手术安全。

五、操 作 步 骤

（一）病人体位及穿刺路径的选择

由于胰腺位置深在，周围毗邻关系复杂，周围大血管众多，故胰腺穿刺要求不同于一般部位的穿刺，对穿刺路径的选择要求较高，这直接关系到是否穿刺成功、术后并发症的发生及严重程度。根据胰腺占位所在的位置、大小、周围血管情况，兼顾距离皮肤最近的距离、占位最大断面、尽可能沿占位的长轴、穿刺路径及取样路径上无重要血管、尽可能规避空腔器官、不经过较大的胰管等路径选择原则，一般选取仰卧位或俯卧位等患者尽量舒适的体位。要把穿刺路径及取样路径上无重要血管、尽可能规避空腔器官、不经过较大的胰管这三项路径选择原则作为最高选择原则优先考虑，尽量避免穿刺过程中出血、空腔器官穿孔和胰漏等严重并发症的可能性[1]。

（二）CT 引导定位及穿刺取样过程

一般术前 CT 增强扫描均为仰卧位扫描，故如选择仰卧位穿刺时不需再行术前即刻的增强扫描。但若选择俯卧位穿刺，因俯卧位时内脏位置较术前仰卧位增强扫描时会发生一定程度的移位，加之穿刺时 CT 平扫有时候不易分辨占位的范围，导致术中判断困难，有条件时建议行俯卧位穿刺前 CT 增强扫描。扫描前用自制金属标记贴于皮肤进针大致位置，CT 扫描定位后常规消毒铺巾，利多卡因局麻，根据进针方向以同轴针穿刺进入皮肤，一旦穿过腹膜后，立即退同轴针锐针芯，换用钝针芯，在 CT 引导下分步缓慢进针，直到安全抵达胰腺靶目标和目标位置。退同轴针钝针芯，换锐针芯，轻轻进入胰腺占位约 5mm，将针芯退出 1~2cm，再次 CT 扫描确认针尖位置，并明确取样方向和长度，保持针的方向不变，退出锐针芯，换用活检针，按照之前明确的取样方向和长度取样，如果可能多方向取样几次，尽量避免从坏死区和囊性变区取样，以提高检出概率[2]。采集的活组织立即用甲醛溶液固定后送病理科进行组织学检查。

（三）穿刺术后即刻处理

取样完成后退出活检针，观察同轴针有无出血，如有较多出血，可将钝针芯插入一半，过几分钟待形成血凝块后，将自体血凝块缓慢从针芯中推入穿刺处，同时缓慢拔针。此止血过程亦可用明胶海绵颗粒填塞。常规包扎穿刺处皮肤，按压几分钟至不再出血为止。再次 CT 扫描观察有无出血，穿刺点周围脂肪间隙有无高密度或模糊影出现，扩张的胰管是否完好。缓慢按压穿刺点周围区域，同时询问病人有无疼痛或原有疼痛有无加重，以此判断有无穿孔或程度轻重。术后常规即刻使用止血药[2]。

六、围术期管理

1. 术后常规禁食禁饮 24 小时，穿刺路径经过了胃者加强抑酸。

2. 术后出血　术后出血多是由于取样时切割损伤了血管所致。术中穿刺过程中严禁穿刺大中血管，取样时尽量避免切割大中血管，尤其是动脉，如有出血可用自体血凝块或明胶海绵颗粒止血。

3. 预防性使用抗生素　胰腺穿刺活检术后常规应用二代头孢类抗生素。如术后出现感染，无培养结果选用广谱抗生素，如有培养结果则根据药敏选用敏感抗生素。

4. 预防性使用生长抑素类似物　生长抑素类似物能够降低围术期并发症，因此推荐生长抑素类似物在胰腺手术中的使用[3]。故笔者也推荐术后预防性使用生长抑素类似物，一般 24 小时即可。

5. 胰腺炎、腹膜炎的预防及处理　穿刺术后如果胰液外漏并激活酶原，则会造成胰腺炎，扩散至腹膜则可以形成腹膜炎。胰液外漏造成胰腺炎和腹膜炎是胰腺穿刺活检术后最严重的并发症之一，所以应重在预防，尽量减少其发生。穿刺时应慎重选择穿刺目标病灶区域，重点关注胰腺肿块内的实性区域，尽量避开水肿的胰腺组织、扩张的胰管和并发的胰腺炎囊性变区域，同时如果有肝转移，为规避风险可行肝转移灶穿刺活检。对于绝大部分胰腺炎和腹膜炎来说，一般采取保守治疗均可顺利恢复。

七、临床应用举例

例1：患者男性，69 岁，胰头钩突不规则占位，与肠系膜上动静脉分界欠清（图18-1）。仰卧位，经前腹壁沿肿瘤长轴进针（图18-2）。术后病理切片（图18-3，图18-4）。

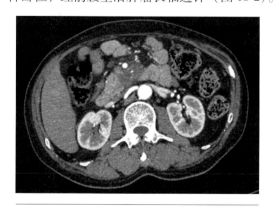

图 18-1　术前腹部增强 CT

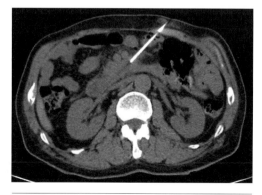

图 18-2　术中穿刺 CT

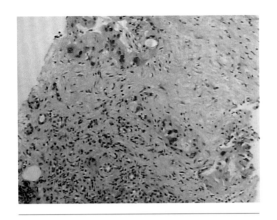

图 18-3 术后胰腺癌病理切片（低分化腺癌，10×10）

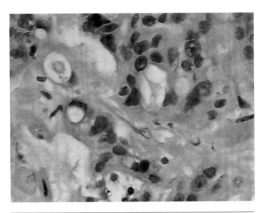

图 18-4 术后胰腺癌病理切片（低分化腺癌，40×10）

例2：患者女性，39岁，胰头下份占位，疑胰腺钩突肿瘤（图18-5）。俯卧位，经椎体旁进针（图18-6）。术后病理切片（图18-7，图18-8）。

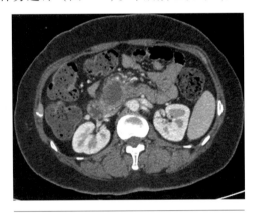

图 18-5 术前腹部增强 CT

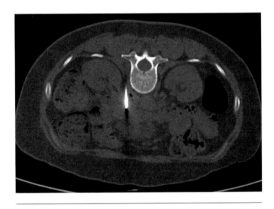

图 18-6 术中穿刺 CT

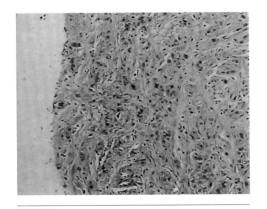

图 18-7 术后胰腺癌病理切片（低分化腺癌，10×10）

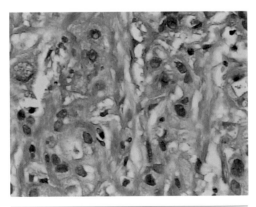

图 18-8 术后胰腺癌病理切片（低分化腺癌，40×10）

例3：患者男性，65 岁，胰尾部占位（图 18-9）。俯卧位，经椎体旁进针（图 18-10）。术后病理切片（图 18-11，图 18-12）。

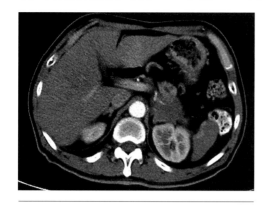

图 18-9　术前腹部增强 CT

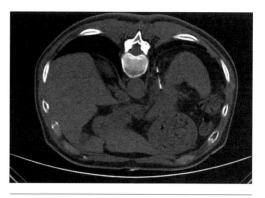

图 18-10　术中穿刺 CT

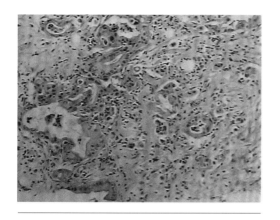

图 18-11　术后胰腺癌病理切片（低分化腺癌，10×10）

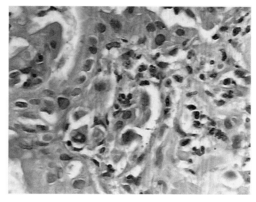

图 18-12　术后胰腺癌病理切片（低分化腺癌，40×10）

例4：患者女性，61 岁，胰头占位（图 18-13）。仰卧位，经前腹壁进针（图 18-14）。术后病理切片（图 18-15，图 18-16）。

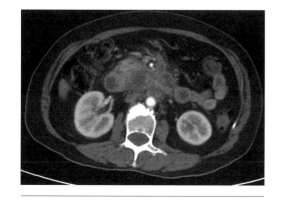

图 18-13　术前腹部增强 CT

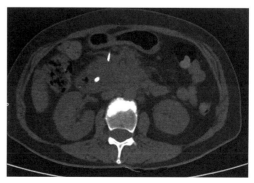

图 18-14　术中穿刺 CT

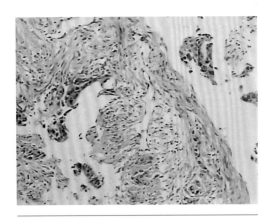

图 18-15　术后胰腺癌病理切片（低分化腺癌，10×10）

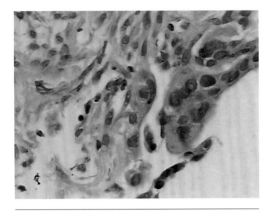

图 18-16　术后胰腺癌病理切片（低分化腺癌，40×10）

八、小　结

胰腺的穿刺活检术，只要做好充分的术前准备，仔细评价术前影像资料，掌握一定的术中穿刺技巧，术后认真观察处理，总的来说安全有效。我们前期的研究表明其阳性率在80%以上，且尽早明确了病理诊断，有利于治疗方案的尽快确立，有利于疗效的提高。

（郭文浩）

参考文献

1. Tyng CJ，Almeida MF，Barbosa PN，et al. Computed tomography-guided percutaneous core needle biopsy in pancreatic tumor diagnosis. World J Gastroenterol，2015，21（12）：3579-3586.

2. Hsu MY，Pan KT，Chen CM，et al. CT-guided percutaneous core-needle biopsy of pancreatic masses：comparison of the standard mesenteric/retroperitoneal versus the trans-organ approaches. Clin Radiol，2016，71（6）：507-512.

3. Koti RS，Gurusamy KS，Fusai G，et al. Meta-analysis of randomized controlled trials on the effectiveness of somatostatin analogues for pancreatic surgery：a Cochrane review. HPB，2010，12（3）：155-165.

第十九章

胰腺癌的内科治疗

根据胰腺癌的病变范围和分期，胰腺癌可以分为三类：可切除的早期胰腺癌、局部进展期胰腺癌以及转移性晚期胰腺癌。多学科诊疗（multidisciplinary team，MDT）对判断患者能否达到根治性切除非常重要。根据综合诊治的原则，应进行多学科讨论评估，包括患者全面体能状况评估、肿瘤分期及分子标记物检查等结果，制定合理的治疗计划。

胰腺癌患者的体能状况评估有别于其他肿瘤，全面体能状态评估应该包括体能状态评分（performance status，PS）、疼痛、胆道梗阻和营养状况四个方面。

一、术后辅助治疗

（一）术后辅助化疗

胰腺癌根治术后局部复发及远处转移率可达 80%，中位生存时间仅约 16~18 个月。目前已经有大量临床研究显示胰腺癌根治术后给予辅助化疗，可以提高无疾病生存期（disease free survival，DFS）及中位生存时间（overall survival，OS）。目前证实吉西他滨（gemcitabine，GEM），5-氟尿嘧啶（5-fluorouracil，5-Fu）可以显著改善术后患者无疾病生存期及总生存期。研究显示：术后给予 5-Fu 辅助化疗中位生存时间从 15.5 个月提高到 20.1 个月。术后给予单药吉西他滨辅助化疗可以显著提高 DFS，吉西他滨组与观察组相比，其 5 年的 DFS 率分别是 16.6% vs 7.0%，10 年的 OS 率分别是 20.7% vs 10.4%，术后给予吉西他滨辅助化疗，可以降低 24%的死亡风险[1,2]。进一步的研究证实这两种药物都可延长术后患者生存，而且二者疗效相当，但是吉西他滨治疗组严重不良反应发生率较低[3]。

另外，替吉奥（S-1）是一种氟尿嘧啶口服衍生物，含有替加氟（FT）、吉美嘧啶（CDHP）及奥替拉西（Oxo）三种组分。与 5-Fu 相比，S-1 具有能维持较高的血药浓度并提高抗癌活性，给药方便等优势。替吉奥在亚洲已广泛适用于胃癌的治疗。对于胰腺癌的辅助治疗，研究显示 S-1 治疗 2 年 OS 率显著高于吉西他滨（70% vs 53%，$P<0.0001$），中位无复发生存期分别为 23.2 个月和 11.2 个月（HR=0.57，$P<0.0001$）[4]。且 S-1 治疗组血液学毒性显著低于 GEM 治疗组，生活质量的改善也较明显。

故在《胰腺癌综合诊治中国专家共识》中强调，与单纯手术相比，术后辅助化疗具有明确的疗效，在不同分期患者中均显示可以防止或延缓肿瘤复发，提高术后长期生存率，因此，应积极推荐术后实施辅助化疗[5]。术后辅助化疗方案推荐 GEM 或氟尿嘧啶类药物（包括 S-1 胶囊以及 5-FU/LV）单药治疗；对于体能状态良好的患者，可以考虑联合化疗。

推荐方案：

（1）GEM 单药，每周期第 1、8、15 日，静脉输注 1000mg/m^2，每 4 周重复，给药至 6 个月[1-3]（Grade A）。

（2）S-1 单药，每周期第 1~28 日，口服 80~120mg/d，每 6 周重复，给药至 6 个月[4]（Grade A）。

（3）GEM+卡培他滨[6]：GEM 1000mg/m^2，静脉滴注，第 1、8、15 日，每 4 周重复共 6 个周期；卡培他滨 1660mg/（m^2·d），口服，第 1~21 天，每 28 天重复，共 24 周（Grade B）。

（4）5-FU/LV，每周期第 1~5 日，每日静脉输注亚叶酸 20mg/m^2，5-FU 425mg/m^2，每 4 周重复，给药至 6 个月（Grade A）。

参加临床研究。

（二）术后辅助放疗

术后辅助放疗尚存争议。虽然已有研究显示胰腺癌术后以 5-Fu 为基础的同步放化疗序贯 5-Fu 辅助化疗与观察组相比可提高中位生存期，但是也有研究显示胰腺癌术后患者接受以 5-Fu 为基础的同步放化疗与单纯观察组相比总生存没有获益。甚至在一些研究中显示辅助化放疗（5-Fu/放疗）中位生存时间低于观察组（15.9 个月 vs 17.9 个月），术后放化疗不仅不能获益而且有一定的危害。Meta 分析也显示胰腺癌术后辅助放疗并不获益。在 2016 版《胰腺癌综合诊治中国专家共识》中，并不推荐胰腺癌患者术后常规进行辅助放疗。但是对于切缘阳性（R1 手术）或者大体残留（R2 手术）胰腺癌，采用辅助性放化疗可改善患者的总生存。放疗区域应包括原发肿瘤瘤床和区域高危淋巴结区。

二、局部晚期胰腺癌的治疗

（一）临界可切除的局部晚期胰腺癌

临界可切除是指肿瘤介于可根治性切除与不可能切除之间。2016 年 NCCN 指南将其定义为：严重的单侧或者双侧肠系膜上静脉（superior mesenteric vein，SMV）/门静脉侵犯；肿瘤围绕肠系膜上动脉（superior mesenteric artery，SMA）小于 180°；肿瘤围绕或包裹肝动脉，但可以重建；SMV 闭塞，但受累部分很短可以重建。越来越多研究结果表明术前新辅助治疗可以提高临界可切除的胰腺癌的切除率，降低切缘阳性率，延长患者生存期。所以对于可能切除的局部晚期胰腺癌建议术前新辅助治疗后再评估可切除可能。但目前胰腺癌术前新辅助治疗多处于 Ⅱ 期临床试验阶段，尚无标准方案。目前新辅助治疗有两种治疗模式，一种模式仅行新辅助化疗，化疗方案多采用晚期胰腺癌的一线化疗方案。另一种治疗模式为术前新辅助放化疗，也是目前对临界切除病例的研究热点。治疗方案有含 5-FU 类（5-FU 持续输注，卡培他滨或替吉奥方案）或含吉西他滨方案的同步放化疗，或诱导化疗有效后采用含 5-FU 或含吉西他滨方案的同步放化疗。调强放疗：适型调强放疗

（intensity modulated radiation therapy，IMRT）、容积弧形调强放射治疗技术（volumetric modulated arc therapy，VMAT）、螺旋断层放射治疗（TOMO）等技术以及基于多线束（X射线或γ射线）聚焦的立体定向放射治疗（stereotactic body radiation therapy，SBRT）技术正越来越多地用于胰腺癌的治疗，放疗剂量模式也逐渐向高剂量、少分次方向改变，局部控制率、疼痛缓解率以及生存率都获得了改善和提高。

（二）不可切除的局部晚期胰腺癌

对于不能切除的局部晚期胰腺癌患者，依据大多来源于一些Ⅱ期临床研究的结果，目前主流的治疗模式是诱导化疗+同步放化疗+化疗。对于全身状况良好的不能切除的局部晚期胰腺癌，采用同步放化疗或诱导化疗有效后放疗可缓解症状和改善患者生存期。对于梗阻性黄疸的病例，放疗前建议放置胆道支架引流胆汁。但是如何制定合理的序贯放化疗的策略是目前研究者研究的重点。目前更推荐先给予诱导化疗，对于诱导化疗有效的患者再给予联合放化疗，从而减少不必要的不良反应。同步放化疗+化疗虽然是目前不可切除局部晚期胰腺癌常用的治疗模式，但是联合放化疗与单纯化疗比较是否改善不可切除的局部晚期胰腺癌的生存，目前还有争议。目前对于不可切除的局部晚期胰腺癌，单纯化疗，放化疗后序贯化疗，诱导化疗后再给予同步放化疗，哪种治疗模式更优越尚不明确。如何更好地组合放疗和化疗，寻找更有效的放疗增敏剂是进一步研究的方向。

在2014版《胰腺癌综合诊治中国专家共识》中，推荐通过新辅助治疗不能手术切除者，即采用晚期胰腺癌的一线化疗方案。推荐方案：体能状况良好患者，可采用FOLFIRINOX、GEM+白蛋白结合型紫杉醇、GEM+S-1等联合化疗方案（Grade C）。

三、转移性晚期胰腺癌的治疗

对于不可切除的局部晚期或转移性胰腺癌，则以全身治疗为主，积极的化学治疗有利于减轻症状、延长生存期和提高生活质量。化疗可以显著改善晚期胰腺癌的生存时间。研究显示化疗与最佳支持治疗相比可以将晚期胰腺癌的生存时间从2.2~3.7个月提高到6~11.1个月。在2016版《胰腺癌综合诊治中国专家共识》中，对于一般情况良好的患者，推荐使用联合化疗方案，对于一般情况较差的患者推荐使用单药化疗。

（一）一线治疗

1. 化学治疗

（1）GEM+白蛋白结合型紫杉醇[7]：每周期的d1、d8和d15，给予白蛋白结合型紫杉醇125mg/m²，GEM 1000mg/m²，每4周重复1次（Grade A）。

（2）FOLFIRINOX方案[8]：每周期d1，静脉注射奥沙利铂85mg/m²，伊立替康180mg/m²，亚叶酸400mg/m²，5-FU 400mg/m²，之后46小时持续静脉输注5-FU 2400mg/m²，每2周重复，适用于体能状态良好的患者（Grade A）。

（3）GEM单药[9]：GEM 1000mg/m²，每周1次，连续给药7周，休息1周，之后连续3周，休息1周，每4周重复，适用于体能状况较差的患者（Grade A）。

（4）GEM+S-1胶囊[10,11]：每周期d1和d8，静脉注射GEM 1000mg/m²；d1~d14，口服S-1 60~100mg/d，BID，每3周重复（Grade A）。

（5）S-1胶囊单药[10]：每周期d1~d28，口服S-1 80~120mg/d，BID，每6周重复

（Grade A）。

（6）其他方案：GEM+卡培他滨[12]（Grade B）；GEM+顺铂（特别是对于可能为遗传性肿瘤的患者）[13]（Grade B）；固定剂量率 GEM、多西他赛、卡培他滨（GTX 方案）[14]；氟尿嘧啶+奥沙利铂（例如：5-FU/LV/奥沙利铂或 CapeOx）[15]。

2. 靶向治疗

（1）GEM+厄洛替尼[16]：d1、d8、d15、d22、d29、d36 和 d43 静脉给予 GEM 1000mg/m^2，休息 1 周，为第 1 周期；第 2 周期开始，d1、d8 和 d15 给药，每 4 周重复。厄洛替尼每日口服 100mg/d（Grade A）。

（2）GEM+尼妥珠单抗[17]：GEM 1000mg/m^2，静脉滴注 30 分钟，每周 1 次（d1、d8、d15，每 3 周重复）和尼妥珠单抗（固定剂量为 400mg，每周 1 次，静脉滴注 30 分钟）。

推荐参加临床研究。

（二）二线治疗

1. 纳米脂质体伊立替康+5-Fu/LV[18]：纳米脂质体伊立替康（80mg/m^2，静脉注射，大于 90 分钟）、5-FU（2400mg/m^2，大于 46 小时）、LV（400mg/m^2，大于 30 分钟），每 2 周 1 次（Grade B）。

2. 既往未接受 GEM 化疗的患者首选 GEM 为基础的化疗。

3. 对于一线接受以 GEM 为基础化疗的患者，二线治疗可选择以氟尿嘧啶类药物为基础的化疗方案，包括 S-1 胶囊单药[19,20]、卡培他滨单药、5-FU/LV/奥沙利铂、S-1 胶囊/奥沙利铂[21]或卡培他滨/奥沙利铂；对于术后发生远处转移者，若距离辅助治疗结束时间大于 6 个月，除选择原方案全身化疗外，也可选择替代性化疗方案。

参加临床研究。

四、随　　访

对于新发胰腺癌患者应建立完整的病案和相关资料档案，治疗后定期随访和进行相应检查。治疗后 2 年内每 3 个月、2 年后每 6 个月随访一次，复查血常规、肝肾功能、血清肿瘤标志物、腹部 CT/B 超、胸片，直至 5 年，以后每年复查 1 次，复查血常规、肝肾功能、血清肿瘤标志物、腹部 CT/B 超、胸片。

（曹　丹）

参考文献

1. Riess H，Neuhaus P，Post S，et al. Conko-001：Final results of the randomized，prospective，multicenter phase Ⅲ trial of adjuvant chemotherapy with gemcitabine versus observation in patients with resected pancreatic cancer（PC）. Asco Meeting Abstracts，2008，19（15_ suppl）：45-46.

2. Oettle H，Neuhaus P，Hochhaus A，et al. Adjuvant chemotherapy with gemcitabine and long-term outcomes among patients with resected pancreatic cancer：the CONKO-001 randomized trial. JAMA，2013，310（14）：1473-1481.

3. Neoptolemos JP，Moore MJ，Cox TF，et al. Effect of adjuvant chemotherapy with fluorouracil plus folinic acid or gemcitabine vs observation on survival in patients with resected periampullary adenocarcinoma：the ESPAC-3

periampullary cancer randomized trial. JAMA, 2012, 308 (2): 147-156.

4. Uesaka K, Boku N, Fukutomi A, et al. Adjuvant chemotherapy of S-1 versus gemcitabine for resected pancreatic cancer: a phase 3, open-label, randomised, non-inferiority trial (JASPAC 01). Lancet, 2016, 388 (10041): 248-257.

5. Neoptolemos JP, Stocken DD, Friess H, et al. A randomized trial of chemoradiotherapy and chemotherapy after resection of pancreatic cancer. N Engl J Med, 2004, 350 (12): 1200-1210.

6. Neoptolemos JP, Palmer D, Ghaneh P, et al. ESPAC-4: A multicenter, international, open-label randomized controlled phase III trial of adjuvant combination chemotherapy of gemcitabine (GEM) and capecitabine (CAP) versus monotherapy gemcitabine in patients with resected pancreatic ductal adenocarcinoma. ASCO Annual Meeting Proceedings, 2016, 34 (18_ suppl): A4006.

7. Goldstein D, El-Maraghi RH, Hammel P, et al. nab-Paclitaxel plus gemcitabine for metastatic pancreatic cancer: long-term survival from a phase III trial. J Natl Cancer Inst, 2015, 107 (2)

8. Conroy T, Desseigne F, Ychou M, et al. FOLFIRINOX versus gemcitabine for metastatic pancreatic cancer. N Engl J Med, 2011, 364 (19): 1817-1825.

9. Burris HR, Moore MJ, Andersen J, et al. Improvements in survival and clinical benefit with gemcitabine as first-line therapy for patients with advanced pancreas cancer: a randomized trial. J ClinOncol, 1997, 15 (6): 2403-2413.

10. Ueno H, Ioka T, Ikeda M, et al. Randomized phase III study of gemcitabine plus S-1, S-1 alone, or gemcitabine alone in patients with locally advanced and metastatic pancreatic cancer in Japan and Taiwan: GEST study. J Clin Oncol, 2013, 31 (13): 1640-1648.

11. Nakai Y, Isayama H, Sasaki T, et al. A multicentrerandomised phase II trial of gemcitabine alone vs gemcitabine and S-1 combination therapy in advanced pancreatic cancer: GEMSAP study. Br J Cancer, 2012, 106 (12): 1934-1939.

12. Cunningham D, Chau I, Stocken DD, et al. Phase III randomized comparison of gemcitabine versus gemcitabine plus capecitabine in patients with advanced pancreatic cancer. J Clin Oncol, 2009, 27 (33): 5513-5518.

13. Hassan MM, Bondy ML, Wolff RA, et al. Risk factors for pancreatic cancer: case-control study. Am J Gastroenterol, 2007, 102 (12): 2696-2707.

14. Lynch SM, Vrieling A, Lubin JH, et al. Cigarette smoking and pancreatic cancer: a pooled analysis from the pancreatic cancer cohort consortium. Am J Epidemiol, 2009, 170 (4): 403-413.

15. Berk V, Ozdemir N, Ozkan M, et al. XELOX vs. FOLFOX4 as second line chemotherapy in advanced pancreatic cancer. Hepatogastroenterology, 2012, 59 (120): 2635-2639.

16. Moore MJ, Goldstein D, Hamm J, et al. Erlotinib plus gemcitabine compared with gemcitabine alone in patients with advanced pancreatic cancer: a phase III trial of the National Cancer Institute of Canada Clinical Trials Group. J Clin Oncol, 2007, 25 (15): 1960-1966.

17. Strumberg D, Schultheis B, Ebert MP, et al. Phase II, randomized, double-blind placebo-controlled trial of nimotuzumab plus gemcitabine compared with gemcitabine alone in patients (pts) with advanced pancreatic cancer (PC). ASCO Annual Meeting, Abstract No: 4009, 2013.

18. Wang-Gillam A, Li CP, Bodoky G, et al. Nanoliposomal irinotecan with fluorouracil and folinic acid in metastatic pancreatic cancer after previous gemcitabine-based therapy (NAPOLI-1): a global, randomised, open-label, phase 3 trial. Lancet, 2016, 387 (10018): 545-557.

19. Sudo K, Yamaguchi T, Nakamura K, et al. Phase II study of S-1 in patients with gemcitabine-resistant advanced pancreatic cancer. Cancer Chemother Pharmacol, 2011, 67 (2): 249-254.

20. Morizane C, Okusaka T, Furuse J, et al. A phase Ⅱ study of S-1 in gemcitabine-refractory metastatic pancreatic cancer. Cancer Chemother Pharmacol, 2009, 63 (2): 313-319.

21. Takahara N, Isayama H, Nakai Y, et al. A retrospective study of S-1 and oxaliplatin combination chemotherapy in patients with refractory pancreatic cancer. Cancer Chemother Pharmacol, 2013, 72 (5): 985-990.

第二十章

腹腔镜胰腺手术综合护理

第一节 术前护理措施

一、心理护理

胰腺属于腹膜后位器官，周围毗邻腹腔重要脏器及大血管，因此腹腔镜胰腺手术难度大，发展缓慢；患者对手术的复杂性、安全性以及手术的效果存顾虑，易产生否认、恐惧、焦虑等心理问题。护理人员向患者介绍疾病的诊疗和手术相关的知识，说明手术的必要性及预后效果，讲解腹腔镜手术的优点，介绍些成功案例，调整患者心态。多与患者互动，了解患者真实感受，建立信任关系，促进患者积极配合治疗与护理。

二、术前准备

（一）改善营养

胰腺疾病患者一般病程较长，营养状况较差，晚期有消化道梗阻症状，可有严重贫血。术前饮食需要加强营养、补充蛋白质、纠正贫血，必要时通过肠外营养给予补充。

（二）呼吸训练

为了预防术后肺部并发症的发生，入院后戒烟，进行呼吸训练，教会患者深呼吸及有效咳嗽的方法，同时咳嗽时如何保护伤口，术前伴有肺部感染患者可行雾化吸入，合理使用抗生素。

（三）皮肤准备

手术区的皮肤准备是为了防止术后的切口感染，腹腔镜手术对脐部的皮肤要求既要将污垢彻底清除干净，又要保持脐内的皮肤完整，可先用液体石蜡棉球浸泡，待污垢软化后再轻轻清除，手法温柔，避免损伤皮肤。

（四）术前访视

巡回护士术前与主管医师了解患者病情、手术预案及术中可能出现的特殊情况及对手术器械的要求。继而访视患者，向患者详细讲解手术注意事项及手术室工作情况，介绍手术方法、体位、麻醉、手术的先进性和安全性，缓解患者的焦虑情绪。告知手术完成所需要的大概时间、手术室的环境、家属等待手术结束的注意事项。做好手术前一日晚上和术晨所要注意的术前准备工作，使患者及家属对手术过程及时间有初步的了解，以缓解患者及家属的心理压力，使其以平静的心情接受手术。

第二节　术中护理及配合

腹腔镜下胰腺术手术难度大、时间长、手术风险高，对手术室护士的配合提出了更高的要求。腹腔镜器械精密、种类繁多，洗手护士必须全面掌握各种手术器械的名称、用途，术中迅速、准确传递器械物品，熟练配合手术医生的使用。充分理解手术方案及流程，精心做好术前准备，规范术中管理，才能配合手术顺利地完成。

一、手术间准备

（一）手术间要求

手术安排在万级手术间，术晨进行湿式擦拭，术前30分钟开启层流，调节手术间温度至22~24℃、湿度50%~60%。腔镜显示器分别摆放在手术床头端的左右两侧，能量平台主机及高频电刀放于手术床右侧，超声刀主机摆放在手术床左侧，并接通电源，使其处于功能状态。手术使用的仪器较多，需根据各医院手术室实际情况合理布置手术间，既保证医生操作方便，患者安全，又不影响无菌操作和麻醉医生用药。

（二）物品准备

腹腔镜及配套摄像显示设备、显示器、冷光源、气腹机、腹腔镜手术专科器械、超声刀、多功能高频电刀、吸引冲洗装置、吻合器、各型血管夹、腹腔镜下直线切割缝合器、腹腔镜专用器械包、各种型号的血管缝线及可吸收缝线、止血纱布及常规纱布、纱球、纱条。

（三）各种管道的管理

患者进入手术室后，检查胃管引流是否通畅并固定在床边。在使用切割吻合器切割和吻合胃肠时，要及时给予调整胃管的位置并固定好，避免切割吻合器切割胃管影响吻合。胃管不要与气管导管重叠固定，以免在拔除气管导管时胃管被拔出。各种管道在搬运时整理妥当并做好妥善固定，以防脱落。

二、术中管理

（一）预防压疮

腹腔镜胰腺手术时间较长，同时患者处于被动体位，术后卧床时间较长，对于压疮的预防显得尤为重要。术中保持床单的整洁，平整，干燥，骶尾部，足跟和枕部使用棉垫保护，术中在不影响手术的前提下定时按摩足跟和枕部，预防术后压疮的发生。

（二）术中病情观察

由于术中气腹时间比较长，避免长时间气腹对呼吸和循环的影像，宜将气腹压力控制在10~12mmHg。气腹使腹内压升高，造成膈肌上抬，胸内压升高，静脉系统受压，会导致心排血量减少、小便量减少。因此，术中应协助麻醉医师观察生命体征和小便量的观察，并密切关注各种液体的出入量，静脉输液的速度等。观察有无皮下气肿的发生，实时监测内环境的变化，做出及时有效的处理。

（三）器械护士护理配合

器械护士熟悉解剖并熟练掌握手术步骤，备齐用物，积极主动配合，器械护士提前30分钟洗手，整理器械台，规范化的检查器械完整性及功能性，并按器械使用次序摆放，检查整理各种腹腔镜专科器械是否能正常使用，和巡回护士清点器械及手术用品，特别是进入腹腔的纱布及各种缝针，协助手术者正确铺巾，固定好摄像镜头、导光束、能量平台、超声刀、气腹管、双极电凝线、高频电刀线、负压吸引管、冲洗管。器械护士认真、仔细观察手术进程，在手术不同阶段、根据术者的手术进程传递性能良好的器械，有效提升配合手术的主动性、准确性和默契性。

（四）术中紧急情况下的配合

胰腺周围毗邻较多的大血管，术中发生出血风险高。如遇到腹腔镜难以控制的大出血时需中转开腹手术。因此术前应做好有中转开腹的充分准备。如遇中转开腹，器械护士及时传递开腹器械，待出血控制后配合手术医生清点腹腔镜器械，提醒手术医生纱布、纱条数量，避免其遗失在腹腔内。

第三节　术后护理措施

一、术后一般护理

（一）术后体位和观察

患者呈去枕平卧位，头偏向一侧，保持呼吸道通畅，如患者呕吐应防止误吸，及时清理呕吐物。安置床旁心电监护，给予鼻导管吸氧 3L/min，严密监测患者生命体征及血氧饱和，观察腹部体征，引流液量和性状，记录 24 小时出入量。

（二）围术期疼痛护理

术前两天给予口服非甾体类或弱阿片类的止痛剂，术后根据患者疼痛程度，选择非甾体类止痛药或弱阿片类镇痛药，防止机体一系列应激反应，利于术后恢复。

（三）术后活动和咳痰

应鼓励患者早期下床活动和咳嗽、咳痰，促进血液循环，促进肠道功能恢复，降低术后肠粘连、下肢静脉血栓、压疮和坠积性肺炎的发生的风险。术后第 1 天，生命体征平稳后即抬高床头 45°，以减轻腹部张力，利于咳痰和引流，协助患者床上翻身 1 次/2 小时，指导患者进行上、下肢屈伸各 10 遍/次，间隔 2 小时 1 次，协助床上坐起 3 次，每次 10~20 分钟；术后第 2 天协助下床活动 3 次，每次 10~20 分钟；术后第 3 天协助在病区内活动 3 次，每次 10~20 分钟；术后第 4 天及以后根据患者意愿及身体情况可自主增加每日活动量。每次活动都应以患者不觉疲惫为宜，活动过程中严密监测生命体征变化，若出现头晕、出汗、面色苍白、心率加快、呼吸急促等现象，则立即停止活动。

（四）营养支持

患者术后第1~2天拔除胃管，指导病员饮水，每次5ml，如无不适可进流质饮食，若患者无恶心呕吐、腹胀、腹泻等症状，待肠功能恢复后，可循序渐进地进半流质至普通饮食；宜少量多餐，进低脂、优质蛋白、高热量、高维生素、无刺激易消化的食物；术后早期避免饮用牛奶、豆浆、乳酸饮料，易致腹胀；合并糖尿病的患者应严格控制热量；可给予全胃肠外营养，静脉输入脂肪乳或氨基酸，静脉补充白蛋白，纠正水电解质代谢紊乱，维持内环境稳定；严密监测血糖变化，每6小时监测1次，根据血糖水平调节胰岛素的量和血糖监测时间。

（五）腹腔引流管护理

术后为引流腹腔积液和观察各种吻合口漏、腹腔内出血等并发症，术中于胆肠吻合口、胰肠吻合口常规留置腹腔引流管。护理人员应明确各引流管的留置位置、引流类别并作好标识。从靠近腹壁端向外连续挤压引流管每天3~5次，防止引流管堵塞。妥善固定，避免引流管打折、受压、扭曲、脱落。每天更换引流袋1次，更换时注意无菌操作，引流袋的位置低于引流口的平面，以免发生逆行感染。每日医生查房后倒净引流袋内容物，密切观察并记录引流液的颜色、量、性状。

二、术后并发症的观察和护理

（一）术后出血

胰腺手术后早期出血为术后24小时内的出血，超过24小时为迟发性出血。根据出血部位的不同可分为腹腔内和消化道出血[1]。

1. 腹腔内出血　早期多因术中止血不彻底、凝血机制障碍、创面渗血、血管结扎线头脱落等造成；晚期多因并存腹腔内感染、胰漏及胆漏腐蚀周围血管形成假性动脉瘤所致。若腹腔引流量短期内明显增多，且颜色鲜红，伴有心率快和血压低，则高度怀疑腹腔内出血可能，立即通知医师。严密观察患者神志及生命体征的变化，急查血红蛋白，注意有无面色苍白、心慌、脉搏细、四肢厥冷、血压下降及尿量减少等休克早期症状。一旦发生出血，立即建立静脉双通道并加快输液速度；使用止血药物，合血，必要时输血；严密观察出血情况，正确判断出血量，及时做好记录；积极做好急诊介入止血或手术止血的各项准备[2]。

2. 消化道出血　消化道出血的来源有胰肠、胆肠、胃肠吻合口的出血及胃黏膜的应激性溃疡出血，表现为呕血和便血。保持胃管通畅，若引流出大量咖啡样液体或新鲜血液，应考虑消化道出血发生的可能，给予患者生长抑素和抑酸药物，同时积极补液，做好输血准备，必要时急诊内镜下止血或介入、手术止血。

（二）感染

1. 肺部感染　由于麻醉行气管插管、手术创伤、术后切口疼痛患者惧怕咳嗽易引起肺部感染。术后指导患者进行深呼吸锻炼每天3次，每次15分钟；帮助患者拍背，指导其正确咳嗽；指导患者"吹气球"锻炼肺功能；给予敏感抗生素及化痰药物，行雾化吸入每天3次。

2. 切口感染　虽然腹腔镜手术切口小，但术后患者低蛋白血症等易致组织愈合能力差，出现伤口感染。术后保持伤口敷料清洁干燥，密切观察切口局部皮温有无升高，有无红、肿、热、痛等炎症表现，如有异常及时通知医生。

3. 尿路感染　术后尿管一般留置 1~3 天，留置期间行保留尿管护理每天 2 次，保持会阴部清洁干燥。

（三）胰瘘

胰瘘是胰十二指肠切除术后最严重的并发症，多发生在术后 5~7 天。胰瘘可导致术后出血、术后腹腔感染危及患者生命。胰腺残端与空肠吻合不严，吻合口张力过大，血运障碍，胰液对组织的腐蚀等均可导致胰瘘。若腹腔引流管引流出灰白色浑浊并带有少量坏死组织的液体，引流量超过 50ml/d，连续 3 天以上且引流液中淀粉酶大于同期血清淀粉酶 3 倍以上，应考虑胰瘘[3]，患者常伴有腹痛、持续腹胀、发热、腹膜刺激症状。术后应定期测定引流液及血淀粉酶的变化；及时作出处理，充分引流胰液；使用生长抑素，抑制胰液分泌；同时给予敏感抗生素抗感染，一旦发生假性动脉瘤破裂出血应积极介入止血，若胰液外溢致周围皮肤出现炎症、皮疹、瘙痒等，可外涂氧化锌软膏，多数胰瘘可自愈。

（四）胆瘘

一般发生在术后 5~7 天，术后早期胆瘘发生多与胆肠吻合口不严密或胆管游离过长缺血、坏死，后期胆瘘常与感染有关。表现为腹腔引流管或腹壁伤口溢出胆汁样液体，同时伴有右上腹疼痛、发热、恶心及腹膜刺激征，测定引流液胆红素高于同期血清胆红素三倍以上可诊断胆漏[4]。术后应保持引流通畅，保护切口周围皮肤，防止胆汁液渗出导致周边腐蚀和糜烂；尽快减轻吻合口水肿，促进吻合口的愈合；长期胆汁丢失影响脂肪消化吸收，应补充热量和电解质；同时给予敏感抗生素。

（五）胃排空延迟

胃排空延迟的发生和术后腹部并发症如胰瘘，胆漏和腹腔感染等有关，腹腔镜手术并不会增加胃排空延迟的发生[5]。胃排空延迟多表现为上腹部饱胀、恶心、呕吐，查体可见上腹饱满，未见胃肠型，可闻及胃振水声，肠鸣音可减弱。应禁食、持续有效胃肠减压、维持水电解质和酸碱平衡，禁食期间给予口腔护理联合中医治疗：针灸穴位足三里、耳穴胃区、手三里，均取双侧针灸；给予中药灌肠。

（六）出院指导

1. 注意休息，适当运动，避免重体力活动。

2. 增加营养，摄取易消化、低脂、高蛋白食物，多吃新鲜蔬菜水果，增强身体抵抗力。

3. 胰腺手术后血糖的变化是长期的，指导患者及其家属学会测血糖及皮下注射胰岛素的方法，根据检测结果，调节饮食，掌握低血糖时的自我处理方法。

4. 出院后一个月门诊复查生化、CA19-9、彩超；三个月复查 CA19-9、癌胚抗原，腹部彩超；六个月复查 CT，以后每年复查一次，并进行肿瘤的后续化疗。

（东爱华　夏青红　赖 茜　李红霞　吴 薇　樊青春）

参考文献

1. 陆世翠，黄秀菊，蒲桂玉，等. 腹腔镜下胰十二指肠切除术后并发症观察及护理. 齐鲁护理杂志，2009，15（2）. 70-72.

2. Wente MN，Veit JA，Bassi C，et al. Postpancreatectomy hemorrhage（PPH）：an International Study Group of Pancreatic Surgery（ISGPS）definition. Surgery，2007，142（1）：20-25.

3. Bassi C，Dervenis C，Butturini G，et al. Postoperative pancreatic fistula：an international study group（ISG-PF）definition. Surgery，2005，138（1）：8-13.

4. Koch M，Garden OJ，Padbury R，et al. Bile leakage after hepatobiliary and pancreatic surgery：a definition and grading of severity by the International Study Group of Liver Surgery. Surgery，2011，149（5）：680-688.

5. 李永彬，王昕，王明俊，等. 腹腔镜与开腹手术影响胰十二指肠切除术后胃排空延迟的对比研究. 中华外科杂志，2013，51（4）：304-307.

第二十一章

临床病种数据库在微创胰腺外科中的应用

第一节 概 述

当今世界是信息化高速发展的世界，随着研究技术的不断进步，新方法的不断推出，医学工作者对肿瘤的诊断及治疗方法也在不断更新，在更新的基础上需要大批量的临床资料来为教学科研平台服务。在大量纷繁复杂的病历资料面前，如何方便快捷地查找到有利于治疗、科研所需的数据显得至关重要。因此，全面、系统、规范、准确的综合性病种数据库应运而生。

一、数据库定义

数据库系统（database system）是由数据库及其管理软件组成的系统。数据库系统是为适应数据处理的需要而发展起来的一种较为理想的数据处理系统，也是一个为实际可运行的存储、维护和应用系统提供数据的软件系统，是存储介质、处理对象和管理系统的集合体。

临床数据库与 HIS 数据库不同之处在于，临床数据库的主要目标是支持医院医护人员的临床活动，收集和处理病人的临床医疗信息，丰富和积累临床医学知识，并提供临床咨询、辅助诊疗服务，辅助临床决策，提高医护人员工作效率和诊疗质量，为病人提供更多、更快、更好的服务。医院的 HIS 系统不宜直接用于临床科研。因临床科研所需的信息需要后期再次提取，容易产生数据缺失。

二、国内外现状

20 世纪 60 年代，人们就开发了数据库技术，该技术具备数据信息组织、管理、储存与共享的功能。数据库技术可用于对海量无序的数据进行组织、管理、储存、便捷的查询检索和管理快速增长的临床数据，国外早在数据库技术出现后就开始将其应用于临床[1]，国外在研究数据库方面比我国起步早二十余年，在医学方面有很多大型综合性数据库，比如美国的一家癌症研究所的 SEER 医疗保险数据库（surveillance, epidemiology, and end-

results medicare database），该数据库发布的信息准确性高，真实性强，技术成熟、具有很高的权威性，为肿瘤的深入研究提供了广泛的平台和指导[2,3]。

80年代初期我国临床就开始应用数据库技术，目前为止也建立了许多数据库，但是用于专业研究医学的数据库并不多。现如今我国已经成功建立了中国肿瘤防治数据库、上海市肿瘤病人数据库[4,5]，但是这些数据库大多是根据本院研究需求而建立的独立数据库系统，并不能全面满足我国各类肿瘤科研教学的实际具体需求。

值得一提的是，近年来我国大型综合性三甲医院十分重视临床数据库的研究和应用，在不断地探索和实践中，部分医院通过实际运用临床数据库信息，不仅促进了自身科室的业务医疗水平和科研水平的提高，而且对其对口协作或相关合作兄弟医院的临床医疗科研研究给予了有效且客观的数据支撑，实际运用效果良好。但在实际应用中也存在如下问题值得进一步优化与研究：①可扩展性和开放性欠佳，即临床数据库是个封闭的系统，并不能有效解决与HIS、相关辅助科室或其他重点科室的数据信息互联互通；②其临床数据库的随访信息采集手段依然采用诸如电话随访之类的传统随访形式，使得日常随访工作繁琐，随访数据不完整现象时有发生。

三、胰腺癌临床病种数据库的意义

胰腺癌是消化系统中恶性程度较高、预后较差的肿瘤之一，居中国肿瘤死因顺位的第6位（男性）和第7位（女性）[6]。在我国胰腺癌的发病率呈上升趋势，据文献报道，近20年来胰腺癌的发病率约增加1.5倍。由于胰腺癌有起病隐匿、症状不典型、淋巴结转移早、恶性程度高、进展迅速等特点，临床确诊时多为中、晚期，手术切除率不高，预后差。这些都导致了胰腺癌患者治疗效果差，预后差。目前，胰腺癌的治疗手段仍以手术切除为主，尽管近年来胰腺癌的诊治技术不断提高，但其预后仍较差。

减少胰腺癌病死率、改善预后的关键仍是早期诊断、早期干预，选择合适的治疗手段至关重要。医务人员利用现有病人的相关数据，分析了解胰腺癌相关数据，对胰腺癌整个围术期治疗进行研究，不断改善现有的手术方法，为整个围术期的治疗提供新的方案，并为术后胰腺癌病人的继续治疗效果进行统计与分析，为延长胰腺癌患者的术后生存期努力。

胰腺临床数据及随访记录是宝贵的原始数据资源，建立完善的胰腺临床病种数据库标准平台，将宝贵的胰腺临床数据转化为信息，进而精练提取出可以共享的面向胰腺临床诊疗的相关科学知识，以便高效地提升我国在胰腺方面的临床和科研水平。

第二节 胰腺临床数据源

一、胰腺癌临床数据的特点

胰腺临床数据是指诊疗过程中产生的所有文字、数字、图片、影像、视频等数据，临床数据主要具有如下特点：

（一）表现形式多样性

临床数据包括结构化、半结构化、无结构化的数据，既有医护人员根据患者口述获取的基本诊疗信息，也有医技科室提供的检测报告，影像图片信息。同时还有患者提供的其他纸制历史材料等，这给数据的采集、传输、加密、存储、分析和可视化带来了严峻的挑战。

（二）数据不规范性

由于我国标准滞后，医护人员在日常记录临床信息时随意性大，存在自由发挥的问题。

（三）涉及患者隐私性

临床数据是描述患者整个诊疗过程的病情相关数据，这与患者的隐私密切相关，因此，必须加以重视和考虑临床数据的使用安全，泄露信息会造成严重的法律后果。

（四）数据滞后性

获得的临床数据往往是患者病情发作之后，在诊疗过程不断获取相应的医学数据，但这些数据也需要经过检验、检查、观察、医生思考分析等之后才能最终获取得到。

（五）数据采集不完整性

临床数据主要还是来源于临床诊疗过程，虽然诊疗的目的是治愈患者，但实际医疗过程中，确实存在不同的医院或者不同的医生对临床数据采集的偏好或侧重点不一致的问题，这就会导致临床数据部分缺失，而临床数据更多的是用于临床科学研究，从积累的大量数据中通过挖掘分析，得到普遍认可的一般科学规律，进而指导日常诊疗。因此临床数据采集越全面越好，而要在现实生活中做到这点具有挑战性。

（六）数据采集长期性

临床数据往往不是依靠一次手术或者一次诊疗就能够完全获取，通常情况下，需要术后数月，甚至数年的随访或复诊才能够完整的获取相关的数据。

（七）数据的时效性

历史临床数据往往与其治疗手段密切相关，随着诊疗手段的不断变革与突破，必然导致部分历史沉淀的数据失去进一步研究分析的意义。

二、胰腺癌临床数据的主要内容

胰腺癌患者信息主要包括流行病学调查资料、诊断与分期资料及辅助检查资料、化疗治疗资料、靶向治疗资料、手术治疗资料、不良反应资料、预后及随访资料等。其数据主要结构关系如图 21-1 所示。

（一）患者基本信息

主要包括患者姓名、性别、年龄、出生年月、身份证号码、籍贯、民族、婚姻情况、文化程度、就业状况以及职业的类型，住院号、诊断、患者电话号码、家庭住址、邮政编码、联系人姓名、联系人家庭住址、联系人邮编、联系人电话号码、此患者收录数据库日期及调查表记录员姓名等。

（二）患者既往史信息

主要包括糖尿病史、癌症史、家族史、定期检查、吸烟戒烟情况、饮酒戒酒情况、睡眠质量、烹调油烟情况、饮食习惯、参加体育锻炼频率、家庭情况、参加医疗保险情况、

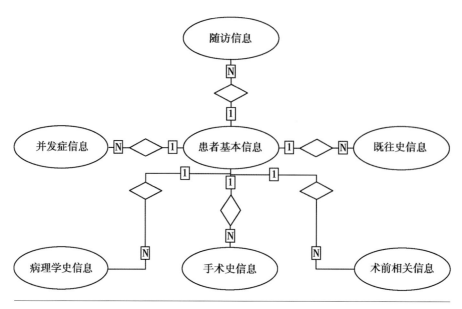

图 21-1　临床数据关系结构

是否受过精神创伤、职业暴露情况等。

（三）术前相关信息

主要包括术前各种检测报告，例如生命体征、血样指标，CT、彩超等检测项目信息。

（四）手术史信息

主要包括历次手术信息，例如手术方式、消化道重建方式、化疗、靶向治疗、放疗等相关手术信息。

（五）患者病理学史信息

主要包括病理切片编号、病理切片结果、胰腺癌病理类型、基因检测情况、胰腺癌部位、肿瘤的 TNM 分期、发生远处转移的具体部位等相关信息。

（六）并发症信息

主要包括术后可能存在的并发症信息，例如并发症分级、复发模式、复发日期、胰漏程度、出血来源、术后血栓等相关术后信息。

（七）随访信息

主要包括术后各类复查或调查回访信息，例如患者满意度调查、生活质量调查、术后健康状况问卷、术后复查等信息。

第三节　胰腺临床病种数据库平台的建设

建立完善的胰腺临床病种数据库平台的最终目的在于将宝贵的临床数据转化为信息，进而精练提取出可以共享的面向临床诊疗的相关科学知识，以便高效地提升我国微创胰腺临床和科研水平。

一、胰腺临床病种数据库平台建设需考虑的问题

1. 平台应该操作简单，且可扩展性及开放性要强。

2. 平台信息字段应根据国家或学科相关标准进行设计，保证字段的标准和规范。

3. 平台应支持以病种、主要体征和症状的多维角度，通过诊断、检验结果、主要体征和症状等多种条件进行组合的语义级查询，方便医生比对某些具有相近或相同的的症状、体征、病情的患者的临床记录，从而为医生罗列具有较大可能性的问题和诊断参考。

4. 平台应支持以患者为中心的角度，从时间维度、诊疗事件维度、主要疾病和健康问题维度等三个维度构成的立体视图，进行全生命周期的纵向临床记录浏览，关注患者的整体健康状况和临床信息。

5. 平台应能与第三方系统无缝连接，自动采集医院现有业务应用系统（如 HIS、LIS、RIS、PACS 等系统）的临床数据，集成到临床病种数据库中；平台应建立各临床病种的病例随访体系，设置规范化的病例专项临床模板。

6. 能够实现病例的随访登记、随访提醒、临床数据的跟踪。

7. 平台应充分保护患者的隐私，保证数据的安全性和法律性。

二、胰腺临床病种数据库平台构架

规划一个成熟先进的胰腺临床病种数据库平台系统框架是一切技术工作的先决条件，是奠定系统性能的基础。因此，平台建设应首先考虑设计和建立一个统一的胰腺临床病种数据库平台门户系统技术体系，能够支持临床信息资源的整合、管理及门户的建设，提供统一的内容管理、资源整合、安全管理构架，并提供对应用服务的统一调度和管理，同时，系统体系结构应分层组织，系统功能模块化，系统集成松耦合，方便业务应用的修改、重用和部署，满足系统未来弹性扩展的要求。系统逻辑框架如图 21-2 所示。

整体应用系统架构设计分为五个基础层级，通过有效的层级结构划分可以全面展现整体应用系统的设计思路。

（一）基础层

基础层建设是平台搭建的基础保障，具体内容包含了网络系统的建设、机房建设、多媒体设备建设、存储设备建设以及安全设备建设等，通过全面的基础设施搭建，为整体应用系统的全面建设提供良好的基础。

（二）应用数据层

应用数据层是整体平台的数据资源的保障，数据层的建设要求实现全面的资源共享平台的搭建，应用数据层的有效设计规划对于整个平台的建设有着非常重要的作用。

从整体结构上划分，平台数据资源可分为基础的结构型数据和非结构型数据，对于非结构型数据，可通过基础内容管理平台进行有效的管理维护，从而供用户有效的查询浏览；对于结构型数据，可利用数据库与数据仓库技术，对数据进行有效的分类，建立完善的元数据管理规范，从而更加合理有效的实现资源的共享机制。

（三）应用支撑层

应用支撑层是整体平台建设的基础保障，根据临床数据的相关需求，可利用相关面向服务体系架构的设计，通过统一的企业级总线服务实现相关组件引用，包括诸如表单、统

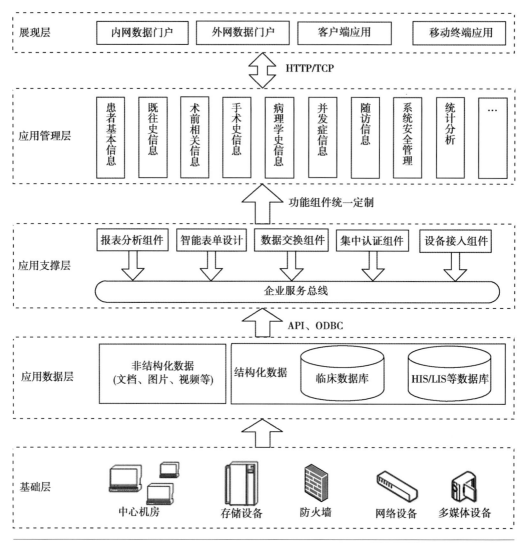

图 21-2 系统逻辑框架

一管理、资源共享等应用组件进行有效的整合和管理，各个应用系统的建设可以基于基础支撑组件的应用，快速搭建相关功能模块。由此可见，应用支撑层的合理建设是整体架构设计的核心部分，其关系到临床数据平台的顺利搭建以及今后平台发展的可扩展性和可开放性。

（四）应用管理层

应用管理层是胰腺癌临床数据主要内容的具体体现，依据临床常规分类标准，合理的划分应用体系，并在遵循临床标准规范的基础上，实现有效的多维的应用资源分类。应用管理层是实际应用平台的建设层，通过应用支撑层相关整合机制的建立，将实现应用管理层相关应用系统的有效整合，通过统一化的管理体系，全面提升胰腺癌临床数据应用平台的管理效率，提升实际使用质量。

（五）展现层

整体应用功能将可在有网络的场所进行数据的管理，不局限于特定的终端（如：PC、

IPAD、智能手机等）；即使身在手术室也可以通过移动终端记录病人的手术信息；通过多种方式进行展现，架构应该集中考虑不同用户群的使用习惯和使用便捷性，例如，患者完全可以通过手机 APP 的便捷方式完成随访问卷的上报，合作兄弟医院完全可以通过互联网方式远程进行相应权限的信息查询或沟通。

三、胰腺临床数据平台的主要功能

（一）系统管理

系统管理是整个平台应用模块的管理中心，主要包括用户管理、应用权限和数据权限管理、数据库备份与恢复、系统日志、临床数据字典、智能表单、随访模板等方面，系统管理功能设计的优劣会直接影响整个系统平台的实用性和开放性。

（二）数据采集

原始数据的采集是整个系统平台的核心模块之一，其采集的完整性和便捷性会直接影响整个系统在临床科研教学中的实际应用。采集模块必须直接采集第二节中所描述的相关数据，数据采集方式主要包括如下几种具体手段：

（1）临床数据直接录入：通过平台界面直接交互式选择录入相关信息。

（2）与医疗设备自动对接录入：通过定义 XML 数据标准，提供规范的标准接口，直接通过网络与相关医疗设备对接，自动提取相关数据。

（3）与第三方系统互联互通：医院系统较多，既有最常见的 HIS、LIS、PACS 等相关医院日常运营所需的业务系统，也有各个科室或部门自有的专业系统，如何与这些系统进行互联互通，也是临床病种数据库所面临的难点之一，从理论上讲，可采用成熟的中间件技术手段，通过定义 XML 数据标准，提供规范的标准接口来加以实现。

（4）随访信息的录入：随访记录是十分珍贵的信息财富，传统主要依靠电话、纸制问卷等手工方式进行录入，造成日常随访工作繁琐，随访数据不完整时有发生。通过平台对随访模板的全面管理，并利用中间接口，利用 APP 微随访方式或患者 Web Portal 方式向患者推送展示随访内容，患者根据自身的病种填写标准随访问卷提交上传数据至系统即可，整个随访流程不仅方便采集宝贵的随访信息，而且充分保护了在随访中被访者自身的隐私和避免尴尬问题的回答。

值得注意的是，在整个采集流程中，必须充分考虑采集数据的合法性、完整性及及时性，在采集数据过程中需要建立严格规范的管理制度（诸如审核机制，补漏机制等）。

（三）数据挖掘与分析

随着时间的推移，数据库的数据量急剧增长，这些日积月累的数据中是否存在着某种关系、模式或者趋势，是很难凭经验一眼就看得出来的，或者即便知道存在某种关系，也必须根据客观依据做进一步分析加以证明或修正，这时，数据挖掘技术就有用武之地了。例如，从数据库中挖掘分析某种疾病治疗过程中诱发其他疾病的概率以及与时间的关系，疾病与生活习惯的关系等。

利用完整的原始临床数据，采用图文并茂的表现形式，针对不同病种，同时结合具体学科科研教学项目的需求，探索相关的数据挖掘提取方法，使得海量原始数据能够有效地转化为有用的科学信息知识，为今后的临床和科研教学提供高质量的信息基石。同时，提供灵活的自定义模糊查询及导出功能（诸如 Excel，Word，SPSS 等格式导出），提高系统的开放性。

第四节　胰腺临床病种数据库平台应用案例

四川大学华西医院微创中心联合同行一流的专家，在临床病种数据库领域进行了大胆的探索与尝试，该平台充分利用现有成熟先进的互联网技术，包括 B/S 构架、中间件技术、APP 技术、大数据，数据挖掘等主流技术，开发了临床病种数据库系统平台（医患动态管理系统）。其界面如图 21-3 所示。

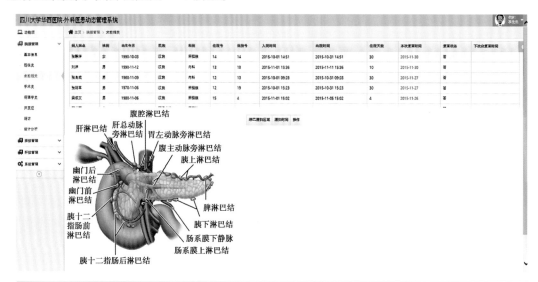

图 21-3　系统界面示意

系统的信息字段全面，涵盖了既往史、围术期、随访等方面的信息；系统内信息字段参考国外外科系统标准化设计，保证了字段的标准和规范；系统操作简便，内部信息字段全面，只需选择相关信息，无需自编录入。例如，术前 TNM 分期如图 21-4 所示。

TNM及病理分期系统

T-原发肿瘤：　　　T-原发肿瘤　　　　　　　　　　　▼

病理分期：

T-原发肿瘤	
Tx	原发肿瘤无法评估
T0	无原发肿瘤的证据
Tis	原位癌(包括PanIN-3)
T1	肿瘤局限于胰腺内，最大径≤2cm
T2	肿瘤局限于胰腺内，最大径>2cm
T3	肿瘤浸润至胰腺外
T4	肿瘤累及腹腔干或肠系膜上动脉

图 21-4　术前 TMN 分期示意

系统可实时输出所需字段的信息，并能和专业统计软件如 SPSS 等衔接，便于量化分析及统计应用。系统可添加患者手术史、并发症、随访等医疗过程的影像资料（如图片、视频等）。系统可与医院 HIS 系统对接，实现数据的单双向数据交互。

值得一提的是，该系统采用手机 APP 微随访手段，不仅方便采集宝贵的随访信息，而且充分保护了在随访中被访者自身的隐私和避免了尴尬问题的回答，同时在 APP 中添加了宣传科普知识、直接与专家互动交流等栏目，更加方便为患者服务。

第五节 展望与挑战

当今世界既是一个大数据时代，也是信息时代，各类数据无处不在，已经与人们的日常生活密切相关，如果能够找到工具，找到开发的思路、方法和体制，能够汲取、策划和分析这些日积月累的数据，它就会变得非常有价值，将像石油一样成为整个社会发展的一个重要推动力。

不可否认的是，虽然医疗技术自身在不断地发展，但在发展的同时也暴露了某些问题，例如医护短缺等。如何解决这类问题正是"大数据"时代所需要研究和探索的。随着我国医改的持续良性推进和改革的不断深化，各个领域的医疗必将迎来云计算和大数据的广泛应用。信息技术与大数据技术和临床医疗的结合，将会在临床诊疗和科研、协同医疗、远程医疗、成本控制、预防疾病等诸多方面产生巨大的经济效益和社会效益。

同时，在实际应用中，也面临着不容忽视的挑战，主要有如下几点值得进一步探讨、研究并实践：

（一）如何合理进行数据挖掘与分析

虽然现有技术能够成熟的对结构化数据进行有效的分析和预测，然而在临床过程中也会产生很多非结构化的数据，如医护人员手写的便条、笔记，纸质处方或病历，MRI 和 CT 产出影像等，以及新生的非结构数据，如基因数据，语音视频等，怎样对这些大量的非结构化数据进行有效的数据挖掘分析仍是目前面临的技术挑战之一。

（二）如何有效解决信息孤岛问题

从大的角度而言，我国人口众多且分布很广，个人的医疗信息主要存在于医疗服务的电子病历，医保结算与费用数据，医学研究的学术、社会、政府数据，医疗厂商的医药、医械、临床实验数据，居民的行为与健康管理数据以及政府的人口与公共卫生数据；从小的角度而言，就一个医院内部或区域医院之间也存在着 HIS、LIS、PACS、CIS 等不同的信息系统数据，这些数据之间并没有直接关联，从而形成了"信息孤岛"的局面。现在面临的问题是，岛和岛之间是不通的，资源孤岛问题不仅仅是一个技术问题，而更是一个体制问题，这必然需要有勇气大力促进有效的医疗改革才能逐步加以解决。

（三）如何健全我国相关医疗信息标准问题

标准化问题不仅仅是一个老问题，也是行业不得不重视的问题。我国的医院众多，所使用的信息系统也出自不同的厂家，基本没有进行标准化，医院之间或不同厂家（包括软件厂商和医疗设备厂商）的产品之间，即便是同一医院不同科室之间的信息也在实际中难以实现集成，集成困难的核心技术问题在于部分标准化的缺失或不遵循标准。标准化滞后给实际集成工作带来了很多不便之处，也直接影响了实际应用的进度。

（四）如何有效解决隐私保护与安全问题

数据库平台的建设势必引起数据的高度集中，以前数据是分散的，但是现在数据积累集中了，势必就对隐私产生了威胁。其次是数据资源的所有权，它的监管迷宫如何解决？众所周知，数据越多，价值就越高，可以做科研、做分析、写论文、做商业发展预测，但这些资源价值是谁的？这就需要建立相应的数据应用各级规范，避免发生私自应用数据，从中谋取暴利的事情发生。数据是宝贵的财富，如果不加以利用，就会像石油埋在地底下，一点价值也没有。当积累了一定的数据之后，应设法找到方法去汲取、策划和分析这些数据，让它们为社会的进步和人民日常生活的改善发挥更大的价值！

（李大川　李昌志）

参考文献

1. Howson CP, Hiyama T, Wynder EL. The deeline in gastric cancer: epidemiology of an unplanned triumph. Epidemiol Rev, 1986, 8 (1): 1-27.

2. Bhaskarla A, Tang PC, Mashtare T, et al. Analysis of second primary lung cancer in the SEER database. Surg Res, 2010, 162 (1): 1-6.

3. Martinez SR, Chen SL, Bilchik AJ. Treatment disparities in Hispanic rectal cancer patient cancer. Am Surg, 2006, 72 (10): 906-908.

4. 陈育德. 中国肿瘤防治信息系统的建设和开发利用的思考. 中国肿瘤, 2002, 11 (4): 212-214.

5. 鲍萍萍, 郑莹, 王春芳, 等. 上海市肿瘤病人数据库的管理和利用. 中国肿瘤, 2005, 14 (8): 514-516.

6. 张思维, 陈万青, 郑荣寿, 等. 2003—2007 年中国癌症死亡分析. 中国肿瘤, 2012, 21 (3): 171-178.

中文索引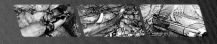

英文索引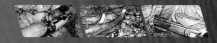